SOINS
INFIRMIERS

MÉTHODES DE SOINS 1

CAROLE LEMIRE, inf., Ph. D. (c)
ET SYLVAIN POULIN, inf., B. Sc.

EN COLLABORATION AVEC

ASSOCIATION QUÉBÉCOISE
D'ÉTABLISSEMENTS DE SANTÉ
ET DE SERVICES SOCIAUX

D1072829

Achetez en ligne*
www.cheneliere.ca

*Résidants du Canada
seulement.

CHENELIÈRE
ÉDUCATION

Soins infirmiers
Méthodes de soins 1

Carole Lemire et Sylvain Poulin

© 2010 Chenelière Éducation inc.

Conception éditoriale : Brigitte Gendron
Coordination éditoriale : André Vandal
Édition : Nancy Lachance
Coordination : Johanne Losier
Révision linguistique : Sophie Campbell et Anne-Marie Trudel
Correction d'épreuves : Marie Le Toullec
Photos : Patrice Gagnon, L'imagier
Illustrations : Michel Rouleau
Conception graphique : Josée Brunelle
Infographie : Infoscan Collette, Sherbrooke
Conception du logo de la collection : Marc Senécal / inoxidée
Conception de la couverture : Micheline Roy et Josée Brunelle
Impression : Imprimeries Transcontinental

Catalogage avant publication
de Bibliothèque et Archives nationales du Québec
et Bibliothèque et Archives Canada

Lemire, Carole

Soins infirmiers : méthodes de soins

Comprend des réf. bibliogr.
Pour les étudiants du niveau collégial.

ISBN 978-2-7650-2617-4 (v. 1)

1. Soins infirmiers – Guides, manuels, etc. I. Poulin, Sylvain. II. Potter, Patricia Ann. Soins infirmiers. III. Titre.

RT41.P6814 2010 Suppl.   610.73   C2010-940464-5

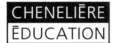

7001, boul. Saint-Laurent
Montréal (Québec) Canada H2S 3E3
Téléphone : 514 273-1066
Télécopieur : 450 461-3834 / 1 888 460-3834
info@cheneliere.ca

ISBN 978-2-7650-2617-4

Dépôt légal : 2e trimestre 2010
Bibliothèque et Archives nationales du Québec
Bibliothèque et Archives Canada

Imprimé au Canada

2   3   4   5   ITIB   14   13   12   11   10

Nous reconnaissons l'aide financière du gouvernement du Canada par l'entremise du Programme d'aide au développement de l'industrie de l'édition (PADIÉ) pour nos activités d'édition.

Gouvernement du Québec – Programme de crédit d'impôt pour l'édition de livres – Gestion SODEC.

Dans cet ouvrage, le féminin est utilisé comme représentant des deux sexes, sans discrimination à l'égard des hommes et des femmes, et dans le seul but d'alléger le texte.

Des marques de commerce sont mentionnées ou illustrées dans cet ouvrage. L'Éditeur tient à préciser qu'il n'a reçu aucun revenu ni avantage conséquemment à la présence de ces marques. Celles-ci sont reproduites à la demande de l'auteur ou de l'adaptateur en vue d'appuyer le propos pédagogique ou scientifique de l'ouvrage.

La pharmacologie évolue continuellement. La recherche et le développement produisent des traitements et des pharmacothérapies qui perfectionnent constamment la médecine et ses applications. Nous présentons au lecteur le contenu du présent ouvrage à titre informatif uniquement. Il ne saurait constituer un avis médical. Il incombe au médecin traitant et non à cet ouvrage de déterminer la posologie et le traitement appropriés de chaque patient en particulier. Nous recommandons également de lire attentivement la notice du fabricant de chaque médicament pour vérifier la posologie recommandée, la méthode et la durée d'administration, ainsi que les contre-indications.

Les cas présentés dans les mises en situation de cet ouvrage sont fictifs. Toute ressemblance avec des personnes existantes ou ayant déjà existé n'est que pure coïncidence.

Chenelière Éducation, Elsevier, les auteurs, les adaptateurs et leurs collaborateurs se dégagent de toute responsabilité concernant toute réclamation ou condamnation passée, présente ou future, de quelque nature que ce soit, relative à tout dommage, à tout incident — spécial, punitif ou exemplaire —, y compris de façon non limitative, à toute perte économique ou à tout préjudice corporel ou matériel découlant d'une négligence, et à toute violation ou usurpation de tout droit, titre, intérêt de propriété intellectuelle résultant ou pouvant résulter de tout contenu, texte, photographie ou des produits ou services mentionnés dans cet ouvrage.

Les méthodes présentées dans ce guide ont été harmonisées avec celles de l'Association québécoise des établissements de santé et de services sociaux (AQESSS) en date du 31 mars 2010.

Le matériel complémentaire mis en ligne dans notre site Web et qui requiert un code d'accès est réservé aux résidants du Canada, et ce, à des fins d'enseignement uniquement.

Membre du CERC

Membre de
l'Association nationale
des éditeurs de livres

ASSOCIATION
NATIONALE
DES ÉDITEURS
DE LIVRES

AVANT-PROPOS

L'exercice de la profession infirmière exige non seulement de connaître et d'intégrer une quantité importante de connaissances théoriques, mais aussi de maîtriser de nombreuses méthodes de soins. Cependant, en raison de leurs fréquentes mises à jour et de leur complexité croissante, ces méthodes sont de plus en plus difficiles à mémoriser et à exécuter.

De consultation facile, le guide *Méthodes de soins 1* est un outil de travail pratique qui indique, par ordre chronologique, les différentes étapes nécessaires à l'exécution de chaque méthode. La majorité des étapes comporte des justifications scientifiques qui favorisent le développement du jugement clinique. Les points importants sont présentés sous forme de rappel et plusieurs mises en garde avisent les étudiantes des erreurs à éviter. Tout au long du guide, les étudiantes sont sensibilisées à l'importance de vérifier le niveau de confort du client, sa compréhension des soins prodigués et sa capacité à collaborer. Elles sont de plus incitées à évaluer le résultat de leurs interventions et à ajuster le plan thérapeutique infirmier (PTI) au besoin.

La réalisation du guide *Méthodes de soins 1* est le fruit du travail acharné de nombreuses personnes d'expérience et de la précieuse collaboration de mesdames Cécile Plamondon et Josée Ferland de l'Association québécoise d'établissements de santé et de services sociaux (AQESSS). Ce guide répond aux normes de soins, aux lignes directrices et aux résultats probants reconnus dans la profession infirmière.

Il s'adresse aux étudiantes à la formation initiale en soins infirmiers, de même qu'aux infirmières pratiquant en milieu hospitalier, en soins communautaires, en soins de longue durée et en pratique privée. Il est un prolongement exemplaire du manuel *Soins infirmiers – Fondements généraux* (Potter-Perry).

De plus, le guide est accompagné d'une nouvelle série de vidéos reproduisant fidèlement les étapes de réalisation des méthodes les plus complexes. Enfin, chaque méthode propose une grille d'observation et d'auto-évaluation, en version reproductible. Les vidéos et les grilles sont disponibles en exclusivité au www.cheneliere.ca/potter.

Nous souhaitons que cet ouvrage contribue à faciliter votre apprentissage et qu'il vous soit utile dans votre cheminement professionnel.

Carole Lemire
Sylvain Poulin

REMERCIEMENTS

Chenelière Éducation tient à remercier tous ceux et celles qui ont contribué à faire de cette nouvelle édition de *Méthodes de soins 1* un ouvrage rigoureux d'une qualité visuelle indéniable.

Nos remerciements s'adressent plus particulièrement à l'équipe de l'AQESSS pour sa collaboration soutenue et efficace. Cette contribution permettra de faciliter l'intégration des jeunes infirmières en milieu clinique. Nous tenons aussi à exprimer notre gratitude à madame à Bach Vuong pour ses recommandations scientifiques et pour le soin méticuleux qu'elle a apporté à l'analyse des photos de chaque méthode.

Nous remercions également le Cégep Limoilou qui nous a gracieusement prêté ses locaux et fourni le matériel nécessaire pour les séances de photographie et de tournage des vidéos.

Un merci spécial à Patrice Gagnon de L'imagier qui a su réaliser des photos d'une précision exceptionnelle. Que soient également remerciées les personnes photographiées dans le présent guide : Gérald Beaudet, Diane Baril, Cristella Blanchet, Josée Desjardins, Marlène Fortin, Chantale Grenier, Bernard Guay, Christian Guay, Marie Kesna Dupervil, Lisa Le François, Nancy Mailloux, Denis Michaud, Jean de Dieu Niyonkuru, Melanie Perreault, Chloé Régnier, Claude Régnier, Amanda Tukirqi et Bibiche Zinka Ekala, ainsi que les figurantes ayant participé au tournage des vidéos qui complètent *Méthodes de soins 1* : Julie Beaulieu, Carole Côté, Nancy Mailloux et Marthe Rhéaume.

LES AUTEURS

Carole Lemire est professeure au département des sciences infirmières à l'Université du Québec à Trois-Rivières, où elle occupe le poste de directrice de programme de premier cycle. Détentrice d'un baccalauréat en sciences infirmières de l'Université Laval et d'une maîtrise en éducation (déontologie) de l'Université de Sherbrooke, elle complète actuellement un doctorat en sciences infirmières (éthique) à l'Université Laval.

Ayant œuvré pendant plus de 25 ans comme professeure au département des soins infirmiers du Collège Shawinigan, madame Lemire possède également une vaste expérience en salle d'urgence et en médecine-chirurgie. Elle a organisé, coordonné et encadré de nombreux stages cliniques en France et en Belgique. Membre et présidente du Comité de révision de l'OIIQ de 1998 à 2006, elle siège au Conseil de discipline de l'OIIQ depuis 2007. Elle a collaboré en tant qu'auteure et adaptatrice à d'importants ouvrages destinés à la formation des infirmières. Elle participe à de nombreux colloques et congrès à titre de conférencière spécialiste des aspects légaux, éthiques et déontologiques de la profession infirmière.

Carole Lemire, inf., Ph. D. (c)
Directrice de programme de premier cycle
Département des sciences infirmières
Université du Québec à Trois-Rivières
Courriel : carole.lemire@uqtr.ca

Sylvain Poulin est enseignant en soins infirmiers au Cégep Limoilou depuis 2001, où il est responsable de programme à la Direction du service aux entreprises de la formation continue. Il a exercé en milieu clinique pendant 25 ans, principalement à l'urgence et aux soins intensifs. En 2002, il a obtenu une mention à l'Ordre régional des infirmières et infirmiers de Québec (ORIIQ) pour sa contribution créative au développement de la formation continue en soins infirmiers.

Chargé de cours à l'Université de Sherbrooke, il enseigne l'examen clinique dans le cadre des formations Performa. Il a conçu et réalisé un cédérom de méthodes de soins et a collaboré à la conception de l'ouvrage *Pratique infirmière 2*, publiés par Beauchemin. Il a élaboré le programme d'actualisation professionnelle en soins infirmiers à l'intention des infirmières formées à l'extérieur du Québec et le D.E.C. en soins infirmiers destiné aux infirmières auxiliaires au Cégep Limoilou.

Sylvain Poulin, inf., B. Sc.
Responsable de programme DSEFC
Soins infirmiers
Cégep Limoilou
Courriel : sylvain.poulin@climoilou.qc.ca

UN MOT DE L'AQESSS

L'Association québécoise d'établissements de santé et de services sociaux (AQESSS), qui représente 135 établissements du réseau de la santé, est heureuse de collaborer avec Chenelière Éducation à l'élaboration du guide *Méthodes de soins 1*.

La formation de la relève infirmière est l'une des principales préoccupations du milieu de la santé. C'est pourquoi l'AQESSS s'associe à Chenelière Éducation pour offrir une harmonisation de ses méthodes *MSI* avec le guide *Méthodes de soins 1* de Chenelière Éducation. Cette harmonisation entre la méthode enseignée et la pratique active dans le réseau facilitera le passage des études aux milieux de stages.

L'AQESSS et Chenelière Éducation encouragent l'excellence en soins infirmiers. Par ses méthodes de soins infirmiers informatisées *MSI*, l'AQESSS rejoint les établissements de santé des réseaux public et privé et le milieu de l'enseignement (universitaire, collégial et professionnel), pour qui elles sont devenues une référence incontournable. Ces méthodes favorisent l'uniformisation des pratiques dans tous les milieux en présentant les meilleures façons de faire au moyen d'un outil Internet moderne, convivial et interactif. Tous les contenus des *MSI* sont révisés et approuvés par un comité de validation.

Pour nous, préparer la relève est prioritaire. Nous espérons que le présent guide vous aidera à parfaire vos connaissances et à vous familiariser avec les outils que vous utiliserez dans votre future profession, car l'avenir des soins infirmiers commence maintenant.

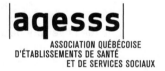

La mission principale de l'AQESSS est de rassembler, de représenter et de soutenir ses membres dans le but d'améliorer la qualité, l'accessibilité et la continuité des services de santé et des services sociaux pour la population du Québec.

CARACTÉRISTIQUES DE L'OUVRAGE

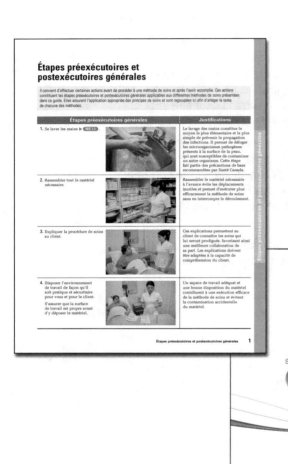

ÉTAPES PRÉEXÉCUTOIRES ET POSTEXÉCUTOIRES GÉNÉRALES

Au début du guide, on présente les étapes préexécutoires et post-exécutoires générales. Ces étapes décrivent les actions à effectuer avant et après l'exécution de chacune des méthodes de soins décrites dans le guide. Un bandeau orange en bordure de page facilite leur repérage.

OUVERTURE DE LA SECTION

Chaque ouverture de section énumère les méthodes de soins présentées dans cette section.

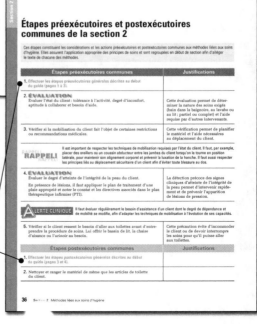

ÉTAPES PRÉEXÉCUTOIRES ET POSTEXÉCUTOIRES COMMUNES

Au début de chacune des sections 2 à 11, on trouve les actions communes à effectuer avant et après l'exécution de chaque méthode de soins de la section. Un bandeau bleu en bordure de page facilite leur repérage.

Ces premières étapes préexécutoires et postexécutoires renvoient aux étapes générales qui se trouvent aux pages 1 à 4. C'est pourquoi elles sont en orange.

OUVERTURE DE LA MÉTHODE DE SOINS

① Chapitre du manuel

Le numéro et le titre du ou des chapitres dans le manuel *Soins infirmiers – Fondements généraux* **(Potter-Perry)** où l'on explique les notions théoriques en lien avec la méthode.

② Numéro de la méthode de soins

Le numéro de la méthode de soins (MS) est composé de deux chiffres : le premier indique le numéro de la section du guide et le second, l'ordre d'apparition de la méthode dans la section.

③ Titre

Le titre de la méthode de soins.

④ Sous-titres

Les différentes techniques montrées dans la méthode de soins sont indiquées en sous-titres.

⑤ Onglet

Un onglet de couleur orange facilite le repérage des diverses méthodes de soins dans le guide.

⑥ Vidéo

La présence de ce pictogramme signifie que la méthode de soins fait l'objet d'une vidéo. Au total, 18 méthodes de soins ont été filmées. Ces vidéos se trouvent au www.cheneliere.ca/potter.

⑦ But

Le but précise les objectifs thérapeutiques visés par la méthode de soins.

⑧ Notions de base

Les notions de base rappellent les principes généraux qui s'appliquent à la méthode de soins.

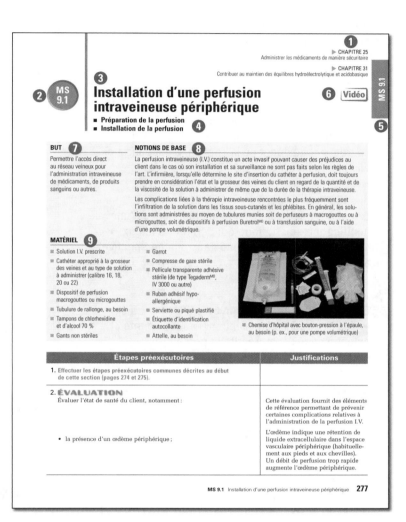

⑨ Matériel

La liste du matériel nécessaire pour exécuter la méthode. Une photo illustre les principaux éléments utilisés pour prodiguer les soins.

EXÉCUTION DE LA MÉTHODE DE SOINS

Étapes préexécutoires, exécutoires et postexécutoires
Chaque méthode comprend trois types d'étapes :
les préexécutoires ❶, les exécutoires ❷ et les
postexécutoires ❸. Ces étapes correspondent
aux actes infirmiers à faire avant, pendant et
après l'intervention.

❹ **Renvoi aux étapes communes**
Cette étape renvoie aux étapes communes qui
se trouvent au début de la section. C'est pourquoi
elle est en bleu.

❺ **Justification**
La plupart des étapes sont accompagnées d'une
justification scientifique qui permet de mieux
comprendre leur pertinence dans une perspective
de soins infirmiers.

❻ **Iconographie**
Chaque méthode est appuyée par des photos
et des illustrations qui montrent l'action décrite et
aident à mieux comprendre la procédure.

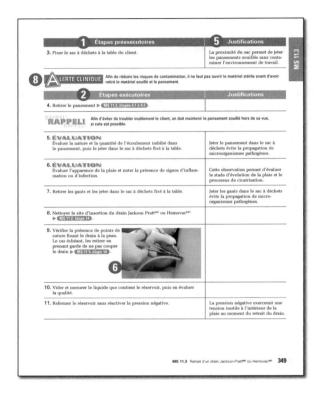

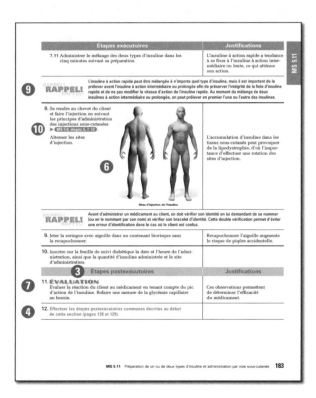

❼ **ÉVALUATION**
Certaines étapes relèvent de la dimension professionnelle
relative à l'évaluation clinique. Ces étapes sont clairement
identifiées afin de rappeler l'importance du rôle de l'infirmière.

❽ **ALERTE CLINIQUE**

Des alertes cliniques soulignent des aspects particuliers
que l'infirmière doit considérer au moment de l'application de
certains soins afin d'assurer la sécurité du client ou la sienne.

❾ **RAPPEL!**

Ces rubriques rappellent les points importants que l'infirmière
doit connaître ou auxquels elle doit prêter une attention
particulière.

❿ ▶ **MS 9.6**

Certaines étapes renvoient à d'autres méthodes de soins
du guide où l'on trouvera un complément d'information.

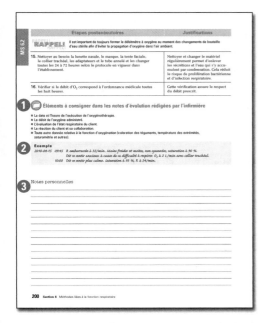

FERMETURE DE LA MÉTHODE DE SOINS

① **Éléments à consigner dans les notes d'évolution rédigées par l'infirmière**
Les éléments importants à consigner au dossier du client sont énumérés à la fin de la méthode de soins.

② **Exemple**
Un exemple de notes d'évolution montre comment rédiger les données recueillies lors de l'exécution de la méthode de soins.

③ **Notes personnelles**
Cet espace peut servir à prendre des notes.

SOUTIEN À L'APPRENTISSAGE EN LIGNE

Le site www.cheneliere.ca/potter vous propose des outils d'apprentissage qui vous aideront à maîtriser les techniques présentées dans le guide *Méthodes de soins 1*.

Vidéos
Une série de vidéos présentant, étape par étape, une sélection de méthodes est disponible pour visionnement, en classe ou à la maison. Ces vidéos vous permettent de voir se dérouler chacune des étapes de la méthode telle qu'elle est décrite dans le manuel.

Grilles d'observation
Vous trouverez également sur notre site Web une grille d'observation pour chacune des méthodes. Ces grilles sont destinées aux exercices pratiques en équipe ou individuels.

Pour consulter la zone étudiante du site, vous aurez besoin d'un mot de passe. Vous trouverez à la fin du tome 1 du manuel **Soins infirmiers – Fondements généraux (Potter-Perry)** un code qui vous donnera accès à la page d'inscription où vous pourrez choisir votre mot de passe.

Dès votre première visite, vous découvrirez un site facile d'accès et convivial, qui vous permettra de trouver rapidement le document recherché grâce à une navigation intuitive.

Table des matières

Étapes préexécutoires et postexécutoires générales

Il convient d'effectuer certaines actions avant de procéder à une méthode de soins et après l'avoir accomplie. Ces actions constituent les étapes préexécutoires et postexécutoires générales applicables aux différentes méthodes de soins présentées dans ce guide. Elles assurent l'application appropriée des principes de soins et sont regroupées ici afin d'alléger le texte de chacune des méthodes.

Étapes préexécutoires générales	Justifications
1. Se laver les mains ▶ **MS 1.1**. 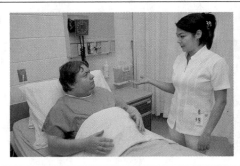	Le lavage des mains constitue le moyen le plus élémentaire et le plus simple de prévenir la propagation des infections. Il permet de déloger les microorganismes pathogènes présents à la surface de la peau, qui sont susceptibles de contaminer un autre organisme. Cette étape fait partie des précautions de base recommandées par Santé Canada.
2. Rassembler tout le matériel nécessaire. 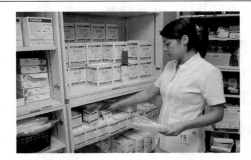	Rassembler le matériel nécessaire à l'avance évite les déplacements inutiles et permet d'exécuter plus efficacement la méthode de soins sans en interrompre le déroulement.
3. Expliquer la procédure de soins au client. 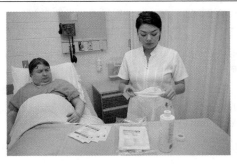	Ces explications permettent au client de connaître les soins qui lui seront prodigués, favorisant ainsi une meilleure collaboration de sa part. Les explications doivent être adaptées à la capacité de compréhension du client.
4. Disposer l'environnement de travail de façon qu'il soit pratique et sécuritaire pour vous et pour le client. S'assurer que la surface de travail est propre avant d'y déposer le matériel. 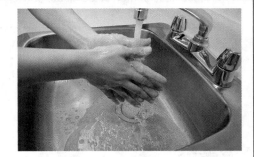	Un espace de travail adéquat et une bonne disposition du matériel contribuent à une exécution efficace de la méthode de soins et évitent la contamination accidentelle du matériel.

Étapes préexécutoires générales	Justifications

5. Régler le lit à la hauteur de votre pubis.

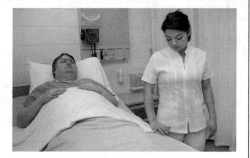

Cette hauteur respecte les principes de déplacement sécuritaire des bénéficiaires (PDSB).

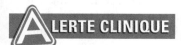

Il est important de régler le lit à une hauteur qui permet de travailler en ayant le dos droit (habituellement à la hauteur du pubis). Une mécanique corporelle adéquate prévient l'étirement douloureux des muscles du dos pendant la mobilisation des clients.

6. Installer le client de façon confortable et sécuritaire dans le lit ou dans un fauteuil.

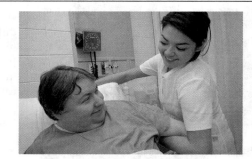

Une position adaptée à la méthode de soins à exécuter prévient la fatigue et l'inconfort chez le client.

7. Assurer l'intimité du client en tirant les rideaux et, au besoin, en fermant la porte et la fenêtre.

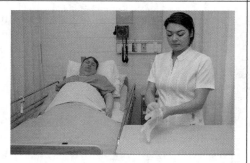

Assurer l'intimité du client permet de respecter sa pudeur et l'aide à exprimer plus aisément certains malaises, le cas échéant. Fermer la fenêtre réduit le nombre de microorganismes aérobies ambiants et les courants d'air.

8. Mettre des gants non stériles au besoin.

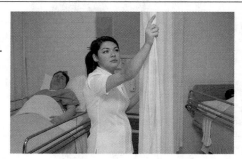

Le port de gants évite les contacts directs avec les liquides ou les matières biologiques du client et la transmission de microorganismes pathogènes.

ALERTE CLINIQUE Il faut toujours vérifier si le client est allergique au latex. Le cas échéant, on doit utiliser des gants de vinyle ou de nitrile.

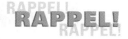

Les gants peuvent être un vecteur de transmission des infections. Aussi, il faut :
1. les retirer à la suite de toute méthode de soins comportant un contact avec des liquides biologiques ;
2. les changer entre chaque client.

Étapes préexécutoires et postexécutoires générales

Étapes postexécutoires générales	Justifications
1. Se laver les mains ▶ **MS 1.1** . 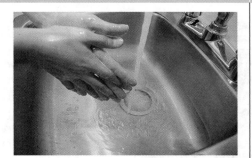	Le lavage des mains constitue un moyen élémentaire et simple de prévenir la propagation de microorganismes pathogènes.
2. Réinstaller le client de façon confortable et sécuritaire. 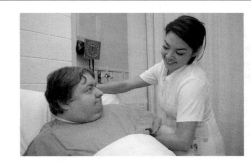	Le confort du client favorise son repos à la suite des soins qui lui ont été prodigés.
3. Placer la cloche d'appel à la portée du client. 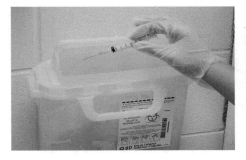	La proximité de la cloche permet au client d'appeler un membre du personnel au besoin.
4. Disposer du matériel souillé de façon sécuritaire dans un sac à déchets biomédicaux ou dans un contenant biorisque (objets piquants ou coupants), selon le cas. 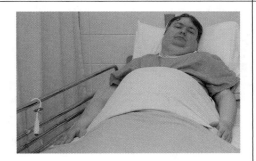	Jeter le matériel au bon endroit évite la transmission de microorganismes pathogènes, la propagation des infections et la contamination de matériel propre au contact du matériel souillé par les liquides biologiques du client. Le contenant biorisque prévient les risques de blessures accidentelles, en particulier avec des objets piquants ou coupants.
5. Nettoyer et désinfecter le matériel réutilisable (thermomètre, brassard, stéthoscope, saturomètre, glucomètre) qui a été en contact avec le client.	Cela évite la transmission de microorganismes pathogènes.

6. Consigner la méthode de soins exécutée dans les notes d'évolution.

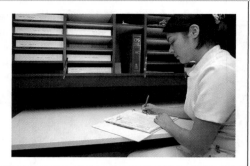

Les notes d'évolution constituent une excellente source d'information, permettent d'assurer la continuité des soins et attestent la qualité de la surveillance clinique du client. Les notes d'évolution doivent respecter les normes de consignation des soins de l'Ordre des infirmières et infirmiers du Québec (OIIQ).

7. Inscrire au plan thérapeutique infirmier (PTI) les constats et les directives pouvant avoir une incidence sur le suivi clinique du client.

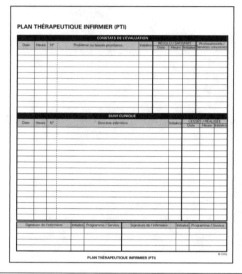

La consignation de ces données assure l'accès aux décisions cliniques prises et contribue à favoriser la continuité des soins dans une perspective de collaboration interprofessionnelle.

Notes personnelles

_____

_____

_____

_____

_____

_____

_____

_____

_____

_____

_____

_____

_____

_____

_____

Méthodes liées à l'asepsie, à la prévention et au contrôle des infections

MS 1.1

Hygiène des mains

Vidéo

■ Lavage avec savon
■ Utilisation du rince-mains antiseptique

BUT

Réduire le nombre de micro-organismes pathogènes responsables de la transmission des infections nosocomiales.

NOTIONS DE BASE

Le lavage des mains constitue la meilleure protection contre la transmission de microorganismes pathogènes pouvant causer une infection. Il doit être exécuté avant et après chaque intervention auprès des clients, au moment de la manipulation de nourriture ou de médicaments et à la suite de tout contact avec des liquides biologiques. Conformément aux pratiques visant à diminuer le risque de transmission de microorganismes pathogènes, il est recommandé de ne pas porter de bagues, de montre ni de bracelets, de garder les ongles courts et d'éviter le vernis à ongles et les ongles artificiels.

Afin de prévenir la propagation des infections, il s'avère important d'informer les clients et leurs visiteurs de la nécessité et de la fréquence du lavage des mains et de l'utilisation du rince-mains antiseptique.

MATÉRIEL

- Évier (idéalement muni d'un dispositif automatique ou d'une pédale)
- Distributeur de savon ordinaire ou de savon antiseptique bactéricide
- Serviettes de papier
- Rince-mains antiseptique (gel ou mousse à base d'alcool 70 %)

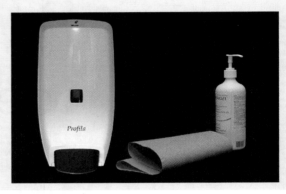

Étapes préexécutoires	Justifications
1. Inspecter la surface des mains afin d'y déceler toute plaie, crevasse, gerçure ou coupure. Le cas échéant, porter des gants non stériles pour effectuer les soins. 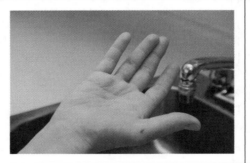	Les crevasses, les gerçures ou les coupures peuvent abriter des micro-organismes pathogènes et leur servir de porte d'entrée. Le port de gants évite les contacts directs avec les liquides biologiques du client et la transmission de microorganismes pathogènes.
2. Couper les ongles trop longs. 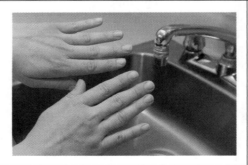	Les ongles doivent être courts (5 mm) et limés, car la majorité des micro-organismes pathogènes présents sur les mains se trouvent sous les ongles.

Étapes préexécutoires	Justifications
3. Éviter le vernis à ongles ou le port d'ongles artificiels.	Le vernis à ongles et les ongles artificiels présentent des fissures qui favorisent la prolifération bactérienne.
4. Retirer bagues, bracelets et montre. Celle-ci peut cependant être portée très haut au-dessus du poignet. Relever les manches au-dessus des poignets, s'il y a lieu.	Le port d'une montre, de bagues et de manches longues favorise la rétention de microorganismes pathogènes. Selon certaines études, la peau se trouvant sous une bague présente une colonisation bactérienne plus importante.
5. Se placer face à l'évier et éviter tout contact des mains et de l'uniforme avec celui-ci.	La surface de l'évier est considérée comme contaminée.

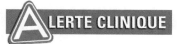 **ALERTE CLINIQUE** Si les mains entrent en contact avec l'évier pendant le lavage des mains, il faut reprendre la procédure.

Étapes exécutoires	Justifications
6. Effectuer l'étape 7 ou 8, selon le cas. ▶ 7. Se laver les mains avec du savon ordinaire ou du savon antiseptique bactéricide. ▶ 8. Utiliser le rince-mains antiseptique.	
7. Se laver les mains avec du savon ordinaire ou du savon antiseptique bactéricide.	

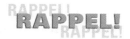 **RAPPEL!** L'utilisation d'un savon antiseptique bactéricide est requise lorsqu'il faut réduire la flore microbienne présente sur les mains, notamment avant toute procédure invasive (p. ex., l'installation d'un cathéter intraveineux), avant tout contact avec un client à risque (p. ex., des clients immunodéprimés) et après tout contact avec un client faisant l'objet de précautions de contact.

7.1 Ouvrir le robinet et régler la température de l'eau à tiède.	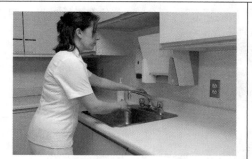	L'eau chaude élimine une grande partie de la couche d'huile protectrice présente à la surface de la peau et dessèche davantage la peau que l'eau tiède.
7.2 Mouiller les mains et les poignets. Maintenir les avant-bras à un niveau inférieur à celui des coudes.	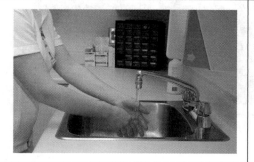	L'eau doit s'écouler de la région la moins contaminée vers la région la plus contaminée, les mains étant considérées comme les plus contaminées. Cette procédure permet de rejeter les microorganismes pathogènes dans l'évier.

MS 1.1

Étapes exécutoires		Justifications
7.3 Appliquer une petite quantité de savon (environ la taille d'un 25 cents) sur les mains et le faire mousser abondamment.		L'utilisation d'une trop grande quantité de savon antiseptique bactéricide peut entraîner le dessèchement et l'irritation de la peau.
7.4 Frotter les paumes et le dos des mains et les poignets en effectuant un mouvement circulaire pendant 15 à 30 secondes.		La friction et le frottage des mains délogent la saleté et les microorganismes pathogènes de la flore transitoire.
7.5 Entrecroiser les doigts pour nettoyer les espaces interdigitaux.		Cette technique aide à déloger les microorganismes pathogènes présents.
Entourer le pouce gauche avec la main droite et le frotter en effectuant des mouvements circulaires tout en dirigeant les doigts vers l'évier. Répéter le mouvement avec l'autre pouce.	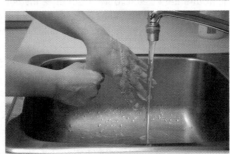	Cette orientation permet de rejeter les microorganismes pathogènes dans l'évier, ce qui en facilite l'élimination.
7.6 Nettoyer les ongles en frottant le bout des doigts de chaque main dans la paume de la main opposée.	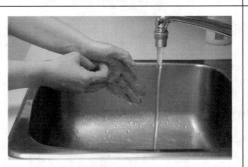	Le nettoyage des ongles diminue le risque de transmission des microorganismes pathogènes.

7.7 Rincer les mains à l'eau tiède des poignets vers les doigts tout en maintenant les mains à un niveau inférieur à celui des coudes.

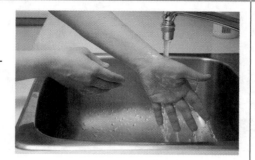

Le rinçage des mains enlève les résidus de savon et déloge les microorganismes pathogènes.

7.8 Bien sécher les mains avec une serviette de papier, de la partie la plus propre à la partie la moins propre, soit des doigts vers les poignets.

Utiliser une nouvelle serviette de papier pour chaque main.

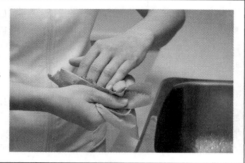

Le fait d'essuyer les mains de la partie la plus propre (doigts) à la partie la moins propre (poignets) diminue le risque de contamination par des microorganismes pathogènes présents sur les poignets et les avant-bras.

7.9 Fermer le robinet.

En l'absence de dispositif automatique ou de pédale, utiliser une serviette de papier propre et sèche pour le fermer.

Éviter de toucher le robinet avec les mains.

Passer à l'étape 9.

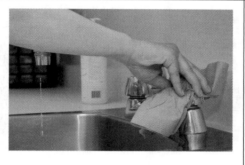

Le robinet est considéré comme contaminé. Les agents pathogènes pourraient se propager par capillarité si la serviette de papier est mouillée.

8. Utiliser le rince-mains antiseptique.

Lorsque les mains sont exemptes de souillures visibles, le rince-mains antiseptique peut être utilisé avant et après tout contact avec un client ou toute manipulation de nourriture et de médicaments.

8.1 Appliquer une petite quantité (environ la taille d'un 25 cents) de rince-mains antiseptique dans la paume d'une main.

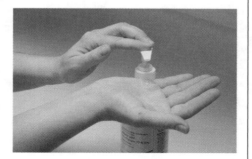

Une trop grande quantité de rince-mains antiseptique prolonge inutilement le temps de désinfection des mains. Toutefois, une quantité insuffisante ne permet pas une désinfection adéquate.

Étapes exécutoires		Justifications
8.2 Frotter les deux paumes l'une contre l'autre. Tremper les ongles de chaque main dans la paume de la main opposée.		
8.3 Étendre le rince-mains antiseptique en frottant les paumes et le dos des mains dans un mouvement circulaire. Entrecroiser les doigts, puis encercler le pouce de chaque main.		La friction et le frottage des mains permettent d'étendre le rince-mains antiseptique sur toute la surface des mains. Entrecroiser les doigts et encercler les pouces assurent un nettoyage des espaces interdigitaux.
8.4 Frotter les poignets.		
8.5 Continuer à frotter les mains jusqu'à assèchement complet.		Laisser sécher les mains permet l'évaporation de l'alcool contenu dans le produit, ce qui en assure l'efficacité.

Étape postexécutoire	Justification
9. Utiliser une crème hydratante protectrice si la peau des mains devient sèche ou gercée.	Cette précaution aide à maintenir l'intégrité de la peau. Une peau saine est la première protection du corps.

 Éléments à consigner dans les notes d'évolution rédigées par l'infirmière

■ Aucune note d'évolution pour cette méthode

Notes personnelles

_____

_____

_____

_____

_____

_____

_____

_____

_____

_____

MS 1.2

Port de gants stériles

- ■ **Mettre des gants stériles**
- ■ **Retirer des gants stériles**

BUT

Mettre des gants stériles sans les contaminer et les retirer sans se contaminer.

NOTIONS DE BASE

Le port de gants stériles est indiqué dans le cas de toute procédure exigeant la manipulation de matériel stérile avec les mains, telle que la réfection d'un pansement chirurgical. Ces gants permettent d'éviter que la flore bactérienne présente sur la peau des mains contamine les plaies des clients et que les mains de l'infirmière entrent en contact avec des liquides ou des matières biologiques potentiellement contaminés ou infectés.

MATÉRIEL

- ■ Paire de gants stériles

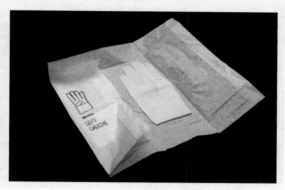

Étape préexécutoire	Justification
1. Se laver les mains ▶ MS 1.1 .	Le lavage des mains élimine les bactéries présentes dans la flore transitoire à la surface de la peau et évite la transmission de micro-organismes pathogènes.

Étapes exécutoires	Justifications
2. Mettre des gants stériles.	Le port de gants évite les contacts directs avec les liquides biologiques du client et la transmission de microorganismes pathogènes.

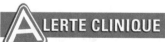ALERTE CLINIQUE On doit toujours vérifier si le client est allergique au latex. Dans ce cas, il faut utiliser des gants de vinyle ou de nitrile.

2.1 Séparer les deux feuillets de l'emballage extérieur. Retirer délicatement l'enveloppe intérieure contenant les gants.	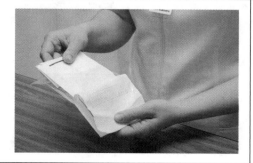	L'ouverture de l'emballage doit se faire délicatement de façon à réduire au minimum le risque de contamination de l'enveloppe intérieure.

Étapes exécutoires	Justifications
2.2 Déposer l'enveloppe contenant les gants sur une surface propre et sèche, dont la hauteur se situe au-dessus du niveau de la taille.	Tout objet stérile manipulé sous le niveau de la taille ou hors de la vue est considéré comme contaminé.
Saisir les rebords du centre de l'enveloppe et les ouvrir de façon à exposer les gants.	La surface intérieure de l'enveloppe des gants est stérile.
Déplier le rebord inférieur de l'enveloppe.	Déplier le rebord inférieur de l'enveloppe évite qu'elle se referme sur elle-même.
2.3 Déterminer quel gant correspond à la main dominante.	Le fait de mettre en premier le gant de la main dominante favorise une meilleure dextérité et diminue le risque de contamination.
2.4 Chaque gant possède un repli d'une largeur d'environ 5 à 10 cm au niveau du poignet.	
Saisir le repli du gant destiné à la main dominante avec le pouce et les deux premiers doigts de la main non dominante.	Le gant peut être manipulé ainsi parce que la bordure intérieure du repli sera ultérieurement en contact avec la peau de l'infirmière.
Ne toucher que la surface intérieure du gant.	
2.5 En tenant le gant par le repli du poignet, le glisser avec précaution sur la main dominante.	
Éviter que la surface extérieure du gant entre en contact avec le poignet. Le cas échéant, jeter le gant et recommencer la procédure.	Le gant est considéré comme contaminé dès que sa surface extérieure touche la main ou le poignet de l'infirmière.
S'assurer que le pouce et les doigts sont bien placés.	

2.6 Glisser les doigts gantés de la main dominante sous le repli extérieur du poignet du deuxième gant.

Le repli extérieur du poignet du gant est stérile.

2.7 Mettre lentement le gant de la main non dominante.

S'assurer que le gant couvrant la main dominante n'entre pas en contact avec la peau de la main non dominante. Le cas échéant, prendre de nouveaux gants et recommencer la procédure.

La main nue étant considérée comme contaminée, si elle touche à la main gantée, le gant devient alors contaminé.

2.8 Entrelacer les doigts afin de s'assurer que les gants sont bien ajustés autour de ceux-ci.

Garder les mains au-dessus de la taille.

Des gants bien ajustés assurent une meilleure dextérité.

Tout objet placé sous le niveau de la taille ou hors de la vue est considéré comme contaminé.

3. Retirer des gants stériles.

3.1 De la main non dominante, saisir le haut du gant au niveau du poignet.

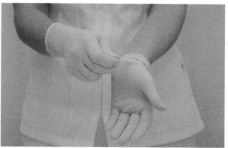

Le tirer vers le bout des doigts en le retournant par-dessus la main.

Garder le gant dans la paume de la main non dominante.

Éviter que la peau entre en contact avec la partie souillée du gant.

La partie souillée des gants contient des microorganismes pathogènes qui pourraient contaminer la peau.

Étapes exécutoires	Justifications
3.2 Tourner la paume de la main non dominante vers l'extérieur et insérer l'index et le majeur de la main dominante sous le gant jusqu'à la base de la paume de la main. 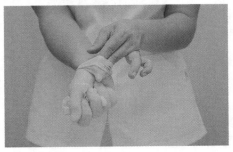	Cette technique facilite l'insertion des doigts.
Tirer vers le bas jusqu'à ce que le gant de la main non dominante recouvre l'autre gant. Jeter les gants dans un sac à déchets biomédicaux. 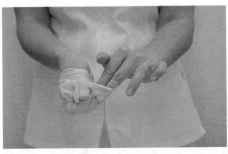	Jeter les gants dans un tel sac évite la propagation de microorganismes pathogènes.

Étape postexécutoire	Justification
4. Se laver les mains ▶ **MS 1.1** .	Le port des gants ne remplace pas le lavage des mains. De plus, les gants peuvent être perforés au cours de la procédure ou présenter des microfissures invisibles à l'œil nu.

 Éléments à consigner dans les notes d'évolution rédigées par l'infirmière

■ Aucune note d'évolution pour cette méthode.

Notes personnelles

_____
_____
_____
_____
_____
_____
_____
_____
_____
_____
_____
_____
_____

Ouverture d'un paquet et d'un champ stériles

- **Ouverture d'un paquet stérile**
- **Ouverture d'un champ stérile**
- **Ajout d'objets stériles**

BUT

Disposer d'une surface exempte de microorganismes pathogènes sur laquelle il est possible de déposer des objets stériles.

NOTIONS DE BASE

Le recours à un champ stérile est indiqué dans le cas des interventions exigeant l'utilisation d'une surface stérile, telles que la réfection d'un pansement ou le dépôt d'instruments chirurgicaux. Tout champ stérile doit être manipulé dans le respect rigoureux des principes d'asepsie. Pour demeurer stérile, le champ doit être déployé sur une surface propre et sèche : une surface souillée et humide entraînerait sa contamination par capillarité. Il est à noter que la bordure intérieure de 2,5 cm entourant le champ stérile est considérée dans tous les cas comme contaminée, de même que toute la surface du champ se trouvant à l'extérieur de la table. Pendant les interventions, il est important de s'abstenir de passer inutilement au-dessus du champ stérile, afin d'éviter de le contaminer.

MATÉRIEL

- Champ stérile
- Paquet stérile
- Tout autre objet stérile nécessaire selon les soins à prodiguer

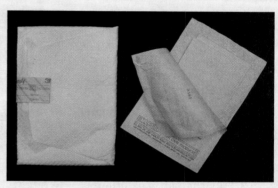

Étapes préexécutoires	Justifications
1. Se laver les mains ▶ **MS 1.1** .	Le lavage des mains élimine les bactéries présentes dans la flore transitoire à la surface de la peau et évite la transmission de micro-organismes pathogènes.
2. Vérifier les dates d'expiration inscrites sur les étiquettes ou les emballages du matériel indiquant que celui-ci a été stérilisé. Vérifier l'intégrité du sceau appliqué sur les emballages, la présence de lignes foncées indiquant que le matériel est stérile. Apporter le champ et le matériel stériles au chevet du client peu de temps avant l'intervention.	L'exposition prolongée du champ et du matériel stériles à l'air ambiant augmente le risque de contamination.
3. Choisir une surface de travail propre, dont la hauteur se situe au-dessus du niveau de la taille. Au besoin, nettoyer la surface avec le détergent en usage dans l'établissement.	Tout objet stérile manipulé sous le niveau de la taille ou hors de la vue est considéré comme contaminé. Le nettoyage de la surface prévient la contamination du champ et du matériel stériles par capillarité.

4. Effectuer l'étape 5 ou 6, selon le cas.		
▶ 5. Ouvrir un paquet stérile.		
▶ 6. Ouvrir un champ stérile.		

5. Ouvrir un paquet stérile.

		Justifications
5.1 Placer le paquet stérile au centre de la surface de travail et orienter le sceau de stérilisation vers soi. Stabiliser le paquet en plaçant au moins un doigt au centre de celui-ci et retirer le sceau de stérilisation.		Le fait de placer l'emballage au centre de la table et de le stabiliser au moment de retirer le sceau de stérilisation diminue le risque de toucher accidentellement le matériel stérile pendant l'ouverture du paquet et ainsi de le contaminer.
5.2 Saisir la partie extérieure du rabat supérieur de l'emballage portant le sceau de stérilisation. La soulever et la tirer vers l'arrière du paquet. Se tenir éloigné du paquet afin d'éviter de le toucher avec l'avant-bras ou l'uniforme.		Maintenir l'emballage loin du corps évite de le contaminer par contact accidentel avec les bras ou les vêtements.
5.3 Saisir la partie extérieure du rabat latéral gauche de l'emballage et l'ouvrir en le rabattant sur la surface de travail. Garder les bras à l'extérieur du paquet stérile. Répéter l'opération pour le rabat latéral droit.		La manipulation de l'emballage par la partie extérieure évite de contaminer le contenu du paquet. Il est important de contourner le paquet et d'éviter que les bras passent au-dessus afin de ne pas le contaminer.
5.4 Saisir l'extérieur du dernier rabat et, tout en s'éloignant du paquet stérile, le ramener vers soi de façon à le mettre à plat sur la surface de travail.		Ce rabat se trouvant le plus près de soi, il est important de se tenir éloigné pendant son ouverture afin de diminuer les risques de contamination par contact avec les vêtements.
5.5 Utiliser la surface interne de l'emballage du paquet comme champ stérile, à l'exception de la bordure de 2,5 cm à son pourtour. Passer à l'étape 7.		La bordure interne de 2,5 cm entourant les quatre côtés de l'emballage est considérée comme contaminée. Elle peut cependant servir à déplacer le champ sur la surface de travail.

MS 1.3

6. Ouvrir un champ stérile.

Étapes exécutoires	Justifications
6.1 Ouvrir l'enveloppe du champ stérile en séparant les feuillets avec précaution de manière à ne pas toucher au champ qui se trouve à l'intérieur.	Cette précaution prévient la contamination du champ stérile.
6.2 Saisir d'une main le coin extérieur du champ stérile. Le soulever délicatement et le déployer en évitant qu'il entre en contact avec d'autres objets.	Tout objet stérile qui touche un objet non stérile est considéré comme contaminé.
6.3 Saisir de l'autre main le coin opposé du champ stérile. Le soulever en l'éloignant du corps.	Le champ peut être manipulé avec les deux mains par la bordure de 2,5 cm qui l'entoure puisque celle-ci est considérée comme contaminée. Il faut cependant éviter que le champ entre en contact avec le corps ou avec tout objet non stérile.
6.4 Déposer d'abord la moitié inférieure (la plus éloignée de soi) du champ stérile sur la surface de travail, puis déposer la moitié supérieure (la plus près de soi).	

Étapes exécutoires	Justifications
7. Ajouter des objets stériles.	
7.1 Tenir l'emballage contenant le matériel ou les instruments stériles à l'extérieur du champ stérile. Ouvrir le rabat extérieur de l'emballage. 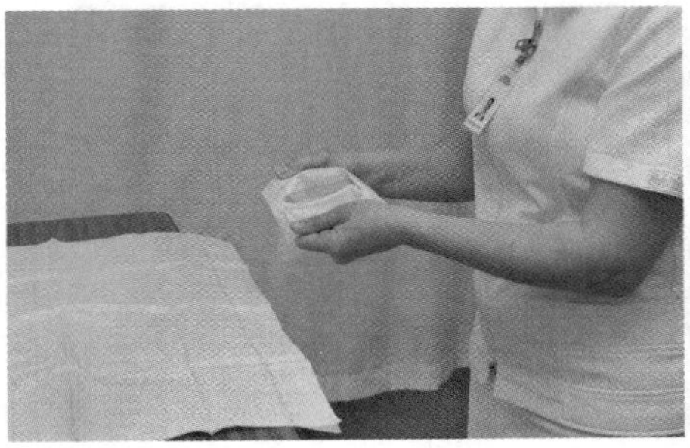	Les microorganismes pathogènes se trouvant sur l'emballage pourraient tomber sur le champ et le contaminer.
7.2 Renverser l'emballage de façon à laisser tomber le matériel au centre du champ stérile. S'assurer que l'emballage n'entre pas en contact avec le champ stérile. Le cas échéant, jeter le champ stérile à la poubelle et recommencer à partir de l'étape 6. 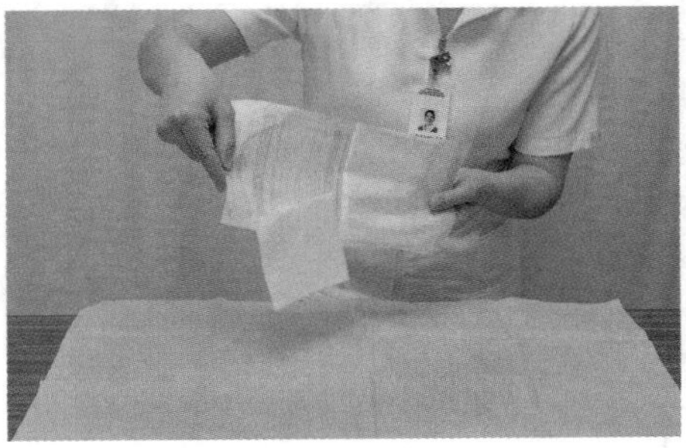	Si l'emballage touche le champ stérile, celui-ci est considéré comme contaminé.

Étape postexécutoire	Justification
8. Utiliser le matériel en respectant une technique stérile.	La prévention de la transmission de microorganismes pathogènes est ainsi assurée.

Éléments à consigner dans les notes d'évolution rédigées par l'infirmière

■ Aucune note d'évolution pour cette méthode

Notes personnelles

_____

_____

_____

_____

_____

_____

_____

_____

_____

_____

_____

Port de l'équipement de protection personnelle et interventions auprès d'un client en isolement

Vidéo

MS 1.4

- **Blouse de protection**
- **Masque de protection**
- **Protection oculaire**
- **Gants non stériles**
- **Interventions en situation d'isolement**

BUT

Prévenir la transmission de microorganismes pathogènes pouvant causer une infection (p. ex. nosocomiale) par des mesures de protection et d'isolement.

Protéger le client et l'infirmière contre la projection ou l'inhalation de particules contaminées.

Protéger le client et l'infirmière au moment de l'administration de médicaments cytotoxiques.

NOTIONS DE BASE

Les mesures de protection constituent l'ensemble des moyens utilisés dans les établissements de santé afin de prévenir la transmission des infections. En plus du lavage des mains, ce sont : le port de gants, le port d'un masque ou d'une protection oculaire, ou des deux, et le port d'une blouse. L'infirmière est responsable de l'évaluation de l'état de santé du client et doit, le cas échéant, juger de la pertinence de lever les mesures d'isolement ou de les poursuivre. Toutefois, elle doit suivre les consignes des microbiologistes et des infirmières en matière de prévention des infections.

MATÉRIEL

- Gants non stériles
- Masques de protection (à élastiques ou à cordons)
- Visière ou lunettes de protection
- Blouse de protection
- Tout autre matériel nécessaire selon les soins à prodiguer

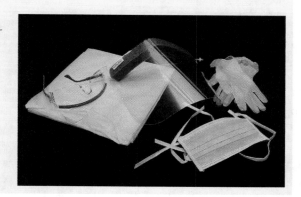

Étapes préexécutoires	Justifications
1. ÉVALUATION Évaluer les indications d'isolement (résultats de tests de laboratoire, antécédents ou risques pour le client) afin de sélectionner la mesure de protection adaptée à la situation de soins.	Cette évaluation permet d'adapter la mesure de protection à l'état de santé du client et de préparer le matériel requis selon les soins à lui prodiguer.
2. Consulter la politique de l'établissement concernant les mesures d'isolement et de prévention des infections.	La mesure d'isolement choisie doit répondre aux normes en vigueur dans l'établissement.

Étapes préexécutoires	Justifications
3. S'informer auprès de l'équipe de soins de l'état émotionnel du client et de sa capacité à respecter une situation d'isolement.	La prise en considération de la situation du client et la personnalisation des interventions en fonction de sa condition psychologique permettront d'obtenir une meilleure collaboration de sa part.
4. Se laver les mains ▶ MS 1.1 .	Le lavage des mains élimine les bactéries présentes dans la flore transitoire à la surface de la peau et évite la transmission de micro-organismes pathogènes.

Étapes exécutoires	Justifications
Avant d'entrer dans la chambre d'isolement	
5. Au besoin, préparer les médicaments ▶ MS 5.1 et les déposer dans un godet ou les laisser dans leur emballage original s'il s'agit d'une unidose. Laisser le plateau et la feuille d'administration des médicaments (FADM) à l'extérieur de la chambre.	L'utilisation de godets évite la transmission de microorganismes pathogènes. Le plateau et la FADM sont considérés comme contaminés.
6. S'assurer de disposer du matériel et de l'équipement nécessaires aux soins avant d'entrer dans la chambre.	Certains articles (stéthoscope, thermomètre, pansements, etc.) peuvent être laissés dans la chambre, alors que d'autres doivent être ressortis (p. ex., le saturomètre et le glucomètre).
7. Mettre une blouse de protection.	La blouse protège les avant-bras et les vêtements des éclaboussures ou des projections de liquides biologiques. Elle doit être changée entre chaque client ou dès qu'elle est souillée par les liquides biologiques si elle n'est pas imperméable. Il est important de se laver les mains après l'avoir retirée.
7.1 Mettre la blouse de protection en s'assurant qu'elle recouvre les vêtements. Tirer les manches vers les poignets.	Le fait de recouvrir les vêtements les protège des éclaboussures, diminuant ainsi le transport de micro-organismes pathogènes par des vêtements contaminés.
7.2 Attacher la blouse au niveau du cou. Refermer les panneaux arrière de façon qu'ils se chevauchent et nouer les cordons autour de la taille.	Cette méthode évite l'ouverture accidentelle de la blouse pendant les interventions auprès du client.

Étapes exécutoires	Justifications

8. Mettre un masque de protection : effectuer l'étape 9 ou 10, selon le cas.

   ▶ **9.** Mettre un masque à cordons.

   ▶ **10.** Mettre un masque à élastiques.

Justification : Le masque protège la partie inférieure du visage de l'infirmière des éclaboussures ou des projections de gouttelettes, et il protège le client des sécrétions de l'infirmière.

---

9. Mettre un masque à cordons (aussi appelé masque chirurgical).

9.1 Saisir le bord supérieur du masque muni d'une fine lamelle de métal flexible et le mouler selon la courbure du nez.

Justification : Cette opération évite que l'air expiré sorte par la partie supérieure du masque.

9.2 Saisir les deux cordons de la partie supérieure du masque et les nouer derrière la tête en les passant au-dessus des oreilles.

Justification : Cette action empêche les cordons de glisser vers la nuque et, ce faisant, de déplacer le masque.

9.3 Saisir les deux cordons de la partie inférieure du masque et les nouer derrière la tête à la base de la nuque en s'assurant que le masque recouvre bien le dessous du menton.

Justification : Les cordons inférieurs attachés à la base de la nuque assurent une meilleure stabilité au masque.

9.4 Réajuster la bande métallique sur le nez au besoin.

   Passer à l'étape 11 ou 14.

Justification : Pour être efficace, le masque doit couvrir à la fois la bouche et le nez.

---

10. Mettre un masque à élastiques.

10.1 Saisir le bord supérieur du masque muni d'une fine lamelle de métal flexible et le mouler selon la courbure du nez.

Justification : Cette opération évite que l'air expiré sorte par la partie supérieure du masque.

Étapes exécutoires	Justifications
10.2 Saisir la partie supérieure des boucles et passer celles-ci au-dessus de chaque oreille. 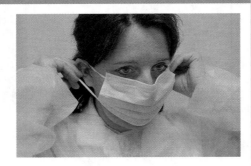	Les oreilles retiennent les boucles élastiques et assurent ainsi la stabilité du masque.
10.3 Réajuster la bande métallique sur le nez au besoin et tirer le bord inférieur du masque de sorte qu'il couvre totalement le nez et la bouche. Passer à l'étape 11 ou 14.	Pour être efficace, le masque doit couvrir à la fois la bouche et le nez.

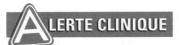 **ALERTE CLINIQUE** Un masque mouillé, humide ou souillé perd son efficacité et son pouvoir de protection. Il doit alors être changé.

11. Mettre une protection oculaire : effectuer l'étape 12 ou 13, selon le cas. ▶ **12.** Mettre une visière. ▶ **13.** Mettre des lunettes de protection.	
12. Mettre une visière.	La visière protège les yeux, le nez, la bouche et la peau du visage des éclaboussures de liquides biologiques.
12.1 Saisir la partie supérieure de la visière et la placer sur le front. L'ajuster en étirant la bande élastique vers l'arrière. Passer à l'étape 14. 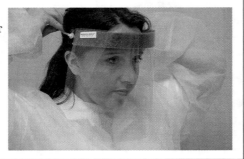	
13. Mettre des lunettes de protection.	Les lunettes protègent la muqueuse des yeux des éclaboussures de liquides biologiques.
13.1 Saisir les lunettes de protection et les poser sur le nez et les oreilles comme toute autre paire de lunettes. Les ajuster de manière qu'elles soient bien stables. 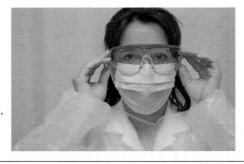	

MS 1.4

Étapes exécutoires	Justifications
14. Mettre des gants non stériles.	Le port de gants évite les contacts directs avec les liquides biologiques du client et la transmission de microorganismes pathogènes.
14.1 Rabattre les gants par-dessus les poignets de la blouse.	Le fait que les gants recouvrent les poignets de la blouse assure l'étanchéité du joint poignet-gant et diminue ainsi le risque de contamination.

⚠ ALERTE CLINIQUE On doit toujours vérifier si le client est allergique au latex. Dans ce cas, il faut utiliser des gants de vinyle ou de nitrile.

Dans la chambre d'isolement	
15. Expliquer au client et à sa famille les objectifs des mesures d'isolement et les informer des précautions qui doivent être prises. Répondre à leurs questions au besoin.	Les explications assurent une meilleure collaboration du client et de sa famille. Elles diminuent aussi le risque que les membres de la famille transportent des microorganismes pathogènes hors de la chambre sans le savoir.
16. ÉVALUATION Évaluer les signes de détresse émotionnelle que peut générer la situation d'isolement.	L'état émotif du client peut influencer positivement ou négativement son processus de guérison.
17. Procéder à l'intervention ou aux interventions jugées nécessaires : effectuer l'étape 18, 19, 20, 21 ou 22, selon le cas. ▶ **18.** Évaluer les signes vitaux. ▶ **19.** Administrer les médicaments par voie orale. ▶ **20.** Procéder aux soins d'hygiène. ▶ **21.** Prélever des liquides ou des matières biologiques. ▶ **22.** Faire une injection.	
18. ÉVALUATION Évaluer les signes vitaux ▶ **MS 4.1 à 4.6**.	
18.1 Laisser dans la chambre le matériel utilisé pour la prise des signes vitaux d'un client infecté ou colonisé par un microorganisme résistant. Éviter le plus possible que ce matériel entre en contact avec des liquides biologiques.	Le fait de laisser le matériel dans la chambre évite la transmission des microorganismes pathogènes.

Étapes exécutoires	Justifications
18.2 Nettoyer les embouts auriculaires, le diaphragme et la cupule du stéthoscope après chaque utilisation avec un tampon d'alcool 70 % et le ranger sur une surface propre. Nettoyer le reste du matériel utilisé pendant les soins avec un désinfectant antimicrobien ou une solution aseptisante appropriée.	
18.3 Pour la prise de température, utiliser un thermomètre jetable.	L'utilisation d'un thermomètre jetable évite la transmission des microorganismes pathogènes provenant des liquides biologiques du client.
18.4 Déposer le matériel devant être ressorti de la chambre dans un sac biorisque à fermeture hermétique.	Déposer le matériel utilisé dans un tel sac évite la propagation des microorganismes pathogènes.
19. Administrer les médicaments par voie orale ▶ MS 5.1 .	
19.1 Administrer les médicaments. Jeter le godet ou l'emballage dans la poubelle de la chambre. Vider la poubelle en respectant les précautions de base requises par la situation d'isolement.	Cette poubelle recueille tous les déchets considérés comme contaminés.
20. Procéder aux soins d'hygiène ▶ MS 2.1 à 2.3 .	
20.1 Encourager le client à verbaliser ses craintes et à poser des questions concernant les mesures d'isolement.	L'infirmière peut ainsi évaluer l'état psychologique du client et lui procurer l'aide ou les ressources dont il a besoin.
20.2 Éviter de mouiller la blouse de protection au cours des soins d'hygiène.	Une blouse mouillée est considérée comme contaminée, les microorganismes pathogènes se propageant facilement par capillarité.
20.3 Éviter que la blouse de protection entre en contact avec la literie souillée pendant la réfection du lit. Déposer les draps contaminés dans un panier à linge prévu à cet effet (sac à linge rouge ou jaune indiquant que son contenu est contaminé).	Un contact direct avec la literie souillée contamine la blouse de protection et augmente le risque de transmission des microorganismes pathogènes.

Étapes exécutoires	Justifications

21. Prélever des liquides ou des matières biologiques ▶ **MS 1.5** .

21.1 L'échantillon prélevé doit être déposé dans un sac biorisque à fermeture hermétique à la sortie de la chambre.	L'utilisation d'un sac hermétique diminue le risque de contamination de l'environnement pendant le transport.

22. Faire une injection ▶ **MS 5.9** .

Avant de sortir de la chambre d'isolement

23. Détacher les cordons de la blouse au niveau de la taille.	Ces cordons sont considérés comme contaminés. Il faut donc les détacher avant de retirer les gants.

24. Retirer les gants non stériles.

24.1 De la main non dominante, saisir le haut du gant au niveau du poignet. Le tirer vers le bout des doigts en le retournant par-dessus la main. Garder le gant dans la paume de la main non dominante. Éviter que la peau entre en contact avec la partie souillée du gant.	La partie souillée des gants contient des microorganismes pathogènes qui pourraient contaminer la peau.
24.2 Tourner la paume de la main non dominante vers l'extérieur et insérer l'index et le majeur de la main dominante sous le gant jusqu'à la base de la paume de la main.	Cette technique facilite l'insertion des doigts.

Étapes exécutoires	Justifications
Tirer vers le bas jusqu'à ce que le gant de la main non dominante recouvre l'autre gant. Jeter les gants dans un sac à déchets biomédicaux. 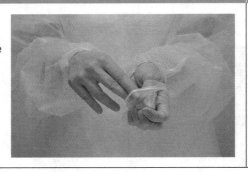	Jeter les gants dans un tel sac évite la propagation de microorganismes pathogènes.

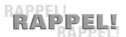 **RAPPEL!** Selon les principes d'asepsie, il faut toujours procéder de la région la moins contaminée à la plus contaminée. L'infirmière doit toujours respecter ces principes pendant le retrait des équipements de protection personnelle.

25. Retirer la protection oculaire : effectuer l'étape 26 ou 27, selon le cas.

▶ **26.** Retirer la visière.

▶ **27.** Retirer les lunettes de protection.

26. Retirer la visière.

26.1 Retirer la visière en saisissant l'élastique de chaque côté de la tête et en l'éloignant du visage. Passer à l'étape 28. 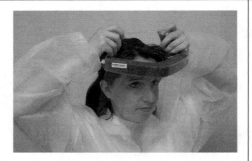	Le maintien de la visière par l'élastique évite de toucher sa partie extérieure, considérée comme contaminée.

27. Retirer les lunettes de protection.

27.1 Retirer les lunettes de protection en saisissant les branches au-dessus des oreilles et en les éloignant du visage. Jeter les lunettes dans un sac à déchets biomédicaux. 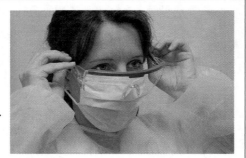	La manipulation des lunettes par les branches évite de toucher à une zone contaminée, comme le devant des lunettes. Jeter les lunettes dans un tel sac évite la propagation de microorganismes pathogènes.

28. Retirer le masque de protection : effectuer l'étape 29 ou 30, selon le cas.

▶ **29.** Retirer le masque à cordons.

▶ **30.** Retirer le masque à élastiques.

MS 1.4

Étapes exécutoires	Justifications

29. Retirer le masque à cordons.

29.1 Détacher d'abord les cordons de la partie supérieure du masque, puis ceux de la partie inférieure.

Éloigner le masque du visage en le tenant par les cordons.

Le fait de tenir le masque par les cordons évite de toucher sa partie extérieure, considérée comme contaminée.

29.2 Jeter le masque à cordons dans un sac à déchets biomédicaux.

Passer à l'étape 31.

Jeter le masque dans un tel sac évite la propagation de microorganismes pathogènes.

30. Retirer le masque à élastiques.

30.1 Saisir les boucles élastiques et les élever au-dessus des oreilles en éloignant le masque du visage.

Le fait de tenir le masque par les boucles élastiques évite de toucher sa partie extérieure, considérée comme contaminée.

30.2 Jeter le masque à boucles élastiques dans un sac à déchets biomédicaux.

Jeter le masque dans un tel sac évite la propagation de microorganismes pathogènes.

31. Retirer la blouse de protection.

31.1 Détacher les cordons au niveau du cou.

Étapes exécutoires		Justifications
Les ramener vers l'avant en les abaissant vers les coudes afin de dégager les épaules.	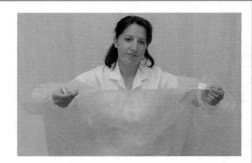	Cette manière de faire permet de replier la blouse de protection sur sa partie contaminée, afin de diminuer le risque de transmission de microorganismes pathogènes.
31.2 Saisir l'intérieur de la blouse dans la partie supérieure de la manche et la faire glisser sur le bras. La retirer en la retournant. Répéter la procédure pour l'autre manche.	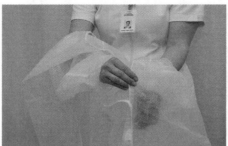 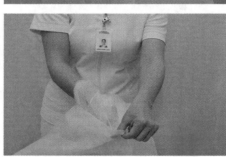	La manipulation de la blouse par l'intérieur évite d'entrer en contact avec sa surface contaminée.
31.3 Rouler la blouse en boule en évitant de toucher sa surface extérieure. La jeter dans un sac à déchets biomédicaux.	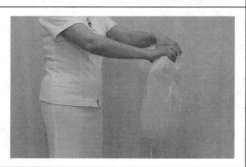	Éviter de toucher à la surface extérieure de la blouse diminue le risque de contamination. Jeter la blouse dans un tel sac évite la propagation de microorganismes pathogènes.
32. Fermer les sacs à déchets biomédicaux et bien nouer les sacs à linge. Les déposer dans un sac résistant à l'humidité situé près de la porte à l'extérieur de la chambre d'isolement.		La fermeture des sacs prévient la contamination de l'environnement en réduisant le risque de contact avec le linge contaminé.

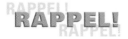 **RAPPEL!** Le sac résistant à l'humidité doit être noué et acheminé à l'endroit approprié après chaque quart de travail ou dès qu'il est rempli.

Étapes postexécutoires	Justifications
33. Au moment de quitter la chambre d'isolement, indiquer au client l'heure approximative de la prochaine visite.	Cette information rassure le client quant à l'heure de la prochaine visite.
Vérifier s'il a des besoins particuliers.	Cette vérification permet de répondre aux besoins du client.
34. Utiliser le rince-mains antiseptique et se laver les mains dès que possible ▶ **MS 1.1** .	Le rince-mains réduit le risque de transmission des microorganismes pathogènes en attendant le lavage des mains avec un savon antiseptique.
35. Prévoir de rapporter le matériel nécessaire pour procéder aux prochains soins du client.	Cette planification élimine les pertes de temps et accroît l'efficacité.

Éléments à consigner dans les notes d'évolution rédigées par l'infirmière

- Tout traitement effectué pendant la visite au client.
- La réaction du client et sa collaboration.

▶ CHAPITRE 24
Agir pour la prévention et le contrôle des infections

MS
1.5

Prélèvement de liquides ou de matières biologiques

- **Prélèvement nasal pour rechercher la présence du SARM**
- **Prélèvement pharyngé**
- **Prélèvement d'écoulement provenant d'une plaie**
- **Prélèvement de selles pour rechercher la présence de l'ERV**
- **Prélèvement de selles pour culture**
- **Prélèvement d'urine**

BUT

Déceler la présence de microorganismes pathogènes et faire un antibiogramme.

NOTIONS DE BASE

Les prélèvements de liquides ou de matières biologiques sont indiqués chez tout client présumé être porteur de bactéries ou de virus (ou infecté ou colonisé par ceux-ci) pouvant causer une infection susceptible d'être transmise à d'autres clients. Ces prélèvements servent aussi à faire un antibiogramme, lequel permettra de déterminer la médication la plus appropriée à la situation de santé du client.

Les prélèvements les plus connus sont ceux concernant le *Staphylococcus aureus* résistant à la méthicilline (SARM), l'entérocoque résistant à la vancomycine (ERV) et le *Clostridium difficile* (*C. difficile*). Ces prélèvements se font dès l'apparition de selles diarrhéiques et au moment de l'hospitalisation de tout client présumé être porteur. De plus, est considéré à risques tout client qui est transféré d'un autre établissement, ou qui a été hospitalisé au cours des 10 derniers jours, ou encore qui a séjourné à l'étranger au cours des 3 dernières années et pendant lesquelles il a été hospitalisé durant plus de 24 heures.

MATÉRIEL

- Écouvillon stérile
- Requête d'analyse de laboratoire
- Étiquette d'identification
- Mouchoir de papier
- Gants non stériles
- Abaisse-langue

- Contenant stérile
- Contenant pour selles
- Bassin de lit ou dispositif de prélèvement, au besoin
- Urinoir ou toilette, au besoin

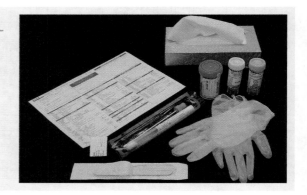

Étapes préexécutoires	Justifications
1. **Effectuer les étapes préexécutoires générales décrites au début du guide (pages 1 et 2).**	
2. **ÉVALUATION** Évaluer la possibilité que le client soit porteur d'une bactérie comme le SARM, l'ERV, le *C. difficile* ou une autre bactérie, ou qu'il soit colonisé ou infecté par l'une d'elles.	Le personnel hospitalier présumera que le client est porteur d'une bactérie dès son admission si ce dernier a été transféré directement d'un établissement de soins situé dans une région touchée par une endémie ou, plus précisément, s'il a été transféré d'un établissement où une bactérie est responsable d'une endémie et dans lequel il a été hospitalisé pendant au moins 24 heures.
3. **ÉVALUATION** Évaluer si le client doit être placé en isolement préventif avant même d'avoir reçu les résultats des analyses de laboratoire.	Un client présumé être porteur d'une bactérie ou encore colonisé ou infecté par elle doit être placé en isolement de prévention jusqu'à preuve du contraire afin d'éviter la transmission possible à d'autres clients.
4. Vérifier si une ordonnance individuelle ou collective, un protocole ou une loi sur la santé publique recommande des prélèvements.	
5. Mettre des gants non stériles (si ce n'est pas déjà fait) et installer le client de façon à avoir accès au site de prélèvement choisi. a) Prélèvements nasal, buccal ou pharyngé : position Fowler, semi-Fowler ou de décubitus dorsal. b) Prélèvement anal : position de Sims ou latérale avec genoux légèrement repliés vers le haut. c) Prélèvement urinaire : pour la femme, en position gynécologique, jambes fléchies et légèrement écartées ; pour l'homme, en position couchée.	La position choisie doit assurer le confort du client et permettre à l'infirmière d'avoir accès facilement au site de prélèvement.

Étapes exécutoires	Justifications
6. Ouvrir l'emballage contenant l'écouvillon. Retirer l'écouvillon en le manipulant par sa partie supérieure. Éviter de toucher à la tige ou au bourdonnet.	Cette précaution évite de contaminer l'écouvillon et ainsi de fausser les résultats des tests de laboratoire.
7. Selon le prélèvement à faire, effectuer l'étape 8, 9, 10, 11, 12 ou 13. ▶ **8.** Faire un prélèvement nasal pour rechercher la présence du SARM. ▶ **9.** Faire un prélèvement pharyngé. ▶ **10.** Faire un prélèvement d'un écoulement provenant d'une plaie. ▶ **11.** Faire un prélèvement de selles pour rechercher la présence de l'ERV. ▶ **12.** Faire un prélèvement de selles pour culture. ▶ **13.** Faire un prélèvement d'urine.	
8. Faire un prélèvement nasal pour rechercher la présence du SARM.	Le SARM est généralement présent dans les sécrétions nasales du client porteur.
8.1 Aviser le client que l'introduction de l'écouvillon peut causer un haut-le-cœur ou provoquer l'envie d'éternuer. Insérer l'écouvillon à une profondeur de 1 à 2 cm dans une des narines du client.	Le fait d'aviser le client le prévient des sensations indésirables qu'il pourrait ressentir.
8.2 Recueillir les sécrétions nasales en appuyant l'écouvillon sur la paroi nasale et en effectuant cinq rotations.	Le frottement contre la paroi nasale permet de mieux recueillir les sécrétions.
8.3 Répéter les étapes 8.1 et 8.2 dans l'autre narine en utilisant le même écouvillon.	Le même écouvillon peut être utilisé pour les deux narines, car le but de l'analyse est de déterminer si le client est porteur des bactéries recherchées et non de savoir dans quelle narine se logent ces bactéries.

8.4 Insérer doucement l'écouvillon dans son emballage plastifié en évitant tout contact de la tige ou du bourdonnet avec les doigts ou la paroi extérieure de l'emballage. Le cas échéant, refaire le prélèvement. Fermer hermétiquement l'emballage.	Tout contact de l'écouvillon avec les doigts ou la paroi extérieure de l'emballage le contamine.
8.5 Offrir un papier mouchoir au client, au besoin. Passer à l'étape 14.	La paroi nasale est stimulée par les mouvements de rotation de l'écouvillon au cours du prélèvement, ce qui peut déclencher un réflexe d'éternuement ou un écoulement nasal chez le client.
9. Faire un prélèvement pharyngé.	
9.1 Avant de procéder au prélèvement, s'assurer que le client n'a pas utilisé de rince-bouche.	L'utilisation d'un rince-bouche pourrait fausser les résultats.
9.2 Demander au client de regarder le plafond, d'ouvrir la bouche et de tirer la langue en disant « ah ». Exercer une légère pression sur le tiers antérieur de la langue avec un abaisse-langue.	Cette action du client permet de voir la muqueuse de l'arrière-gorge. Le fait d'appuyer sur la langue prévient le réflexe laryngé (déglutition) ou le réflexe pharyngé (réflexe nauséeux) au moment de l'insertion de l'écouvillon.
9.3 Sans toucher à la langue ni aux parois intérieures de la bouche, insérer l'écouvillon dans l'oropharynx jusqu'aux piliers amygdaliens.	Cela permet de recueillir les bactéries présentes sur une plus grande surface de muqueuse.
9.4 Frotter l'écouvillon d'un pilier amygdalien à l'autre en passant par la partie postérieure du palais mou (derrière la luette) dans un mouvement de va-et-vient.	
9.5 Retirer rapidement l'écouvillon sans toucher les parois intérieures de la bouche ni la langue. Jeter l'abaisse-langue dans un sac à déchets biomédicaux.	Jeter l'abaisse-langue dans un tel sac évite la propagation de micro-organismes pathogènes.

9.6 Insérer doucement l'écouvillon dans son emballage plastifié en évitant tout contact de la tige ou du bourdonnet avec les doigts ou la paroi extérieure de l'emballage. Le cas échéant, refaire le prélèvement.

Fermer hermétiquement l'emballage.

Passer à l'étape 14.

Justification : Tout contact de l'écouvillon avec les doigts ou la paroi extérieure de l'emballage le contamine.

10. Faire un prélèvement d'un écoulement provenant d'une plaie.

10.1 Nettoyer la plaie au NaCl 0,9 % ou à l'eau stérile si l'on a utilisé un pansement à l'argent.

10.2 Rouler l'écouvillon sur une surface de 1 cm carré dans l'exsudat de la plaie et y exercer une légère pression pendant cinq secondes.

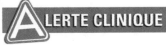

Justification : Cette technique permet de prélever l'exsudat requis pour le test de laboratoire.

10.3 Insérer doucement l'écouvillon dans son emballage plastifié en évitant tout contact de la tige ou du bourdonnet avec les doigts ou la paroi extérieure de l'emballage. Le cas échéant, refaire le prélèvement.

Fermer hermétiquement l'emballage.

Passer à l'étape 14.

Justification : Tout contact de l'écouvillon avec les doigts ou la paroi extérieure de l'emballage le contamine.

11. Faire un prélèvement de selles pour rechercher la présence de l'ERV.

11.1 Avec la main non dominante gantée, écarter les fesses du client.

Justification : Cette technique permet de mieux voir l'anus et facilite le prélèvement.

11.2 Insérer l'écouvillon dans l'anus à une profondeur de 2,5 à 3,5 cm de façon à dépasser le sphincter anal.

Justification : Les matières fécales se trouvent dans l'ampoule rectale. L'écouvillon doit être inséré au-delà du sphincter anal pour les atteindre.

11.3 Recueillir des matières fécales en effectuant cinq rotations.

Retirer l'écouvillon.

ALERTE CLINIQUE Une fois retiré, l'écouvillon doit absolument être teinté de matière fécale pour que la recherche de l'ERV soit possible. Dans le cas contraire, il faut reprendre le prélèvement avec un nouvel écouvillon.

11.4 Insérer doucement l'écouvillon dans son emballage plastifié en évitant tout contact de la tige ou du bourdonnet avec les doigts ou la paroi extérieure de l'emballage. Le cas échéant, refaire le prélèvement.

Fermer hermétiquement l'emballage.

Passer à l'étape 14.

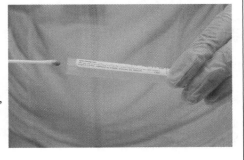

Justification : Tout contact de l'écouvillon avec les doigts ou la paroi extérieure de l'emballage le contamine.

Étapes exécutoires	Justifications
12. Faire un prélèvement de selles pour culture.	
12.1 Demander au client de vous aviser lorsqu'il sentira le besoin de déféquer.	
12.2 Demander au client d'uriner dans la toilette, le bassin de lit ou l'urinoir avant la procédure.	Le fait d'uriner avant de déféquer évite la contamination des selles par l'urine.
12.3 Installer le client sur le bassin de lit ou placer un dispositif de prélèvement sur le siège de toilette ▶ **MS 8.1** . Assurer l'intimité du client et lui demander de vous aviser lorsqu'il aura fini de déféquer.	
12.4 Prélever la quantité de selles requise pour l'examen demandé à l'aide d'un abaisse-langue. La déposer dans le contenant stérile. Fermer le contenant hermétiquement. Passer à l'étape 14.	La recherche de *C. difficile* se fait dans un contenant non stérile et demande une petite quantité de selles, alors que la coproculture exige l'utilisation d'un contenant stérile et une quantité précise de selles (voir la recommandation du fabricant inscrite sur le contenant).
13. Faire un prélèvement d'urine ▶ **MS 8.2** .	
14. Retirer les gants et les jeter dans un sac à déchets biomédicaux.	Jeter les gants dans un tel sac évite la propagation de microorgarnismes pathogènes.

Étapes postexécutoires	Justifications
15. Apposer sur le prélèvement une étiquette portant le nom du client (après vérification de son bracelet) ou une étiquette à code-barres.	
16. Effectuer les étapes postexécutoires générales décrites au début du guide (pages 3 et 4).	
17. Acheminer rapidement le prélèvement et la requête d'analyse au laboratoire de microbiologie aux fins d'analyse en prenant soin de : • maintenir le tube de prélèvement en position verticale ; • conserver le prélèvement à une température comprise entre 18 et 25 °C (ne pas le réfrigérer).	Une action rapide évite que le client demeure inutilement en isolement si les résultats s'avèrent négatifs. La verticalité permet à l'écouvillon de rester en contact avec la solution semi-solide (milieu de transport) présente au fond du tube.

 ## Éléments à consigner dans les notes d'évolution rédigées par l'infirmière

■ La date, l'heure et le type de prélèvement fait.
■ La réaction du client et sa collaboration.

Exemple
2010-02-18   16:00   Prélèvement de sécrétions nasales fait pour recherche du SARM.
16:30   Prélèvement de sécrétions anales fait pour recherche de l'ERV.

Méthodes liées aux soins d'hygiène

Étapes préexécutoires et postexécutoires communes de la section 2

Ces étapes constituent les considérations et les actions préexécutoires et postexécutoires communes aux méthodes liées aux soins d'hygiène. Elles assurent l'application appropriée des principes de soins et sont regroupées en début de section afin d'alléger le texte de chacune des méthodes.

Étapes préexécutoires communes	Justifications
1. Effectuer les étapes préexécutoires générales décrites au début du guide (pages 1 et 2).	
2. **ÉVALUATION** Évaluer l'état du client : tolérance à l'activité, degré d'inconfort, aptitude à collaborer et besoin d'aide.	Cette évaluation permet de déterminer la nature des soins exigés (bain dans la baignoire, au lavabo ou au lit ; partiel ou complet) et l'aide requise par d'autres intervenants.
3. Vérifier si la mobilisation du client fait l'objet de certaines restrictions ou recommandations médicales.	Cette vérification permet de planifier le matériel et l'aide nécessaires au déplacement du client.

RAPPEL! Il est important de respecter les techniques de mobilisation requises par l'état du client. Il faut, par exemple, placer des oreillers ou un coussin abducteur entre les jambes du client lorsqu'on le tourne en position latérale, pour maintenir son alignement corporel et prévenir la luxation de la hanche. Il faut aussi respecter les principes liés au déplacement sécuritaire d'un client afin d'éviter toute blessure au dos.

4. **ÉVALUATION** Évaluer le degré d'atteinte de l'intégrité de la peau du client. En présence de lésions, il faut appliquer le plan de traitement d'une plaie approprié et noter le constat et les directives associés dans le plan thérapeutique infirmier (PTI).	La détection précoce des signes cliniques d'atteinte de l'intégrité de la peau permet d'intervenir rapidement et de prévenir l'apparition de lésions de pression.

ALERTE CLINIQUE Il faut évaluer régulièrement le besoin d'assistance d'un client dont le degré de dépendance et de mobilité se modifie, afin d'adapter les techniques de mobilisation à l'évolution de ses capacités.

5. Vérifier si le client ressent le besoin d'aller aux toilettes avant d'entreprendre la procédure de soins. Lui offrir le bassin de lit ▶ **MS 8.1**, la chaise d'aisance ou l'urinoir au besoin.	Cette précaution évite d'incommoder le client ou de devoir interrompre les soins pour qu'il puisse aller aux toilettes.

Étapes postexécutoires communes	Justifications
1. Effectuer les étapes postexécutoires générales décrites au début du guide (pages 3 et 4).	
2. Nettoyer et ranger le matériel de même que les articles de toilette du client.	

Bain complet ou partiel au lit

BUT

Assurer les soins d'hygiène et de confort à un client nécessitant une aide partielle ou totale.

Nettoyer la peau et les téguments des micro-organismes présents.

Favoriser la circulation sanguine.

MATÉRIEL

- Débarbouillettes (3)
- Serviettes de bain (2)
- Savon
- Articles de toilette du client (brosse, peigne, déodorant, lotion hydratante, etc.)
- Chemise d'hôpital ou vêtements personnels

- Gants non stériles
- Bassine
- Papier hygiénique, au besoin
- Coupe-ongles, au besoin
- Protecteur cutané (p. ex., la crème Proshield^MD), au besoin
- Literie propre

NOTIONS DE BASE

Le bain permet à l'infirmière d'évaluer l'état physique et psychologique du client, entre autres en ce qui a trait à sa tolérance à l'activité, à son degré de confort, à sa capacité à collaborer aux activités de soins, à sa fonction musculosquelettique et à l'intégrité de sa peau. Pendant le bain, il est important de préserver l'intimité du client, d'assurer son confort et de maintenir sa chaleur corporelle en évitant de laver une trop grande surface à la fois et en fermant portes et fenêtres de façon à éliminer les courants d'air. Encourager le client à participer à ses soins d'hygiène favorise son autonomie et la prise en charge de ses soins. Dans le but de prévenir les blessures, il est important, pour tous les membres du personnel, de respecter les principes de déplacement sécuritaire des bénéficiaires (PDSB) en tout temps.

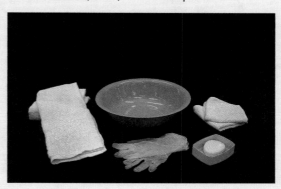

Étapes préexécutoires	Justifications
1. **Effectuer les étapes préexécutoires communes décrites au début de cette section (page 36).**	

Étapes exécutoires	Justifications

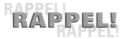 Lorsque les soins d'hygiène sont donnés par des membres du personnel non infirmier, l'infirmière doit les informer des conditions particulières de santé du client ainsi que de son seuil de tolérance, de sa capacité à collaborer et à se déplacer et, le cas échéant, du risque de lésions de pression lié à une atteinte de l'intégrité de sa peau.

2. Remplir la bassine d'eau chaude aux deux tiers.	L'eau chaude favorise le confort, détend les muscles et évite le refroidissement de la peau.
Vérifier la température de l'eau en y trempant la face intérieure du poignet.	La face intérieure du poignet étant plus sensible à la chaleur, elle permet une meilleure vérification de la température, ce qui prévient le risque de brûlures.

MS 2.1

Étapes exécutoires	Justifications
3. Régler la hauteur du lit au niveau du pubis de l'infirmière ou de celui de la personne la moins grande si les soins d'hygiène se font à deux. Dans ce cas, la personne la plus grande pliera les genoux au moment de la manœuvre.	Cette façon de faire diminue les risques de blessures au dos et permet aux deux personnes de garder le dos droit durant la manœuvre.
4. Abaisser la ridelle.	Le fait d'abaisser la ridelle permet à l'infirmière d'atteindre plus facile-ment le client et réduit les tensions musculaires et les risques de blessures au dos.
5. Lever la tête du lit à un angle de 30° à 45°, si l'état du client le permet. Installer le client confortablement en respectant son alignement corporel.	Une position confortable favorise la détente du client.
6. Déplacer les couvertures vers le pied du lit. Couvrir le client au moyen du drap pendant le bain.	Les couvertures demeurent ainsi sèches et propres. La chaleur corporelle du client et son intimité sont ainsi préservées.
7. Mettre des gants non stériles, au besoin.	Le port de gants évite les contacts directs avec les liquides biologiques du client et la transmission de micro-organismes pathogènes.
8. Tremper la débarbouillette dans l'eau chaude sans utiliser de savon. Laver les yeux du client du canthus interne (angle formé par les paupières du côté nasal) vers le canthus externe (angle formé par les paupières du côté temporal). Utiliser une section différente de la débarbouillette pour chaque œil. S'il y a des croûtes sur les paupières, appliquer une compresse humide durant deux ou trois minutes avant de tenter de les enlever. Par la suite, sécher les yeux en les épongeant avec une serviette sèche.	Le savon irrite les yeux. Le nettoyage de l'œil de l'intérieur vers l'extérieur évite que les sécrétions pénètrent dans le canal lacrymal. L'utilisation de sections distinctes pour nettoyer les yeux réduit le risque de transmission de micro-organismes pathogènes d'un œil à l'autre.
9. Utiliser du savon pour laver le visage, au besoin. Laver soigneusement le front, les joues, le nez, le cou et les oreilles, puis rincer ces régions à l'eau claire. Bien sécher en épongeant avec une serviette.	Le savon a tendance à dessécher la peau. Son emploi pour laver le visage est facultatif (respecter le désir du client). Bien sécher la peau diminue le risque de macération de celle-ci.

Étapes exécutoires	Justifications

10. Abaisser le drap couvrant le client jusqu'aux hanches, retirer la chemise d'hôpital et l'utiliser pour couvrir la poitrine du client.

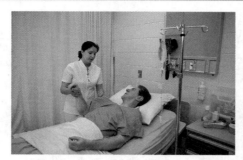

a) S'il a un pansement sur un bras : retirer la chemise en commençant par l'autre bras.

b) S'il a une perfusion intra-veineuse dans un bras : retirer d'abord la manche de l'autre bras, puis retirer celle du bras avec perfusion en y insérant la tubulure et le sac de perfusion.

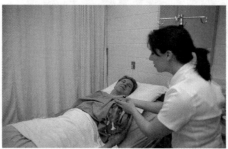

Replacer le sac de perfusion sur la tige et vérifier le débit de la perfusion ; le rétablir au besoin.

Le drap et la chemise permettent de découvrir seulement la partie du corps à laver, préservent l'intimité du client et conservent sa chaleur corporelle.

Le fait de retirer en premier le vêtement du côté exempt de pansement ou de soluté en facilite la manipulation.

RAPPEL ! Les chemises d'hôpital à boutons-pression facilitent les manœuvres pendant le bain.

---

11. Placer la serviette de bain sous un des bras.

Soulever et soutenir le bras au besoin.

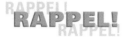

Laver ce bras avec la débarbouillette enduite de savon.

Frotter en allant des doigts vers l'aisselle.

Rincer et sécher le bras et l'aisselle.

Nettoyer les ongles des doigts et les couper au besoin ▶ **MS 2.3** .

Appliquer du déodorant.

Répéter la procédure avec l'autre bras.

La serviette évite de mouiller la literie.

Un bras élevé permet d'atteindre l'aisselle et de mobiliser l'articulation.

L'alcalinité du savon empêche la prolifération des microorganismes pathogènes sur la peau normale.

La friction stimule la circulation sanguine.

Bien sécher la peau diminue le risque de macération de celle-ci.

---

12. Découvrir la poitrine du client et la laver en prêtant attention aux plis cutanés sous les seins (les soulever pour bien laver cette région), à l'ombilic et à l'abdomen.

Rincer, puis sécher à la serviette.

Les sécrétions et les saletés s'accumulent dans les plis cutanés.

Les plis situés sous les seins et à l'abdomen sont sujets à l'excoriation.

13. Recouvrir la poitrine et l'abdomen du client avec une serviette sèche ou aider le client à revêtir une chemise propre. Insérer d'abord la manche du bras où se trouvent un pansement ou une tubulure et un sac de perfusion, le cas échéant. Insérer ensuite l'autre manche.	Couvrir la poitrine et l'abdomen permet de maintenir la chaleur corporelle du client et de respecter sa pudeur. Le fait d'habiller le client d'abord du côté où l'amplitude articulaire est réduite facilite le passage de la chemise.
14. Découvrir une jambe en repliant le drap sur l'autre jambe. Veiller à garder les organes génitaux couverts.	La pudeur du client est ainsi respectée.
15. Laver la jambe en faisant de longs mouvements, de la cheville à la cuisse. Rincer et sécher la jambe.	Cette technique favorise le retour veineux. Bien sécher la peau diminue le risque de macération de celle-ci.
16. Laver le pied en s'assurant de bien nettoyer les espaces interdigitaux. Sécher le pied. Nettoyer les ongles des orteils et les couper au besoin ▶ **MS 2.3** . Appliquer une lotion hydratante au besoin.	Il est important de bien nettoyer et sécher la peau entre les orteils, car il peut y avoir des sécrétions ou de l'humidité. La lotion hydrate et adoucit la peau.
17. Répéter les étapes 14 à 16 pour l'autre jambe.	

⚠ ALERTE CLINIQUE Il faut éviter de frotter trop longuement les membres inférieurs des clients ayant des antécédents de thrombose veineuse profonde ou de coagulopathie ou présentant une rougeur (lésion de pression stade 1) en raison des risques d'aggravation. On doit porter une attention à la présence de signes de thrombophlébite, comme une rougeur, de la chaleur, de l'œdème ou une sensibilité aux mollets.

18. Couvrir les jambes avec le drap.	La chaleur corporelle du client est ainsi conservée.
19. Mettre des gants non stériles, si ce n'est pas déjà fait.	Le port de gants évite les contacts directs avec les liquides biologiques des organes génitaux et la transmission de microorganismes pathogènes.
20. Découvrir les organes génitaux et aider le client à prendre une position confortable (jambes légèrement repliées et écartées chez la femme).	La position jambes repliées et écartées facilite l'accès aux organes génitaux chez la femme pour les soins d'hygiène.

21. Laver les organes génitaux.

a) Pour la femme, procéder comme suit :

Bien écarter les grandes et les petites lèvres vaginales en portant attention aux replis cutanés.

Nettoyer en allant du méat urinaire vers l'anus.

Changer de débarbouillette pour rincer.

Bien sécher le périnée (région située entre l'anus et les organes génitaux externes).

Mettre de côté la débarbouillette.

b) Pour l'homme, procéder comme suit :

Rétracter le prépuce afin de bien nettoyer le gland. Laver le gland en décrivant un cercle.

Changer de débarbouillette pour rincer.

Replacer le prépuce une fois les soins d'hygiène terminés.

Bien sécher le périnée (région située entre l'anus et les organes génitaux externes).

Mettre de côté la débarbouillette.

Cette façon de nettoyer permet de déloger les sécrétions adhérentes (smegma) et diminue la prolifération bactérienne.

Cette orientation évite d'amener les bactéries anales vers le vagin ou le méat urinaire.

Le changement de débarbouillette évite la transmission de micro-organismes pathogènes.

L'humidité et les dépôts qui s'accumulent dans les replis cutanés prédisposent à la macération et à l'irritation de la peau.

Cette façon de nettoyer permet de déloger les sécrétions adhérentes (smegma) et diminue la prolifération bactérienne.

Le changement de débarbouillette évite la transmission de micro-organismes pathogènes.

L'humidité et les dépôts qui s'accumulent dans les replis cutanés prédisposent à la macération et à l'irritation de la peau.

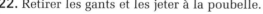

22. Retirer les gants et les jeter à la poubelle.

Les gants ayant été en contact avec les parties génitales, ils pourraient transmettre des microorganismes pathogènes.

23. Changer l'eau de la bassine, au besoin.

Le changement d'eau évite la propagation des microorganismes pathogènes provenant de la région génitale.

24. Aider le client à prendre la position de décubitus latéral droit ou gauche selon le côté du lit où l'on se trouve, de manière à faire face au dos du client.

Cette position permet l'accès à la région dorsale et au siège.

Maintenir le client couvert.

Couvrir le client permet de préserver sa chaleur corporelle et son intimité.

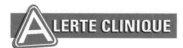 **ALERTE CLINIQUE** Si l'infirmière doit quitter le client pour changer l'eau de la bassine, elle ne doit pas oublier de remonter la ou les ridelles, surtout s'il est à risque de chute.

25. Mettre de nouveaux gants.

Prendre une nouvelle débar-bouillette et laver le dos du client du cou jusqu'aux fesses en effectuant de longs mouvements de friction circulaires.

Nettoyer le pli interfessier et la région anale.

En présence de matières fécales, les enlever d'abord à l'aide de papier hygiénique.

Rincer et bien sécher la peau du dos jusqu'aux fesses.

Il est important de bien nettoyer et sécher la région anale et le pli interfessier, car il peut s'y trouver des liquides biologiques (urine, sécrétions) ou des matières fécales.

Utiliser un protecteur cutané (crème ou lotion) si la peau de la région anale ou fessière est irritée.

L'utilisation d'un protecteur cutané diminue les risques d'altération ou de détérioration de la peau.

Appliquer une lotion hydratante en massant la peau du dos préalablement séchée.

La lotion hydrante adoucit la peau et aide à retenir l'humidité lorsque la peau du dos est sèche.

26. Retirer les gants et les jeter à la poubelle.

Jeter les gants à la poubelle évite la propagation de microorganismes pathogènes.

| Étapes postexécutoires | Justifications |

27. Retirer les draps souillés et les déposer, ainsi que les serviettes et les débarbouillettes, dans le panier à linge en évitant que ceux-ci touchent à son uniforme.

Cette action prévient la transmission de microorganismes pathogènes.

28. Aider le client à s'habiller, s'il y a lieu, et lui proposer de se coiffer, de se maquiller (pour une femme) ou de se raser (pour un homme).

Le fait de prendre soin de son apparence favorise une image corporelle positive chez le client.

29. Refaire le lit.

30. Effectuer les étapes postexécutoires communes décrites au début de cette section (page 36).

 Éléments à consigner dans les notes d'évolution rédigées par l'infirmière

- Les soins donnés pendant le bain.
- La réaction du client et sa collaboration.
- L'état de la peau : tout signe d'altération de l'intégrité de la peau (rougeur, ecchymose, plaie, nævus) et toute douleur articulaire ou musculaire. **Il faut également transmettre ces données au médecin traitant et à l'infirmière responsable du client.**

Exemple

2010-04-27 09:00 Bain complet au lit. Présence de rougeur au pli interfessier : application de crème Proshield sur la rougeur. Se déplace avec aide lors des changements de position.

MS 2.2 — Hygiène buccale

- **Client conscient**
- **Client inconscient**

BUTS

Prévenir le dessèchement et les infections de la bouche et des lèvres.

Éviter la mauvaise haleine et l'accumulation de la plaque dentaire.

Prévenir la carie dentaire.

Éviter les troubles alimentaires.

Empêcher la suffocation causée par l'accumulation d'aliments.

NOTIONS DE BASE

Les soins buccaux devraient être faits après chaque repas et au coucher. L'utilisation d'un rince-bouche permet de rafraîchir l'haleine tout en réduisant le nombre de microorganismes pathogènes présents dans la cavité buccale.

MATÉRIEL

Pour le client conscient

- Brosse à dents souple
- Dentifrice avec fluor
- Verre d'eau froide
- Rince-bouche sans alcool
- Haricot
- Contenant à prothèses dentaires, au besoin
- Serviette de toilette ou débarbouillette
- Gants non stériles
- Masque de protection, au besoin

Pour le client inconscient

- Abaisse-langue
- NaCl 0,9 %, au besoin
- Brosse à dents souple
- Brosse-éponge (si impossible avec une brosse à dents)
- Verre d'eau froide
- Haricot
- Serviette de toilette ou débarbouillette
- Gants non stériles

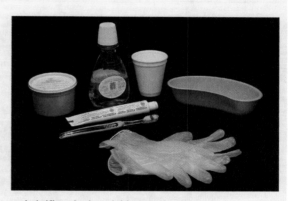

- Lubrifiant hydrosoluble pour les lèvres
- Appareil à succion, au besoin

Étapes préexécutoires	Justifications
1. Effectuer les étapes préexécutoires communes décrites au début de cette section (page 36).	
2. **ÉVALUATION** Évaluer l'intégrité des lèvres, des dents, de la muqueuse buccale, des gencives et de la langue afin de déceler la présence de problèmes buccodentaires, tels que : carie dentaire, gingivite, parodontite, halitose, chéilite, stomatite.	L'état des muqueuses aide à déterminer le type d'hygiène requis. Il permet aussi de connaître les besoins d'enseignement du client concernant ses soins buccaux.

Étapes préexécutoires	Justifications
3. ÉVALUATION Évaluer la capacité du client à tenir et à manipuler une brosse à dents (dans le cas des personnes âgées, vérifier si elles peuvent tenir la brosse à dents pendant 30 secondes).	Cette évaluation permet de déterminer l'aide dont le client aura besoin.

RAPPEL! Le test de la brosse à dents permet d'évaluer la dextérité et la force musculaire du client.

4. Disposer le matériel nécessaire à portée du client.	Cette précaution évite de devoir s'absenter pour aller chercher le matériel.

Étapes exécutoires	Justifications
5. Effectuer l'étape 6 ou 13, selon le cas. ▶ **6.** Procéder aux soins d'hygiène buccale d'un client conscient. ▶ **13.** Procéder aux soins d'hygiène buccale d'un client inconscient.	
6. Procéder aux soins d'hygiène buccale d'un client conscient.	
6.1 Installer le client en position Fowler si cela n'est pas contre-indiqué.	Cette position prévient les risques d'aspiration et de suffocation.

ALERTE CLINIQUE Si le client est à risque de chute, il est recommandé de régler le lit au plus bas et de remonter une ridelle pour lui donner un point d'appui. On doit respecter les directives inscrites au plan thérapeutique infirmier (PTI), le cas échéant.

6.2 Placer une serviette sur la poitrine du client.	La serviette évite de souiller les vêtements du client.
6.3 Appliquer le dentifrice (grosseur d'un pois) sur la brosse. Mouiller la brosse.	L'eau permet au dentifrice de pénétrer dans les soies de la brosse.
7. Effectuer l'étape 8, 9 ou 10, selon le cas. ▶ **8.** Client capable de se brosser les dents. ▶ **9.** Client incapable de se brosser les dents. ▶ **10.** Client portant des prothèses dentaires.	
8. Client capable de se brosser les dents.	
8.1 Demander au client de se brosser les dents. Passer à l'étape 12.	

Étapes exécutoires	Justifications
9. Client incapable de se brosser les dents.	
9.1 Mettre des gants non stériles.	Le port de gants évite les contacts directs avec les liquides biologiques du client et la transmission de microorganismes pathogènes.
9.2 Demander au client d'ouvrir la bouche ou, s'il en est incapable, maintenir ses lèvres ouvertes avec la main non dominante. Saisir la brosse à dents avec la main dominante et la tenir à un angle de 45° par rapport à la ligne gingivale. Brosser les surfaces intérieure et extérieure des dents, en allant de la gencive vers la couronne. Brosser les surfaces de mastication (table occlusale) en effectuant un mouvement de va-et-vient parallèle aux dents. Débuter par les dents supérieures et terminer par les dents du maxillaire inférieur. Brosser légèrement la surface dorsale de la langue. Rincer la bouche entre le brossage des deux maxillaires. Si la bouche n'a pas besoin d'être rincée, c'est que le brossage ne dure pas assez longtemps. Passer à l'étape 11.	L'angle de 45° permet à la brosse d'atteindre toutes les surfaces dentaires et de nettoyer sous la ligne gingivale, là où la plaque et le tartre s'accumulent. Le mouvement de va-et-vient déloge les particules d'aliments prises entre les dents et le long des surfaces de mastication.
10. Client portant des prothèses dentaires.	
10.1 Mettre des gants non stériles.	Le port de gants évite les contacts directs avec les liquides biologiques du client et la transmission de microorganismes pathogènes.
10.2 Demander au client de retirer ses prothèses dentaires et de les déposer dans le haricot. Si le client ne peut le faire lui-même, lui retirer délicatement les prothèses. Nettoyer les prothèses avec une brosse à dents et du dentifrice. Une fois les prothèses nettoyées, les remettre dans la bouche du client ou les ranger dans le contenant prévu à cet effet. Brosser légèrement la surface dorsale de la langue.	

Étapes exécutoires	Justifications
11. Retirer les gants et les jeter à la poubelle.	Jeter les gants à la poubelle évite la propagation de microorganismes pathogènes.
12. Offrir au client de se gargariser avec un rince-bouche. Passer à l'étape 14.	Le rince-bouche masque temporairement la mauvaise haleine.
13. Procéder aux soins d'hygiène buccale d'un client inconscient.	
13.1 ÉVALUATION Évaluer le risque de bronchoaspiration : poser un abaisse-langue sur la partie arrière de la langue et vérifier la présence du réflexe pharyngé.	Cette évaluation permet de prévenir la bronchoaspiration en l'absence de réflexe pharyngé.

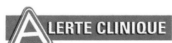 **ALERTE CLINIQUE** Lorsque le réflexe pharyngé est absent, l'infirmière doit mettre à sa portée un appareil à succion et le matériel nécessaire afin de pouvoir aspirer les sécrétions et prévenir leur bronchoaspiration.

Étapes exécutoires	Justifications
13.2 Mettre des gants non stériles.	Le port de gants évite les contacts directs avec les liquides biologiques du client et la transmission de microorganismes pathogènes.
13.3 Installer le client en position de Sims, la tête tournée vers le côté, ou en décubitus latéral. 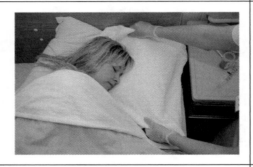	Cette position permet le drainage des sécrétions en évitant qu'elles s'accumulent à l'arrière du pharynx. Cette position prévient aussi la bronchoaspiration.
13.4 Placer une serviette sous la tête du client et un haricot sous son menton, au besoin.	Ces précautions évitent de souiller la literie.
13.5 Écarter les mâchoires (supérieure et inférieure) en insérant l'abaisse-langue délicatement au niveau des molaires postérieures. Si possible, attendre que le client soit détendu. 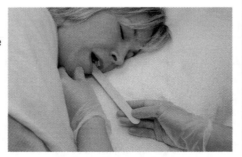	Cette technique facilite l'accès à la cavité buccale tout en évitant les morsures.

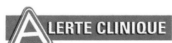 **ALERTE CLINIQUE** On ne doit jamais se servir de ses doigts ou avoir recours à la force pour ouvrir les mâchoires du client. Il pourrait avoir le réflexe de mordre.

13.6 Choisir le type de brosse à utiliser.

    a) Brosse à dents souple : client ayant ses dents.

    b) Brosse-éponge : client n'ayant pas de dents.

> La brosse-éponge ne déloge pas la plaque dentaire. De plus, elle risque de se briser et, le cas échéant, le client pourrait en avaler un morceau. Il faut donc la réserver aux clients n'ayant pas de dents.

13.7 Imbiber la brosse de solution antiseptique (NaCl 0,9 % ou autre) et d'eau.

13.8 Nettoyer d'abord les surfaces horizontales des dents ainsi que leurs surfaces internes et externes.

Passer la brosse sur la voûte du palais, sur les gencives et à l'intérieur des joues.

Brosser la surface dorsale de la langue en douceur, en évitant de stimuler le réflexe pharyngé (s'il est présent).

Mouiller la brosse avec de l'eau ou du NaCl 0,9 % et rincer la bouche en frottant délicatement les muqueuses buccales dans un mouvement de va-et-vient.

Répéter le brossage à quelques reprises.

> Le nettoyage déloge les particules d'aliments au palais et le long des surfaces de mastication.
>
> Le rinçage enlève les dépôts et les croûtes de la muqueuse en plus d'humidifier la muqueuse buccale.

13.9 Aspirer les sécrétions, au besoin ▶ **MS 6.1, étape 19** .

> L'aspiration à l'aide de l'appareil à succion prévient la bronchoaspiration.

13.10 Appliquer une mince couche de lubrifiant hydrosoluble sur les lèvres.

> Le lubrifiant évite le dessèchement des lèvres et les gerçures.

13.11 Retirer les gants et les jeter à la poubelle.

> Jeter les gants à la poubelle évite la propagation de microorganismes pathogènes.

| Étapes postexécutoires | Justifications |

14. Effectuer les étapes postexécutoires communes décrites au début de cette section (page 36).

📁 Éléments à consigner dans les notes d'évolution rédigées par l'infirmière

- L'enseignement prodigué.
- Le nombre d'aspirations effectuées.
- La réaction du client et sa collaboration.
- Toute altération de l'intégrité de la cavité buccale (saignement des gencives, muqueuse sèche, ulcération, croûtes sur la langue, etc.). **Il faut également transmettre cette donnée au médecin traitant et à l'infirmière responsable du client.**

Exemple

2010-04-22 09:00 Installé en position Fowler pour soins d'hygiène buccale. Se brosse les dents seul, mais demande de l'aide pour se rincer la bouche. Présence d'ulcération de 0,5 cm × 0,5 cm à la partie latérale droite de la lèvre interne inférieure.

MS 2.3

Soins des ongles et des pieds

BUT

Assurer l'hygiène des mains et des pieds et diminuer le risque de blessures pouvant être causées par des ongles trop longs.

NOTIONS DE BASE

L'infirmière doit exécuter les soins des ongles des doigts et des pieds de façon prudente afin d'éviter tout risque d'infection, en particulier chez les clients diabétiques. Elle doit évaluer la capacité du client à effectuer la taille et l'entretien de ses ongles et le degré d'aide dont il a besoin. Comme les ongles des personnes âgées ont tendance à être durs et épais, il est recommandé de les ramollir avant de les couper en les faisant tremper dans de l'eau savonneuse tiède pendant environ 15 minutes.

MATÉRIEL

- Bassine
- Haricot
- Serviette de bain
- Piqué jetable ou lavable
- Coupe-ongles
- Lime d'émeri ou de métal
- Lotion hydratante non parfumée
- Gants non stériles

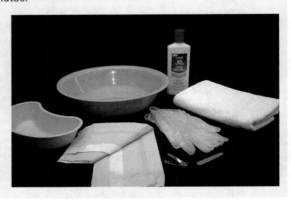

Étapes préexécutoires	Justifications
1. **Effectuer les étapes préexécutoires communes décrites au début de cette section (page 36).**	
2. **ÉVALUATION** Évaluer les surfaces des doigts, des orteils, des mains, des pieds et des ongles afin de déceler toute anomalie. Porter une attention particulière aux régions présentant de la sécheresse, de l'inflammation ou des gerçures. Inspecter les espaces interdigitaux des orteils, les talons et la plante des pieds.	L'évaluation de l'intégrité de la peau des mains, des pieds et des ongles aide à déterminer le degré d'hygiène requis. Ces régions sont sujettes à l'irritation causée par l'humidité et la chaleur. Elles sont souvent le siège d'infections fongiques.
3. **ÉVALUATION** Évaluer la couleur et la température des orteils, des pieds et des doigts, ainsi que la vitesse de remplissage capillaire. Évaluer les pouls radial ▶ **MS 4.2** et cubital de chaque main et les pouls pédieux de chaque pied.	Ces évaluations visent à déceler les altérations de la circulation pouvant modifier l'intégrité des ongles et accroître le risque d'infection en cas de lésion.
4. **ÉVALUATION** Évaluer la présence des facteurs de risque de problèmes aux mains, aux pieds ou aux ongles chez les personnes suivantes :	

Étapes préexécutoires	Justifications
• les personnes âgées ;	Une mauvaise vue, un manque de coordination, l'incapacité de se pencher, une maladie chronique, la perte d'autonomie ainsi que les changements physiologiques normaux du vieillissement rendent les soins des pieds et des ongles difficiles.
• les personnes diabétiques ;	Les changements vasculaires liés au diabète réduisent le débit sanguin vers les périphéries, ce qui altère la cicatrisation des lésions.
• les personnes souffrant d'insuffisance cardiaque ou de maladie rénale ;	Ces problèmes de santé peuvent accroître l'œdème tissulaire périphérique ou la stase veineuse.
• les personnes victimes d'un accident vasculaire cérébral (AVC).	Une faiblesse ou une paralysie résiduelle du pied ou de la jambe entraîne une altération de la démarche, ce qui provoque une friction et une pression accrues sur les pieds.
5. **ÉVALUATION** Évaluer la capacité du client à effectuer les soins de ses ongles et de ses pieds.	L'évaluation permet de déterminer le degré d'aide requis.
6. **ÉVALUATION** Observer la démarche du client dans le but de déceler un problème.	Une démarche claudicante peut être causée par une douleur, un désordre circulatoire, une chaussure mal ajustée ou une malformation du pied.

Étapes exécutoires	Justifications
7. Aider le client à prendre la position appropriée.	
a) Client mobile : Aider le client à s'asseoir dans un fauteuil ou sur une chaise. Déposer une serviette ou un piqué plastifié sur le sol.	La position assise facilite l'immersion des pieds dans la bassine et les soins des pieds. La serviette ou le piqué protège les pieds des saletés et des microorganismes au sol.
b) Client alité : Aider le client à s'installer en décubitus dorsal, la tête du lit légèrement élevée. Glisser une serviette ou un piqué plastifié sous ses pieds.	La serviette ou le piqué évite de mouiller la literie.
8. Remplir la bassine et le haricot d'eau tiède. Vérifier la température de l'eau en y trempant la face intérieure du poignet.	La face intérieure du poignet est plus sensible à la chaleur et permet une meilleure vérification de la température, ce qui prévient le risque de brûlures, surtout chez les diabétiques.
9. Demander au client de déposer les pieds dans la bassine et les doigts dans le haricot. L'aider au besoin. Placer la cloche d'appel à portée du client.	

MS 2.3

Étapes exécutoires	Justifications
a) Laisser tremper les pieds et les doigts pendant 10 à 15 minutes. Un maximum de 10 minutes est recommandé dans le cas d'un client diabétique. b) S'il est impossible de faire tremper les mains ou les pieds, les enrouler dans une serviette humide et chaude pendant 5 à 15 minutes avant de procéder aux soins.	L'eau tiède permet le ramollissement des ongles et des cellules épidermiques épaissies, des callosités et des cuticules. De plus, elle favorise la circulation sanguine.
10. Mettre des gants non stériles.	Le port de gants évite les contacts directs avec les liquides biologiques du client et la transmission de microorganismes pathogènes.
11. À l'aide du coupe-ongles, tailler tous les ongles (mains et pieds). Limer les coins des ongles. Si le client éprouve des troubles circulatoires, ne pas couper les ongles ; les limer uniquement.	Le limage prévient le fendillement et la formation de coins d'ongles pointus qui peuvent irriter la peau. Le remplacement de la coupe des ongles par le limage évite de couper les ongles près du lit unguéal et diminue le risque de blessures.
12. Appliquer une lotion hydratante non parfumée sur les mains et les pieds. Ne pas en appliquer entre les orteils chez le client diabétique.	La lotion hydrate la peau sèche en aidant à retenir l'humidité. La présence de lotion entre les orteils augmente le risque de macération, d'ulcération et d'infection chez les personnes diabétiques.
13. Retirer les gants et les jeter à la poubelle.	Jeter les gants à la poubelle évite la propagation de microorganismes pathogènes.

Étapes postexécutoires	Justifications
14. Effectuer les étapes postexécutoires communes décrites au début de cette section (page 36).	

 Éléments à consigner dans les notes d'évolution rédigées par l'infirmière

- Les soins donnés.
- L'état de la vascularisation des pieds et des mains (remplissage capillaire des ongles).
- La réaction du client et sa collaboration.
- Toute douleur ou anomalie (lésion, inflammation, ulcération, rougeur ou œdème) détectée lors des soins. **Il faut également transmettre ces données au médecin traitant et à l'infirmière responsable du client.**

Exemple

2010-04-22   10:00   Installé en position assise pour soins des ongles des mains et des pieds. Se déplace avec aide. Aucune douleur lors des soins. Retour capillaire en 3 sec.

Méthodes liées aux soins de confort et à la mobilité

Étapes préexécutoires et postexécutoires communes de la section 3

Ces étapes constituent les considérations et les actions préexécutoires et postexécutoires communes aux méthodes liées aux soins de confort et à la mobilité. Elles assurent l'application appropriée des principes de soins et sont regroupées en début de section afin d'alléger le texte de chacune des méthodes.

Étapes préexécutoires communes	Justifications
1. Effectuer les étapes préexécutoires générales décrites au début du guide (pages 1 et 2).	
2. ÉVALUATION Évaluer la capacité du client à communiquer, à comprendre les directives et à collaborer au moment des déplacements et des changements de position.	Cette évaluation permet d'adapter les consignes de déplacement à chaque client et de prévoir une aide additionnelle si le client est agité, agressif ou confus.
3. ÉVALUATION S'assurer d'avoir à sa disposition l'équipement nécessaire au déplacement sécuritaire du client et à son positionnement.	Certains accessoires peuvent être utilisés, notamment des piqués, des oreillers, des sacs de sable, des coussinets, des bottes de maintien.
4. ÉVALUATION Vérifier si le client présente ou doit respecter une certaine restriction de la mobilité. Évaluer la force musculaire des membres supérieurs et inférieurs du client.	Cette évaluation permet de demander au client de collaborer à son déplacement ou à sa mobilisation selon ses capacités et de prévoir l'aide d'autres intervenants au besoin.
5. ÉVALUATION Évaluer le poids et la taille du client.	Les dispositifs utilisés pour faciliter la mobilisation d'un client diffèrent selon son degré de restriction, sa taille et son poids (lits spéciaux, trapèze, lève-personne).

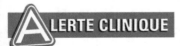 **ALERTE CLINIQUE** Lorsqu'on ne connaît pas la capacité de collaboration du client, il faut tenir pour acquis qu'il est incapable de collaborer et prévoir l'aide d'autres intervenants en conséquence.

Étapes postexécutoires communes	Justifications
1. S'assurer du confort du client et vérifier si son alignement corporel est adéquat.	Cette vérification permet de rectifier la position du client s'il est inconfortable et de respecter un bon alignement corporel.
2. Replacer le lit à son niveau le plus bas, s'il a été levé.	Un lit bas facilite la descente du client hors du lit, avec ou sans aide selon son état.

Étapes postexécutoires communes	Justifications
3. Placer les effets personnels du client de façon qu'il puisse les atteindre facilement.	Mettre ses effets à sa portée évite les déplacements inutiles du client et prévient les chutes.
4. Placer la cloche d'appel à proximité du client afin qu'elle soit accessible au besoin.	La cloche permet au client d'appeler rapidement le personnel en cas de besoin.
5. Effectuer les étapes postexécutoires générales décrites au début du guide (pages 3 et 4).	

RAPPEL! L'Association paritaire pour la santé et la sécurité du travail du secteur affaires sociales (ASSTSAS) est la référence au Québec en matière de déplacement sécuritaire des clients.

Notes personnelles

_____

_____

_____

_____

_____

_____

_____

_____

_____

_____

_____

_____

_____

_____

_____

_____

_____

_____

_____

_____

MS 3.1

Positionnement du client dans le lit

- **Position de décubitus dorsal**
- **Position de semi-Fowler**
- **Position de décubitus latéral**
- **Position de Sims**

BUT

Assurer et maintenir un bon alignement corporel et éviter l'apparition de lésions de pression.

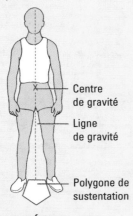

- Centre de gravité
- Ligne de gravité
- Polygone de sustentation

MATÉRIEL

- Oreillers
- Piqué en tissu

Au besoin :

- Appuie-pieds
- Sacs de sable
- Rouleaux
- Coussins de gel
- Bottes de maintien
- Balles (mousse ou caoutchouc)
- Tapis de plastique

NOTIONS DE BASE

Il est très important de mobiliser un client alité aux deux heures ou à un intervalle plus court si son état l'exige afin d'éviter l'apparition de lésions de pression. Le positionnement adéquat du client alité requiert de connaître et d'appliquer les principes de déplacement sécuritaire d'un bénéficiaire (PDSB) ainsi que les principes de mécanique corporelle. Afin de réduire le risque de blessures au dos et d'éviter tout préjudice au client, l'infirmière doit :

- maintenir son équilibre en abaissant son centre de gravité et en gardant la ligne de gravité à l'intérieur de son polygone de sustentation, comme il est illustré ci-contre ;

- orienter ses pieds dans le sens du mouvement de façon à éviter toute torsion de la colonne vertébrale ;

- faire rouler, tourner ou pivoter la personne plutôt que la soulever, car cela exige moins d'efforts ;

- réduire la friction entre la personne à mobiliser et la surface sur laquelle elle est déplacée, car cela exige moins d'efforts pour les deux parties et réduit le risque de lésions de pression.

L'infirmière doit aussi évaluer adéquatement l'état de santé du client. En fonction de tous les principes évoqués, elle prévoira de l'aide supplémentaire au besoin.

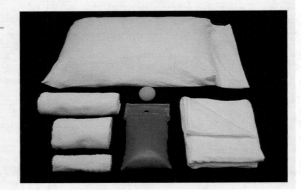

Étapes préexécutoires	Justifications
1. **Effectuer les étapes préexécutoires communes décrites au début de cette section (page 52).**	
2. **ÉVALUATION** Évaluer les facteurs de risque de complications liées à l'immobilité énumérés à la page suivante :	La présence d'un risque élevé nécessite des changements de position plus fréquents.

Étapes préexécutoires	Justifications
• une paralysie, une hémiplégie ou une diminution de la sensibilité ;	Ces affections altèrent la capacité du client à se déplacer. En raison d'une sensibilité diminuée, le client peut oublier de protéger une partie de son corps au moment du déplacement.
• une altération de la mobilité ;	Cette altération peut augmenter le processus dégénératif lié à certaines pathologies (p. ex., l'arthrite).
• une altération de la circulation ;	Une diminution de la perfusion des tissus prédispose à la formation de lésions de pression.
• l'âge ;	La peau des bébés prématurés et des personnes âgées est plus fragile. Ils doivent être changés de position plus fréquemment.
• une altération de l'état de conscience ;	Les clients comateux ou présentant une diminution de leur état de conscience sont incapables de verbaliser leur douleur et de changer de position. Ils sont donc plus à risque d'avoir des lésions de pression.
• la présence de rougeurs ou d'une altération des tissus cutanés.	Une période prolongée dans la même position altère la circulation sanguine et l'oxygénation des tissus et peut provoquer des rougeurs ou des lésions de pression.
3. ÉVALUATION Évaluer le degré de mobilité et d'agitation du client.	Cette double évaluation permet d'intervenir de façon prudente et sécuritaire auprès du client.
Évaluer la force musculaire des membres inférieurs et supérieurs du client et demander de l'aide au besoin.	Évaluer la force du client permet de déterminer s'il peut se déplacer lui-même ou participer à son déplacement, ou s'il faut l'assister entièrement.

Étapes exécutoires	Justifications
4. Placer le lit à la hauteur du pubis de l'intervenant le plus petit, le cas échéant.	Mettre le lit à la bonne hauteur permet aux intervenants de respecter une mécanique corporelle adéquate et réduit le risque de blessures au dos.

ALERTE CLINIQUE L'infirmière doit s'assurer que les tubulures des solutés et des appareils utilisés par le client ne sont pas détachées ou arrachées au moment du déplacement du client ou du réglage du lit à la hauteur voulue.

5. Retirer les oreillers et les objets qui servent au positionnement du client.	Retirer les oreillers et les objets facilite le déplacement du client.

Étapes exécutoires	Justifications
6. Effectuer l'étape 7, 8, 9, 10 ou 11, selon le cas. ▸ 7. Remonter le client en position de décubitus dorsal (deux intervenants) dans le lit. ▸ 8. Installer le client en position de décubitus dorsal. ▸ 9. Installer le client en position semi-Fowler. ▸ 10. Installer le client en position de décubitus latéral. ▸ 11. Installer le client en position de Sims.	
7. Remonter le client en position de décubitus dorsal dans le lit (deux intervenants ; degré d'assistance partiel).	
7.1 Abaisser la tête du lit complètement ou selon la tolérance du client.	Il est plus facile de bouger un client qui se trouve en position horizontale.
7.2 Placer un oreiller à la tête du lit.	L'oreiller protège la tête du client dans l'éventualité où elle entrerait en contact avec la tête du lit au moment du déplacement.
7.3 Demander au client de plier les genoux et de croiser les bras sur sa poitrine.	Pendant la manœuvre, le client pourra pousser avec ses pieds, ce qui diminuera la friction aux points de contact lit-client et réduira les efforts des intervenants.
7.4 Se placer à la tête du lit, vis-à-vis des épaules du client. Déposer un genou dans le lit en l'orientant vers le pied du lit et placer le pied de cette jambe vers la tête du lit. Prendre appui sur le sol avec l'autre jambe. Demander à l'autre intervenant de se placer de la même façon de l'autre côté du lit.	Cette position permet aux intervenants, le moment venu, de faire contrepoids et de fournir des efforts qui sont suffisants pour remonter le client, mais qui ne risquent pas de les blesser au dos.
7.5 Fléchir légèrement les hanches vers l'avant. Tenir le dos droit, saisir la partie supérieure du piqué de chaque côté du client et tendre les bras.	Cette position est adéquate pour saisir le piqué.
7.6 Demander au client d'élever la tête et de pousser avec les pieds à votre signal.	

Étapes exécutoires	Justifications
Donner le signal à l'autre intervenant et faites ensemble contrepoids vers l'arrière comme pour vous asseoir sur les talons. Passer à l'étape 12. 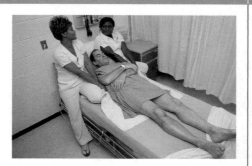	Le contrepoids des intervenants et la collaboration du client permettent généralement de remonter le client dans le lit.

RAPPEL! L'installation d'un tapis de plastique sous le piqué du client facilite son déplacement dans le lit.

8. Installer le client en position de décubitus dorsal (degré d'assistance total).	
8.1 Abaisser la tête du lit complètement ou selon la tolérance du client.	Il est plus facile de bouger un client qui se trouve en position horizontale.
8.2 Placer le client sur le dos, un oreiller soutenant le haut des épaules, le cou et la tête.	L'oreiller permet de maintenir un bon alignement et de prévenir les contractures aux niveaux cervical et lombaire.
8.3 Placer des rouleaux ou des sacs de sable contre les côtés extérieurs des hanches et des chevilles (si le client a une fracture ou une luxation de la hanche).	Ces éléments réduisent la rotation externe des hanches et des pieds.
8.4 Surélever les talons au moyen d'un coussin de gel ou d'un petit oreiller placé sous les membres inférieurs.	Cette position réduit la pression sur les talons et prévient les lésions de pression.
8.5 Appuyer les pieds du client sur un oreiller ferme ou sur un appuie-pieds.	Cet appui maintient les pieds en dorsiflexion.

8.6 Placer les avant-bras du client en pronation au moyen d'oreillers.

Maintenir les bras parallèles au corps.

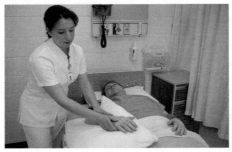

Cette mesure réduit la rotation interne de l'épaule, prévient l'extension des coudes et maintient un bon alignement corporel.

8.7 Placer des rouleaux dans les mains du client ou installer une orthèse prévue à cet effet.

Passer à l'étape 12.

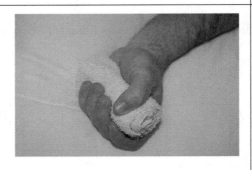

Comme les muscles fléchisseurs sont plus forts que les muscles extenseurs, les doigts d'une main paralysée se retrouvent souvent contractés et pliés.

Le rouleau aide la main à reprendre sa position naturelle et réduit la douleur. Il maintient le pouce en légère abduction et diminue la contraction des doigts.

---

9. Installer le client en position semi-Fowler (degré d'assistance total).

Cette position facilite l'alimentation d'un client conscient, permet d'augmenter l'amplitude respiratoire d'un client alité et diminue la tension musculaire dans le cou.

9.1 Élever la tête du lit à un angle de 45° à 60°.

Cet angle améliore le confort du client et la ventilation pulmonaire.

9.2 Installer le client en position assise, aussi droit que possible, en soutenant ses épaules.

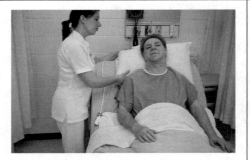

Cette position empêche le client de glisser vers le côté atteint. Elle améliore la ventilation et le débit cardiaque, réduit la pression intracrânienne, améliore la capacité de déglutition et aide à prévenir le reflux gastrique et l'aspiration trachéobronchique.

9.3 Appuyer la tête du client sur un petit oreiller, le menton légèrement fléchi vers l'avant.

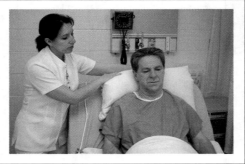

Un tel appui prévient l'hyperextension du cou. Mettre trop d'oreillers sous la tête peut entraîner une contracture du cou ou l'aggraver.

MS 3.1

Étapes exécutoires		Justifications

9.4 Soutenir les bras, les coudes et les mains du client en les appuyant soit sur des oreillers, soit sur la table à roulettes.

Pour le client en fauteuil roulant, utiliser les accoudoirs comme soutien.

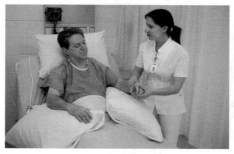

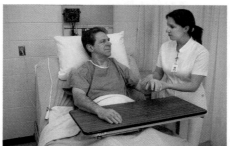

Les muscles paralysés sont incapables de résister efficacement contre la force de gravité. Le fait de ne pas soutenir les membres atteints pourrait entraîner une subluxation de l'épaule, de la douleur et de l'œdème.

9.5 Placer la ou les mains atteintes en position de préhension, les doigts partiellement fléchis et le poignet légèrement en extension. Une balle de mousse ou de caoutchouc peut être utilisée pour maintenir la position.

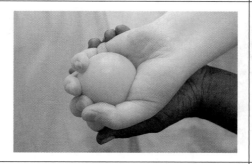

Cette installation maintient la main dans une position fonctionnelle, prévient les contractures et inhibe l'hypertonie spastique des muscles fléchisseurs.

9.6 Fléchir les genoux et les jambes du client en les soutenant au moyen d'un oreiller ou d'une couverture pliée.

La flexion prévient l'hyperextension prolongée qui pourrait nuire à la mobilité articulaire.

9.7 Maintenir les pieds en dorsiflexion à l'aide d'un oreiller ferme, d'un appuie-pieds ou de bottes de maintien.

Passer à l'étape 12.

Une telle installation prévient le pied tombant.

Le contact de l'avant-pied avec une surface dure contribue à améliorer la tonicité des muscles extenseurs aux extrémités inférieures.

---

10. Installer le client en position de décubitus latéral (degré d'assistance total).

10.1 Abaisser la tête du lit complètement ou selon la tolérance du client.

Il est plus facile de bouger un client qui se trouve en position horizontale.

10.2 En tirant sur le piqué par contrepoids, déplacer le client vers le côté du lit opposé à celui vers lequel il faut le tourner (p. ex., pour installer un client en décubitus latéral droit, le déplacer vers la gauche du lit).

Cette mesure procure au client suffisamment d'espace pour être retourné de façon sécuritaire.

10.3 Tourner la tête du client dans le sens du mouvement et croiser ses bras sur son thorax.

La tête placée ainsi ne bloquera pas le corps lorsqu'il tournera.

MS 3.1

Étapes exécutoires	Justifications
10.4 Se pencher au-dessus du thorax du client, en maintenant les pieds écartés. Placer la jambe qui fournira l'impulsion près du lit, le genou légèrement plié aligné avec les orteils. Ne pas mettre le pied sous le lit. Placer l'autre jambe derrière la première à une distance d'environ un talon, genou légèrement fléchi.	Cette position permet de générer une bonne impulsion au moment du transfert de poids vers l'arrière.
10.5 Le dos droit, placer une main sur l'omoplate et l'autre sur le bassin du client. La prise doit être ferme, mais douce. Un piqué ou une alèse peut être utilisé au besoin.	Cette position prévient l'étirement des muscles dorsaux et lombaires chez l'infirmière.
10.6 Tourner le client vers soi en faisant contrepoids, puis en transférant le poids de la jambe avant à la jambe arrière.	
10.7 Placer un oreiller sous la tête et le cou du client.	L'oreiller maintient l'alignement et réduit la flexion latérale du cou. Il empêche le poids du client de reposer directement sur l'acromion.
10.8 Appuyer le bras supérieur du client en flexion sur un oreiller. L'autre bras repose sur le matelas.	Le soutien réduit la rotation interne et l'adduction de l'épaule et protège l'articulation de celle-ci.

Étapes exécutoires		Justifications
10.9 Placer un oreiller dans le dos du client.		L'oreiller aide à maintenir la position latérale.
10.10 Maintenir la jambe du dessus demi-fléchie et l'appuyer sur un oreiller.		La flexion prévient l'hyperextension de la jambe.
10.11 Soutenir les pieds en plaçant un sac de sable parallèlement à la surface plantaire ou mettre des bottes de maintien. Passer à l'étape 12.		Ces dispositifs maintiennent le pied en dorsiflexion et préviennent le pied tombant.
11. Installer le client en position de Sims (degré d'assistance total).		
11.1 Abaisser la tête du lit complètement ou selon la tolérance du client.		Il est plus facile de bouger un client qui se trouve en position horizontale.
11.2 Placer le client en position latérale, partiellement couché sur le ventre (*voir les étapes 10.1 à 10.6, pages 59 et 60*).		
11.3 Placer un petit oreiller sous la tête du client.		L'oreiller maintient l'alignement corporel et prévient la flexion latérale du cou.
11.4 Placer un oreiller sous l'avant-bras légèrement fléchi.		L'oreiller prévient la rotation interne de l'épaule et maintient l'alignement du bras avec l'épaule.

Étapes exécutoires		Justifications
11.5 Placer un oreiller sous la jambe supérieure partiellement fléchie.	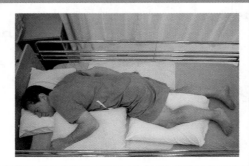	L'oreiller prévient la rotation interne de la hanche et l'adduction de la jambe et réduit la pression du matelas contre le genou et la cheville. La flexion évite l'hyperextension de la jambe.
11.6 Disposer des sacs de sable parallèlement à la surface plantaire du pied ou mettre des bottes de maintien.		Ces dispositifs maintiennent les pieds en dorsiflexion et préviennent le pied tombant.

Étapes postexécutoires	Justifications
12. **Effectuer les étapes postexécutoires communes décrites au début de cette section (pages 52 et 53).**	

📁 Éléments à consigner dans les notes d'évolution rédigées par l'infirmière

- Chaque changement de position et le degré d'aide nécessaire.
- Le degré de tolérance du client et ses réactions.
- Toute apparition de rougeur aux protubérances osseuses. **Il faut également transmettre cette donnée au médecin traitant et à l'infirmière responsable du client.**

Exemple

2010-03-25 21:00 Position alternée de décubitus latéral droit à latéral gauche. Client collabore au changement de position en s'aidant à l'aide de son bras gauche et de la ridelle. Présence de rougeur au talon droit de 2,5 cm × 2,5 cm. Application de crème Proshield.

Notes personnelles

_____
_____
_____
_____
_____
_____
_____
_____
_____
_____
_____
_____

Utilisation d'une canne pour l'aide à la marche

- **Régler la hauteur de la canne**
- **Enseigner à marcher à l'aide d'une canne**
- **Enseigner à s'asseoir et à se lever à l'aide d'une canne**
- **Enseigner à monter et à descendre un escalier à l'aide d'une canne**

BUT

Enseigner au client à utiliser une canne de façon adéquate et sécuritaire.

NOTIONS DE BASE

La canne est utilisée comme aide à la marche chez le client présentant une faiblesse ou une blessure unilatérale, une perte temporaire de l'équilibre ou une restriction de mise en charge sur un membre inférieur. Elle procure un troisième point d'appui au cours des déplacements, assure une meilleure stabilité, diminue la fatigue à la marche et peut supporter jusqu'à 25 % du poids du corps. Elle est cependant contre-indiquée chez le client présentant une faiblesse bilatérale et une restriction de mise en charge de plus d'un membre.

L'infirmière doit évaluer la force musculaire des membres supérieurs et inférieurs du client, son équilibre et sa capacité à utiliser une canne ou une canne tétrapode.

MATÉRIEL

■ Canne

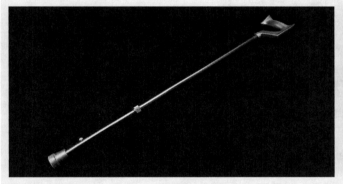

■ Canne tétrapode

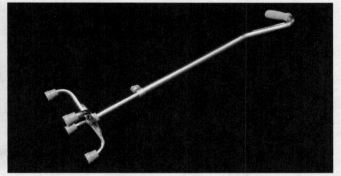

Étapes préexécutoires	Justifications
1. Effectuer les étapes préexécutoires communes décrites au début de cette section (page 52).	
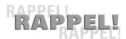 Il est important que le client comprenne le principe du transfert de poids pour être en mesure d'utiliser adéquatement la canne. Il faut rappeler au client que la canne doit supporter le poids du corps et qu'il doit la tenir du côté opposé à la jambe atteinte.	
2. Régler la hauteur de la canne de manière à obtenir un soutien sécuritaire en marchant.	

Étapes exécutoires		Justifications
2.1 Aider le client à se lever et à se tenir droit, les pieds légèrement écartés. Le client doit porter des souliers à talons plats et de préférence fermés. S'il porte des pantoufles, celles-ci doivent être solides et fermées.	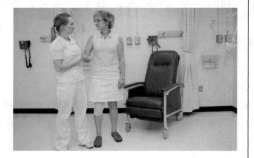	Les chaussures fermées à talons plats assurent une meilleure adhérence au plancher et diminuent le risque de chute.
2.2 Mettre la canne à portée du client ; lui demander de la placer près de son corps, perpendiculairement au sol, le sabot de la canne à environ 15 cm de ses pieds.	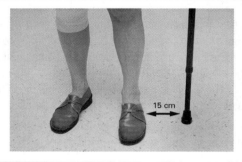	Cette position de la canne rend le soutien plus efficace et diminue le risque de chute.
2.3 Régler la hauteur de la canne de façon à placer la poignée au niveau du grand trochanter et que le poignet du client forme un angle de 15° avec la poignée.	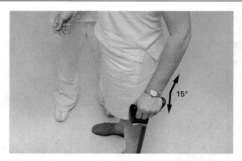	Une flexion du poignet supérieure à 15° diminue la puissance de soutien de la canne.

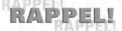 **RAPPEL!** Le client présentant une faiblesse bilatérale des membres supérieurs ne peut utiliser une canne.

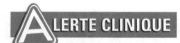 **ALERTE CLINIQUE** Un intervenant devra soutenir le client ayant de la difficulté à faire un transfert de poids.

3. Effectuer une ou plusieurs des étapes 4, 5, 6, 7 ou 8, selon le cas. ▶ 4. Enseigner à marcher à l'aide d'une canne. ▶ 5. Enseigner à s'asseoir dans un siège à l'aide d'une canne. ▶ 6. Enseigner à se lever d'un siège à l'aide d'une canne. ▶ 7. Enseigner à monter un escalier à l'aide d'une canne. ▶ 8. Enseigner à descendre un escalier à l'aide d'une canne.	
4. Enseigner à marcher à l'aide d'une canne.	
4.1 Dire au client de tenir la canne du côté opposé au membre atteint et de regarder droit devant lui.	Tenir la canne ainsi et regarder droit devant soi assure la stabilité tout en prévenant le risque de chute.

Étapes exécutoires	Justifications
4.2 Demander au client d'avancer simultanément la canne et le membre atteint d'une distance de 15 à 25 cm (la canne ne doit jamais précéder le pied).	Procéder ainsi répartit le poids du corps entre la canne et la jambe saine.
4.3 Demander au client de s'appuyer sur la canne en poussant pour avancer l'autre jambe.	
5. Enseigner à s'asseoir dans un siège à l'aide d'une canne.	
5.1 Placer le siège (fauteuil, chaise) à proximité du client. Lui demander de se placer dos au siège et de le toucher avec l'arrière de la jambe saine. S'assurer que le siège est solide et stable.	Un siège stable, solide et à proximité du client diminue le risque de chute lorsqu'il s'assoit et augmente sa stabilité.
5.2 Demander au client de transférer la canne de la main du côté sain à celle du côté atteint et d'appuyer la main du côté sain sur le siège ou sur l'accoudoir du fauteuil ou de la chaise.	Procéder ainsi permet au client de prendre appui avec la main du côté sain et lui évite de perdre l'équilibre.
5.3 Dire au client de pencher la tête et le tronc vers l'avant, de plier les genoux et de s'asseoir lentement.	Se pencher vers l'avant permet de s'asseoir en maintenant son équilibre. S'asseoir lentement prévient le risque de chute. Un mouvement brusque peut provoquer une perte d'équilibre.
6. Enseigner à se lever d'un siège à l'aide d'une canne.	
6.1 Demander au client de glisser les fesses au bord du siège (fauteuil ou chaise), le pied sain légèrement en retrait sous celui-ci.	Cette position permet d'utiliser plus efficacement les muscles des cuisses pour se soulever.
6.2 Demander au client de saisir la canne avec la main du côté atteint et de prendre appui sur le siège ou sur l'accoudoir avec la main du côté sain.	Procéder ainsi donne un point d'appui, assure la stabilité et évite une perte d'équilibre pendant le lever.
6.3 Demander au client de se lever en poussant simultanément sur la canne et sur le siège ou l'accoudoir du fauteuil ou de la chaise.	

Étapes exécutoires	Justifications
6.4 Une fois le client debout, lui demander de reprendre la canne de la main du côté sain et de s'assurer d'être stable avant de commencer à marcher.	Procéder ainsi prévient le risque de chute.
7. Enseigner à monter un escalier à l'aide d'une canne.	
7.1 Préciser au client que monter un escalier à l'aide d'une canne exige un transfert de poids. Vérifier que le client se sent bien en équilibre.	Ces précautions diminuent le risque de chute et de perte d'équilibre.
7.2 Demander au client de se placer près de la première marche de l'escalier.	
7.3 Dire au client de poser la jambe saine sur la première marche tout en prenant appui sur la canne d'une main (côté sain) et sur la main courante de l'autre main (côté atteint).	Monter la jambe saine en premier donne un meilleur point d'appui.
7.4 Demander au client de monter simultanément la jambe atteinte et la canne sur la marche en prenant appui sur la jambe saine.	Procéder ainsi diminue l'effort que doit fournir la jambe atteinte.
7.5 Répéter les étapes 7.3 et 7.4 à chacune des marches.	
8. Enseigner à descendre un escalier à l'aide d'une canne.	
8.1 Préciser au client que descendre un escalier à l'aide d'une canne exige un transfert de poids. Vérifier que le client se sent bien en équilibre.	Ces précautions diminuent le risque de chute et de perte d'équilibre.
8.2 Vérifier que la canne et les deux jambes sont sur la même marche.	Cette précaution diminue le risque de chute et de perte d'équilibre.
8.3 Demander au client de descendre simultanément la jambe atteinte et la canne sur la première marche en prenant appui sur la jambe saine et en tenant la main courante.	Procéder ainsi diminue l'effort que doit fournir la jambe atteinte.

Étapes exécutoires	Justifications
8.4 Demander au client de descendre la jambe saine sur la même marche en prenant appui sur la canne d'une main (côté sain) et sur la main courante de l'autre (côté atteint). 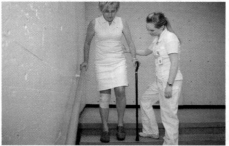	La canne et la main courante procurent des points d'appui stables.
8.5 Répéter les étapes 8.2 à 8.4 jusqu'au bas de l'escalier.	

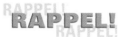 Lors de l'enseignement de la marche avec une canne, l'infirmière doit rappeler au client l'importance de s'assurer que les surfaces de déambulation sont libres de tout obstacle. Il faut faire attention notamment aux carpettes, qui causent souvent des chutes.

Étapes postexécutoires	Justifications
9. Effectuer les étapes postexécutoires communes décrites au début de cette section (pages 52 et 53).	

 ## Éléments à consigner dans les notes d'évolution rédigées par l'infirmière

- La date et l'heure de l'enseignement.
- Le degré de compréhension du client et sa collaboration.
- La capacité physique du client et son besoin d'assistance.

Exemple

2010-03-25 10:00 Réglage de la hauteur de la canne et enseignement de son utilisation. Cliente collabore en me montrant comment elle utilise la canne pour se déplacer.

Notes personnelles

_____
_____
_____
_____
_____
_____
_____
_____
_____
_____
_____
_____

MS 3.3

Utilisation d'un déambulateur pour l'aide à la marche

- ■ Régler la hauteur du déambulateur
- ■ Enseigner à marcher à l'aide d'un déambulateur
- ■ Enseigner à s'asseoir et à se lever à l'aide d'un déambulateur

BUT

Enseigner au client à utiliser un déambulateur de façon adéquate et sécuritaire.

NOTIONS DE BASE

Le client qui présente une faiblesse ou une perte d'équilibre et qui ne peut se déplacer avec une canne ou des béquilles utilise le déambulateur (« marchette ») comme aide à la marche. Le déambulateur procure un cadre solide permettant au client de s'appuyer pendant ses déplacements, ce qui lui assure une meilleure stabilité. La marche avec un déambulateur doit être adaptée aux capacités physiques et fonctionnelles du client ainsi qu'à son état de santé et tenir compte des blessures qui l'obligent à utiliser cet appareil.

MATÉRIEL

■ Déambulateur sans roulettes

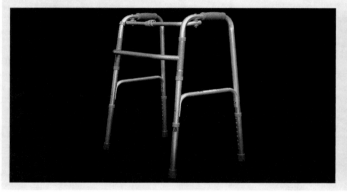

■ Déambulateur à roulettes

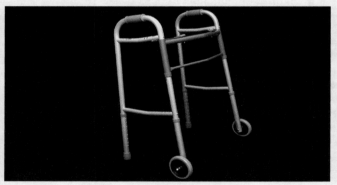

Étapes préexécutoires	Justifications
1. **Effectuer les étapes préexécutoires communes décrites au début de cette section (page 52).**	
2. **ÉVALUATION** Évaluer la force musculaire des membres supérieurs et inférieurs du client et sa capacité à utiliser un déambulateur.	Le client présentant une faiblesse bilatérale des membres supérieurs ou inférieurs ne peut utiliser un déambulateur.
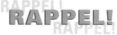 **RAPPEL!** Il est important que le client comprenne le principe du transfert de poids pour être en mesure d'utiliser adéquatement le déambulateur. Il faut rappeler au client que le déambulateur doit supporter le poids du corps et qu'il faut avancer à petits pas.	
3. Régler la hauteur du déambulateur.	
3.1 Aider le client à se lever et à se tenir droit, les pieds légèrement écartés. Le client doit porter des souliers à talons plats et de préférence fermés.	Les souliers fermés à talons plats assurent une meilleure adhérence au plancher et diminuent le risque de chute.

Étapes exécutoires	Justifications
3.2 Placer le déambulateur à portée du client, devant lui ; ses pieds doivent être à environ 15 à 20 cm des pieds avant du déambulateur. 15-20 cm	Une distance de plus de 15 à 20 cm entre les pieds du déambulateur et ceux du client modifie l'alignement corporel et fausse le réglage de la hauteur du déambulateur.
3.3 Demander au client de se tenir droit, les bras le long du corps. Régler la hauteur des barres d'appui de chaque côté du déambulateur à la hauteur des poignets du client.	Un déambulateur trop bas exige une flexion prononcée du corps, ce qui diminue la stabilité du client et la force de support du déambulateur, et augmente le risque de perte d'équilibre.
4. Effectuer une ou plusieurs des étapes 5, 6 ou 7, selon le cas. ▶ 5. Enseigner à marcher à l'aide d'un déambulateur. ▶ 6. Enseigner à s'asseoir dans un siège à l'aide d'un déambulateur. ▶ 7. Enseigner à se lever d'un siège à l'aide d'un déambulateur.	
5. Enseigner à marcher à l'aide d'un déambulateur.	
5.1 Demander au client d'appuyer les quatre pieds du déambulateur au sol et de regarder droit devant lui.	Le client bénéficie ainsi d'un point d'ancrage plus large, ce qui lui évite les pertes d'équilibre.
5.2 Dire au client de garder les épaules et le dos droits, les hanches et les genoux légèrement fléchis.	Cette posture maintient l'équilibre et un alignement corporel adéquat.
5.3 Demander au client de procéder comme suit. a) Déambulateur sans roulettes : tenir les barres d'appui de chaque côté, le soulever légèrement en avançant d'un pas. Le déposer au sol et prendre appui avant d'avancer l'autre pied. b) Déambulateur à roulettes : soulever légèrement les pieds arrière du déambulateur et le faire rouler doucement en avançant d'un pas. Le déposer au sol et prendre appui avant d'avancer l'autre pied. Si la démarche est normale, les deux pieds arrière du déambulateur se trouvent vis-à-vis du pied le plus avancé du client.	

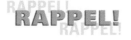

RAPPEL! Lorsque le déambulateur est utilisé pour diminuer la mise en charge sur un membre, il faut avancer le membre atteint en premier.

Étapes exécutoires	Justifications
6. Enseigner à s'asseoir dans un siège à l'aide d'un déambulateur.	
6.1 Placer le siège (fauteuil, chaise) à proximité du client. Lui demander de se placer dos au siège et de le toucher avec l'arrière de la jambe. S'assurer que le siège est solide et stable.	Un siège stable, solide et à proximité du client diminue le risque de chute lorsqu'il s'assoit et augmente sa stabilité.
6.2 Demander au client de poser une main sur le siège ou sur l'accoudoir du fauteuil ou de la chaise.	Procéder ainsi donne un point d'appui au client et lui évite de perdre l'équilibre.
6.3 Dire au client de pencher la tête et le tronc vers l'avant.	Se pencher vers l'avant permet de s'asseoir en maintenant son équilibre.
6.4 Demander au client de plier les genoux et de s'asseoir lentement tout en prenant appui sur une des poignées du déambulateur avec l'autre main.	Un mouvement précipité peut provoquer une perte d'équilibre. S'asseoir lentement prévient le risque de chute.
7. Enseigner à se lever d'un siège à l'aide d'un déambulateur.	
7.1 Demander au client de glisser les fesses au bord du siège (fauteuil, chaise) et de placer un pied légèrement en retrait sous celui-ci.	Cette position permet d'utiliser plus efficacement les muscles des cuisses pour se soulever.
7.2 Dire au client de prendre appui sur une des poignées du déambulateur avec une main et de pencher la tête et le tronc vers l'avant.	Procéder ainsi donne un point d'appui au client, assure sa stabilité et lui évite une perte d'équilibre pendant le lever.

Étapes exécutoires		Justifications
7.3 Demander au client de pousser sur l'accoudoir avec l'autre main, habituellement celle du côté sain, tout en se soulevant.	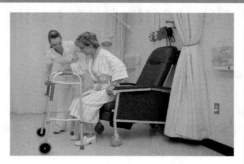	
7.4 Demander au client de prendre appui sur les deux poignées du déambulateur pour se redresser complètement.	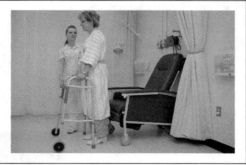	Cette prise permet au client de se soutenir en prenant appui sur le déambulateur.
7.5 Demander au client de s'assurer qu'il se sent en équilibre avant de commencer à marcher.		Cette précaution prévient les chutes.

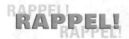 Lors de l'enseignement de la marche avec un déambulateur, l'infirmière doit rappeler au client l'importance de s'assurer que les surfaces de déambulation sont libres de tout obstacle. Il faut faire attention notamment aux carpettes, qui causent souvent des chutes.

Étapes postexécutoires	Justifications
8. Effectuer les étapes postexécutoires communes décrites au début de cette section (pages 52 et 53).	

 ## Éléments à consigner dans les notes d'évolution rédigées par l'infirmière

■ La date et l'heure de l'enseignement.
■ Le degré de compréhension du client et sa collaboration.

Exemple

2010-03-25   10:00   Réglage du déambulateur et enseignement sur son utilisation. Client collabore en me montrant comment il circule et s'assoit avec le déambulateur.

Notes personnelles

_____

_____

_____

_____

_____

Utilisation de béquilles pour l'aide à la marche

- **Régler la hauteur des béquilles**
- **Enseigner au client à marcher à l'aide de béquilles**
- **Enseigner au client à s'asseoir et à se lever à l'aide de béquilles**
- **Enseigner au client à monter et à descendre un escalier à l'aide de béquilles**

BUT

Enseigner au client à utiliser des béquilles de façon adéquate et sécuritaire.

NOTIONS DE BASE

Les béquilles sont utilisées comme aide à la marche chez le client présentant une faiblesse ou une blessure unilatérale. Elles procurent un appui triangulaire pendant les déplacements et assurent une meilleure stabilité. Cependant, elles exigent beaucoup de force physique, d'équilibre et d'endurance de la part du client.

L'infirmière doit donc évaluer la force musculaire des membres supérieurs et inférieurs du client, son équilibre et sa capacité à se soutenir avec ses bras et ses mains.

MATÉRIEL

- Béquilles

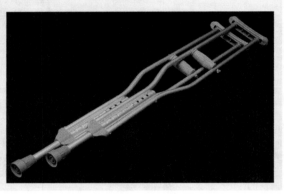

Étapes préexécutoires	Justifications
1. **Effectuer les étapes préexécutoires communes décrites au début de cette section (page 52).**	

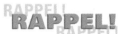

Il est important que le client comprenne le principe du transfert de poids pour être en mesure d'utiliser adéquatement des béquilles. Il faut rappeler au client que les béquilles doivent supporter le poids du corps et qu'il doit avancer à petits pas.

Étapes exécutoires	Justifications
2. Régler la hauteur des béquilles.	
2.1 Aider le client à se lever et à se tenir droit, les pieds légèrement écartés. Le client doit porter des souliers à talons plats et de préférence fermés.	Les chaussures fermées à talons plats assurent une meilleure adhérence au plancher et diminuent le risque de chute.

Étapes exécutoires		Justifications
2.2 Placer les béquilles à 15 cm à l'extérieur des pieds du client et à environ 10 cm en avant.	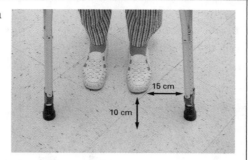	Les béquilles doivent être placées près du corps et être perpendiculaires au sol pour offrir un appui stable.
2.3 Régler la hauteur des béquilles de façon à appuyer les coussinets sur la paroi latérale du thorax à une distance de 4 à 5 cm des aisselles.	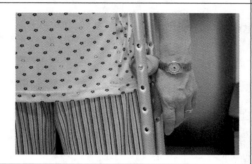	Une béquille réglée trop haut fait pression sur l'aisselle et peut engendrer de la douleur, une compression des nerfs et de l'irritation. Une béquille réglée trop bas ne fournit pas un appui adéquat.
2.4 Régler les poignées des béquilles à la hauteur des poignets lorsque les bras sont allongés le long du corps.	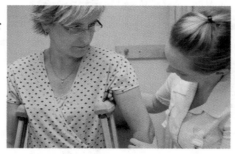	Ce réglage détermine la distance nécessaire pour éviter que les coussinets fassent constamment pression sur les aisselles.

3. Effectuer une ou plusieurs des étapes 4, 5, 6, 7 ou 8, selon le cas :

▶ 4. Enseigner à marcher à l'aide de béquilles.

▶ 5. Enseigner à s'asseoir dans un siège à l'aide de béquilles.

▶ 6. Enseigner à se lever d'un siège à l'aide de béquilles.

▶ 7. Enseigner à monter un escalier à l'aide de béquilles.

▶ 8. Enseigner à descendre un escalier à l'aide de béquilles.

4. Enseigner à marcher à l'aide de béquilles.

4.1 Dire au client de regarder droit devant lui et d'appuyer solidement les béquilles sur le sol de chaque côté des pieds.	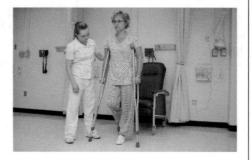	Regarder devant soi permet de maintenir un bon alignement corporel. Placer les béquilles ainsi procure un point d'ancrage plus large, ce qui améliore l'équilibre.

Étapes exécutoires	Justifications
4.2 Demander au client de pousser sur les poignées des béquilles avec les mains en gardant les coudes droits et de basculer la hanche de la jambe atteinte vers l'arrière et de fléchir le genou. Dire au client de garder les épaules et le dos droits.	Cette méthode évite que le poids du corps repose sur les aisselles. Le fait de basculer la hanche vers l'arrière et de fléchir le genou diminue le risque de perte d'équilibre.
4.3 Dire au client d'avancer en déplaçant simultanément la jambe atteinte et les béquilles, le poids du corps étant supporté par la jambe saine. 	La jambe atteinte doit suivre le mouvement des béquilles, car celles-ci remplacent la jambe atteinte et supportent le poids du corps.
4.4 Demander au client de faire des pas normaux avec la jambe saine, la jambe atteinte ne touchant pas le sol, sauf en cas de prescription médicale de mise en charge progressive.	Plus les pas sont grands, plus le risque de perte d'équilibre et de chute est élevé.
5. Enseigner à s'asseoir dans un siège à l'aide de béquilles.	
5.1 Placer le siège (fauteuil, chaise) à proximité du client et vérifier s'il est solide et stable. Lui demander de se placer dos au siège et de le toucher avec l'arrière de sa jambe saine afin de s'assurer qu'il est à proximité.	Un siège stable, solide et à proximité du client diminue le risque de chute lorsqu'il s'assoit et augmente sa stabilité.

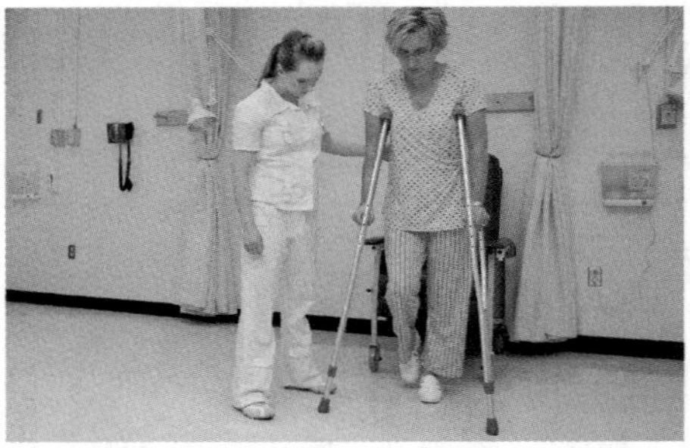

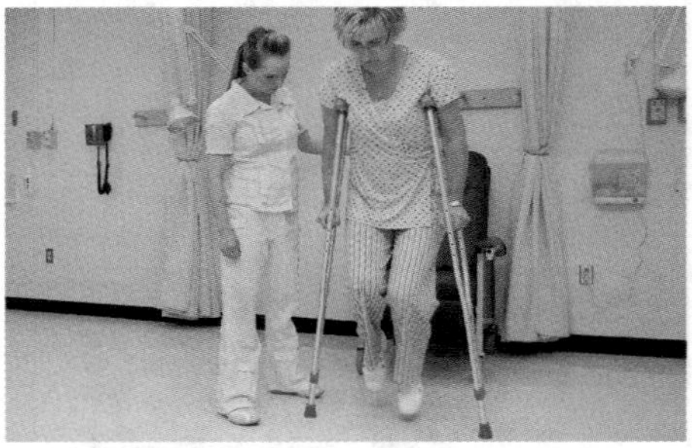

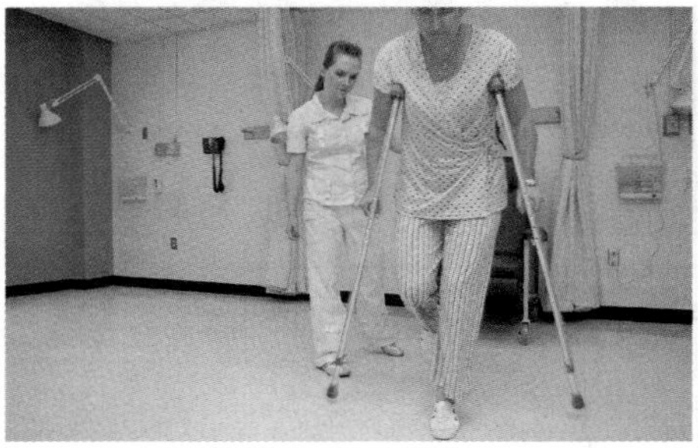

Étapes exécutoires		Justifications

5.2 Demander au client de retirer les béquilles sous les aisselles et de les tenir par les poignées avec la main du côté atteint.

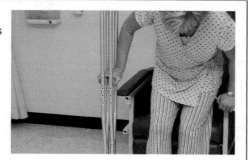

Le client soutient ainsi son poids avec les deux béquilles du côté de la jambe atteinte.

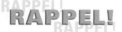 **RAPPEL!** Si les deux jambes sont faibles, comme dans le cas d'un paraplégique portant des orthèses, il faut donner comme instruction au client de tenir les béquilles avec la main du côté le plus fort.

5.3 Demander au client de prendre appui sur l'accoudoir du fauteuil avec l'autre main (côté sain).

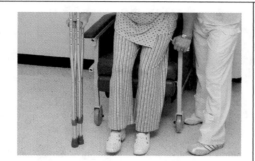

Le point d'appui supplémentaire diminue le risque de chute en offrant plus de stabilité.

5.4 Dire au client de fléchir les jambes et de s'asseoir.

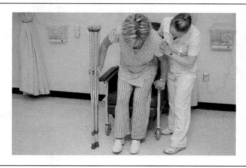

6. Enseigner à se lever d'un siège à l'aide de béquilles.

6.1 Demander au client de glisser les fesses au bord du siège (fauteuil, chaise) et de placer le pied sain légèrement en retrait sous celui-ci.

Cette position permet d'utiliser plus efficacement les muscles des cuisses pour se soulever.

6.2 Demander au client de tenir les béquilles avec la main du côté atteint et de prendre appui sur le siège ou sur l'accoudoir du fauteuil ou de la chaise avec l'autre main en penchant la tête et le tronc vers l'avant.

Cette méthode assure la stabilité.

6.3 Demander au client de se lever en appuyant une main sur les poignées des béquilles et l'autre sur l'accoudoir du siège.

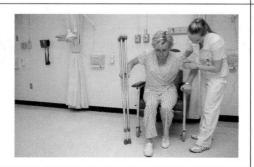

Procéder ainsi assure des points d'appui stables.

Étapes exécutoires	Justifications
6.4 Dire au client de placer les béquilles de chaque côté du thorax, sous les aisselles.	
6.5 S'assurer que le client se sent en équilibre avant de commencer à marcher.	Cette précaution évite les chutes.
7. Enseigner à monter un escalier à l'aide de béquilles.	
7.1 Préciser au client que monter un escalier à l'aide de béquilles exige un transfert de poids et de l'équilibre.	Cette précaution diminue le risque de chute et de perte d'équilibre.
7.2 Demander au client de se placer près de la première marche de l'escalier.	
7.3 Lui demander de poser la jambe saine sur la marche en transférant son poids sur les béquilles.	Les béquilles supportent le poids du corps pendant le mouvement et évitent la perte d'équilibre.
7.4 Dire au client de prendre appui sur la jambe saine, d'élever simultanément la jambe affaiblie et les béquilles et de les poser sur la même marche.	
7.5 Répéter les étapes 7.3 et 7.4 à chacune des marches.	
8. Enseigner à descendre un escalier à l'aide de béquilles.	
8.1 Préciser au client que descendre un escalier à l'aide de béquilles exige un transfert de poids et de l'équilibre.	Cette précaution diminue le risque de chute et de perte d'équilibre.

Étapes exécutoires		Justifications
8.2 S'assurer que les béquilles et les deux jambes reposent sur la même marche.	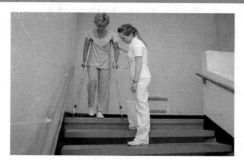	Cette position assure la stabilité.
8.3 Demander au client de descendre les béquilles sur la marche inférieure en prenant appui sur la jambe saine.	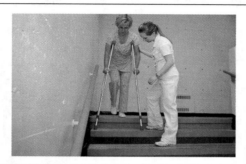	
8.4 Demander au client de descendre la jambe saine sur la même marche en mettant son poids sur les béquilles.	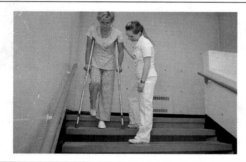	Les béquilles supportent le poids du corps pendant le mouvement et évitent la perte d'équilibre.
8.5 Répéter les étapes 8.2 à 8.4 à chacune des marches.		

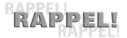 Lors de l'enseignement de la marche avec des béquilles, l'infirmière doit rappeler au client l'importance de s'assurer que les surfaces de déambulation sont libres de tout obstacle. Il faut faire attention notamment aux carpettes, qui causent souvent des chutes.

Étapes postexécutoires	Justifications
9. Effectuer les étapes postexécutoires communes décrites au début de cette section (pages 52 et 53).	

 ## Éléments à consigner dans les notes d'évolution rédigées par l'infirmière

■ La date et l'heure de l'enseignement.
■ Le degré de compréhension du client et sa collaboration.

Exemple

2010-03-25 10:00 Réglage des béquilles et enseignement de leur utilisation. Cliente collabore en me montrant comment elle circule avec les béquilles.

MS 3.5

Mise en place d'un bandage élastique en spirale

BUTS

Soutenir, immobiliser ou protéger une partie du corps.

Aider à maintenir les pansements en place.

Créer une pression sur une partie du corps.

MATÉRIEL

- Bandages élastiques de largeur appropriée
- Ruban adhésif
- Gants non stériles (s'il y a écoulement de la plaie)

NOTIONS DE BASE

L'application d'un bandage élastique sert à soutenir, immobiliser ou protéger une partie du corps, à maintenir les pansements en place ou à créer une pression sur une partie du corps. Certains bandages permettent en outre d'évaluer la pression appliquée. La compression exercée par le bandage doit être uniforme afin d'éviter toute entrave à la circulation sanguine et la survenue de complications.

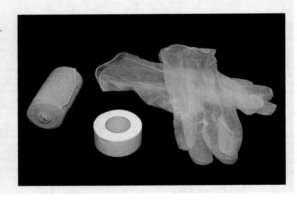

Étapes préexécutoires	Justifications
1. **Effectuer les étapes préexécutoires communes décrites au début de cette section (page 52).**	
2. **ÉVALUATION** Évaluer l'intégrité de la peau du client afin de détecter toute altération, tels des abrasions, de l'irritation, des rougeurs ou de l'œdème. Examiner attentivement les protubérances osseuses.	Une atteinte à l'intégrité de la peau, telle une abrasion importante, pourrait constituer une contre-indication à l'utilisation de bandages élastiques.
3. **ÉVALUATION** Évaluer l'état du pansement, s'il y a lieu. Remplacer ou renforcer le pansement, s'il est souillé ou s'il présente un écoulement.	Il est contre-indiqué d'appliquer un bandage élastique sur un pansement souillé ou présentant un écoulement.
4. **ÉVALUATION** Évaluer la circulation sanguine, noter la température, la coloration et le degré de sensibilité (perception) du membre à envelopper et comparer le membre atteint avec l'autre membre du côté opposé.	Il est essentiel de comparer l'état du membre avant et après l'application du bandage afin de s'assurer que la circulation sanguine est adéquate. Une perturbation de la circulation sanguine peut se manifester par une pâleur de la peau, de la froideur au toucher, une cyanose, une diminution ou une absence de pouls, de l'œdème et des engourdissements ou des picotements à la partie du corps atteinte.

Étapes préexécutoires	Justifications
5. Noter la région à couvrir, le type de bandage à utiliser et les réactions antérieures au traitement. Vérifier l'ordonnance médicale, le cas échéant.	L'ordonnance médicale pourrait préciser le type de pansement à utiliser, la région à couvrir et la fréquence à laquelle le pansement doit être changé.
6. Enseigner au client ou à un proche comment appliquer le bandage élastique.	Cet enseignement favorise la collaboration et assure la continuité des soins après le congé du client.

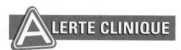

Il est important que le client soit couché au moment de l'installation des bandages élastiques aux membres inférieurs. S'il est assis ou debout, lui demander de se coucher ou d'élever les membres inférieurs durant 15 à 30 minutes avant l'application du bandage pour favoriser le retour veineux.

Étapes exécutoires	Justifications
7. Mettre des gants non stériles s'il y a écoulement de la plaie.	Le port de gants évite les contacts directs avec les liquides suintant de la plaie du client et la transmission de microorganismes pathogènes.
8. Tenir le rouleau de bandage élastique dans la main dominante et saisir l'extrémité du bandage de l'autre main.	

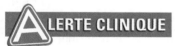

Lorsqu'un bandage est installé, les orteils et le bout des doigts doivent toujours être visibles pour permettre l'évaluation de la circulation sanguine aux extrémités.

9. En étirant légèrement le bandage, commencer par faire deux tours circulaires sur la partie distale du membre atteint. Continuer à l'enrouler de la partie distale à la partie proximale en appliquant une tension uniforme et constante.	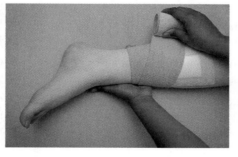	Les deux tours circulaires assurent un bon maintien du bandage. Cette méthode permet au bandage d'épouser uniformément la partie du corps sans exercer de compression excessive. Une tension appropriée et constante sur le bandage assure une compression uniforme.
10. À chaque nouveau tour, le bandage doit recouvrir le tour précédent d'environ la moitié ou les deux tiers.	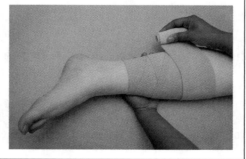	Cette technique assure la stabilité du bandage et maintient une tension adéquate.

Étapes exécutoires		Justifications
11. Terminer l'application du bandage par un tour circulaire, puis fixer le bandage à l'aide de ruban adhésif.	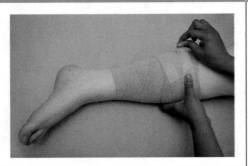	Le ruban adhésif maintient le bandage en place et évite qu'il se déplace ou se desserre.
12. S'il y a lieu, retirer les gants et les jeter à la poubelle.		Jeter les gants à la poubelle évite la propagation de microorganismes pathogènes.

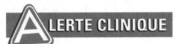 **ALERTE CLINIQUE** On doit enlever le bandage élastique et inspecter la peau tous les jours.

Étapes postexécutoires	Justifications
13. **ÉVALUATION** Effectuer les évaluations suivantes :	
• Évaluer la circulation sanguine du membre atteint et la comparer avec celle de l'autre membre du côté opposé toutes les quatre heures.	Des évaluations régulières assurent le dépistage précoce d'une éventuelle perturbation de la circulation.
• Évaluer l'état de la peau du membre atteint.	L'examen de la peau permet de détecter toute pâleur ou cyanose et tout trouble circulatoire.
• Prendre le pouls par palpation sur le membre atteint et le comparer avec celui de l'autre membre.	Comparer les pouls aide à détecter l'insuffisance artérielle.
• Évaluer la présence de douleur ou de malaises comme des engourdissements, des picotements ou autres.	Ces éléments indiquent une perturbation du retour veineux.
• Observer la mobilité de l'extrémité atteinte.	Cet examen permet de déterminer si le bandage est trop serré, ou si la mobilité de l'articulation est atteinte.
14. Effectuer les étapes postexécutoires communes décrites au début de cette section (pages 52 et 53).	

 Éléments à consigner dans les notes d'évolution rédigées par l'infirmière

- L'état de la plaie et du pansement.
- La date et l'heure de l'application du bandage, l'état de la circulation sanguine et le degré de confort du client.
- La réaction du client et sa collaboration.
- Tout changement important de la plaie ou de la circulation. **Il faut également transmettre cette donnée au médecin traitant et à l'infirmière responsable du client.**

Exemple

2010-03-24   10:00   Bandage élastique appliqué sur le membre inférieur gauche. Pouls pédieux et tibial postérieur bien perçus, pieds chauds et bien colorés. Collabore aux soins. Ne ressent aucune douleur.

MS 3.5

MS 3.6

Mise en place d'un appareil de contention physique (système Segufix^MD)

- **Ceinture de contention**
- **Sangles de maintien des extrémités**
- **Moufles de contention**

BUT

Restreindre la mobilité d'un client pour éviter qu'il mette en danger sa santé et sa sécurité ou celles d'autrui.

NOTIONS DE BASE

Selon la Loi sur les infirmières et les infirmiers du Québec et la Loi modifiant le Code des professions et d'autres dispositions législatives dans le domaine de la santé, l'infirmière peut, en fonction de son évaluation et de son jugement clinique, décider d'utiliser des moyens de contention chez un client agité qui constitue un danger pour lui ou pour son entourage. L'infirmière doit accomplir cette activité réservée à certaines professions en conformité avec les normes de pratique clinique, le protocole en vigueur dans son établissement et les règles de soins applicables au moment de l'utilisation des mesures de contention.

MATÉRIEL

- Appareil de contention physique
- Moufles de contention, au besoin

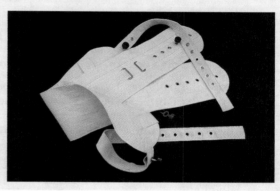

Étapes préexécutoires	Justifications
1. **Effectuer les étapes préexécutoires communes décrites au début de cette section (page 52).**	
2. **ÉVALUATION** Évaluer l'état de santé du client, le risque qu'il représente pour lui ou pour les autres et la nécessité de le protéger ou de protéger son entourage.	Les mesures de contention ne doivent être utilisées qu'à la suite d'une évaluation juste de la situation.

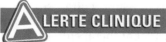 **ALERTE CLINIQUE** La contention physique doit être considérée comme une mesure d'exception et de dernier recours. Des interventions moins restrictives doivent avoir été tentées auparavant. Toute application de contention doit être justifiée par écrit.

3. Consulter la politique en vigueur dans l'établissement et les protocoles concernant l'utilisation de moyens de contention physique.	
4. Renseigner le client, un membre de sa famille ou son mandataire sur les raisons justifiant la contention physique, le moyen de contention qui sera utilisé et la durée prévue du traitement avant d'obtenir le consentement de ces personnes.	La loi prévoit que le client doit autoriser toute utilisation de moyens de contention. S'il en est incapable, un membre de sa famille ou son mandataire doit en donner l'autorisation.

MS 3.6

RAPPEL! Compte tenu des nombreux types d'appareils de contention utilisés par les différents établissements, il est important de consulter les directives du fabricant afin de vérifier dans quelles conditions et sur quelle surface le modèle de contention dont on dispose peut être installé.

Étapes exécutoires	Justifications
5. ÉVALUATION Évaluer l'état de la peau des membres sur lesquels l'appareil de contention physique sera installé.	Cette évaluation vise à prévenir une atteinte à l'intégrité de la peau.
6. Installer le client en respectant un bon alignement corporel.	Un bon alignement corporel prévient les contractures et les blessures vasculonerveuses.
7. Éviter d'installer des ceintures ou des sangles sur les protubérances osseuses. Laisser un espace de deux doigts entre l'appareil de contention et la peau du client.	Cette précaution prévient la friction et la pression sur la peau et les tissus sous-jacents. Une contention trop serrée peut gêner la ventilation pulmonaire et la circulation sanguine du client.
8. Mettre en place l'appareil de contention en prenant soin de ne pas comprimer la circulation sanguine, un site d'insertion de cathéter I.V. ou tout autre dispositif (p. ex., une valve à dialyse). Vérifier si les cathéters I.V. et les autres appareils thérapeutiques sont bien fixés afin d'éviter qu'ils se détachent accidentellement.	Les cathéters I.V. et les autres appareils thérapeutiques peuvent être obstrués s'il y a compression par un appareil de contention.
8.1 Installer la ceinture de contention en prenant soin de ne comprimer ni la poitrine ni l'abdomen du client.	La ceinture de contention Segufix^{MD} est un appareil servant à maintenir le client dans le lit. Elle permet d'immobiliser le centre de gravité du client et de l'empêcher de tomber du lit.
8.2 Installer les sangles de maintien aux chevilles et aux poignets du client.	Les sangles de maintien Segufix^{MD} sont conçues pour immobiliser une ou plusieurs extrémités. Elles maintiennent les extrémités immobiles afin de protéger le client contre des blessures entraînées par une chute ou par le retrait accidentel d'un instrument thérapeutique (p. ex., un cathéter I.V., une sonde vésicale).

Étapes exécutoires	Justifications
8.3 Installer les moufles de contention sur les mains du client.	Les moufles Segufix^{MD} (sans pouce) visent à retenir les mains du client ou à l'empêcher de se blesser. Elles empêchent le retrait accidentel d'un appareil thérapeutique ou des pansements ainsi que le grattement ; elles permettent néanmoins plus de mouvements qu'un dispositif de maintien du poignet.
9. Fixer l'appareil de contention au cadre du lit.	Fixer la contention aux ridelles pourrait provoquer, au moment de leur manipulation, des blessures chez le client.
10. Attacher l'appareil de contention à l'aide d'un nœud pouvant être défait rapidement ou garder la clef magnétique des contentions Segufix^{MD} à portée de main.	Ces précautions permettent un dégagement rapide en cas d'urgence.

Étapes postexécutoires	Justifications
11. Effectuer les étapes postexécutoires communes décrites au début de cette section (pages 52 et 53).	
12. ÉVALUATION Vérifier régulièrement la bonne mise en place de l'appareil de contention, l'intégrité, la température et la couleur de la peau, le pouls ainsi que la présence de sensation dans la partie immobilisée du corps.	Ces vérifications évitent les complications (suffocation, détérioration des tissus cutanés et troubles circulatoires, etc.).
13. Les appareils de contention doivent être retirés environ 15 minutes toutes les 2 heures afin de permettre au client de bouger. Le client ne doit pas être laissé sans surveillance pendant ce temps.	Le retrait temporaire de l'appareil de contention permet de mobiliser le client et de le changer de position.

ALERTE CLINIQUE Si le client est violent ou s'il ne se conforme pas aux directives, il faut dégager un seul membre à la fois ou demander l'aide d'un autre intervenant pour retirer l'ensemble de l'appareil.

14. Dans tous les cas, s'assurer que les roulettes du lit ou les roues du fauteuil roulant ou de la chaise gériatrique sont bloquées. Le lit doit être réglé à son niveau le plus bas.	Le blocage des roulettes ou des roues évite que le lit ou le fauteuil bouge si le client est agité. Le maintien du lit à la position la plus basse réduit le risque de blessures dans le cas où le client tomberait du lit.

Étapes postexécutoires	Justifications
15. ÉVALUATION Évaluer le degré de confort du client. S'assurer que les fixations des appareils de contention et l'immobilité du client ne causent ni lésions ni zones de pression.	Une zone de pression augmente le risque d'apparition de lésions de pression liées à l'immobilité.

ALERTE CLINIQUE L'utilisation d'appareils de contention physique doit être vue comme une mesure temporaire et doit être cessée le plus tôt possible.

16. Fournir une stimulation sensorielle appropriée au client et le réorienter, au besoin.	L'utilisation d'un appareil de contention peut accroître la désorientation et l'agitation du client.

Éléments à consigner dans les notes d'évolution rédigées par l'infirmière

- Toutes les données relatives aux comportements qui justifient l'intervention, au consentement à la contention et à l'utilisation des moyens de contention.
- La date, l'heure et la durée de l'installation de même que le type d'appareil utilisé.
- Le comportement du client pendant et après la mise en place de l'appareil de contention.
- Les évaluations ponctuelles concernant la ventilation, l'intégrité de la peau, l'appareil locomoteur et l'intégrité vasculaire périphérique.
- L'heure du retrait de l'appareil de contention.
- La réaction du client une fois l'appareil de contention enlevé.

Exemple

2010-03-24 22:00 Client agressif verbalement, veut quitter le centre. Menace de frapper le personnel. Installation d'une ceinture de contention. Agent de sécurité au chevet jusqu'à nouvel ordre pour surveillance.

22:10 Appel à sa conjointe pour l'aviser de l'état du client et obtention du droit d'installer l'appareil de contention. Médecin traitant avisé. Visite de l'infirmière faite aux 15 min.

Notes personnelles

_____

_____

_____

_____

_____

_____

_____

_____

_____

_____

_____

_____

_____

_____

_____

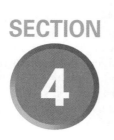

SECTION 4

Méthodes liées aux paramètres d'évaluation

Étapes préexécutoires et postexécutoires communes de la section 4

Ces étapes constituent les considérations et les actions préexécutoires et postexécutoires communes aux méthodes liées aux paramètres d'évaluation. Elles assurent l'application appropriée des principes de soins et sont regroupées en début de section afin d'alléger le texte de chacune des méthodes.

Étapes préexécutoires communes	Justifications
1. Effectuer les étapes préexécutoires générales décrites au début du guide (pages 1 et 2).	
2. **ÉVALUATION** Évaluer l'état physique du client.	Cette évaluation permet de dépister les signes cliniques d'un volume systolique ou d'un débit cardiaque anormaux : dyspnée, état de fatigue inhabituel, douleur rétrosternale, orthopnée, palpitations, distension des jugulaires, œdème périphérique ou cyanose.
3. **ÉVALUATION** Évaluer certains facteurs pouvant influer sur les paramètres vitaux, entre autres :	De multiples facteurs ont une incidence sur les résultats obtenus dans la mesure des paramètres vitaux. Il s'avère important de les prendre en considération.
• l'âge ;	Les valeurs de référence des paramètres vitaux varient selon l'âge du client.
• l'exercice physique ;	Durant un exercice physique, le volume systolique et les fréquences cardiaque et respiratoire augmentent afin de répondre aux besoins accrus de l'organisme.
• le changement de position ;	Les fréquences cardiaque et respiratoire augmentent temporairement lorsque le client passe de la position couchée à la position debout, alors que la pression artérielle diminue légèrement.

Étapes préexécutoires communes	Justifications
• la prise de médicaments ;	Les médicaments antiarythmiques, sympathomimétiques et cardiotoniques, de même que les stimulants du système nerveux (p. ex., la caféine) augmentent la fréquence cardiaque. Les analgésiques opioïdes peuvent entraîner une dépression du système repiratoire.
• la température ;	La fièvre ou l'exposition à un milieu ambiant chaud ou froid peuvent influer sur les fréquences cardiaque et respiratoire, ainsi que sur la température corporelle.
• le stress émotionnel, l'anxiété, la peur, etc.	La stimulation du système nerveux sympathique entraîne une augmentation des fréquences cardiaque et respiratoire.
4. Vérifier les derniers résultats inscrits au dossier du client.	Ces résultats serviront de référence à l'infirmière. Elle pourra les comparer avec les résultats antérieurs et déterminer si l'état de santé du client s'est modifié.

Étapes postexécutoires communes	Justifications
1. Discuter des valeurs obtenues ou de l'évaluation avec le client.	Cette discussion sensibilise le client à son état de santé et l'incite à collaborer au plan de traitement.
2. Inscrire les valeurs obtenues ou le résultat de l'évaluation sur la feuille de suivi clinique ou dans les notes d'évolution.	L'enregistrement des valeurs ou des résultats permet d'assurer le suivi de l'état de santé du client et la continuité des soins.
3. Comparer le résultat obtenu avec les valeurs antérieures et les valeurs considérées comme normales pour le groupe d'âge auquel appartient le client.	Cette comparaison permet d'assurer un meilleur suivi de l'état de santé du client.
4. Effectuer les étapes postexécutoires générales décrites au début du guide (pages 3 et 4).	

Section 4

Notes personnelles

_____
_____
_____
_____
_____
_____

Mesure de la température corporelle

- **Température buccale**
- **Température rectale**
- **Température axillaire**
- **Température tympanique**

BUT

Déterminer la température corporelle d'un client afin de prévenir les complications liées à une modification de celle-ci.

NOTIONS DE BASE

La température corporelle peut être mesurée par voie buccale, rectale, axillaire ou tympanique chez un client au repos, en position assise ou couchée. L'infirmière doit choisir la méthode la mieux adaptée à l'état de son client. La prise de température buccale est la méthode généralement utilisée, sauf si le client ne peut garder la bouche fermée pendant au moins 30 secondes. La voie rectale est considérée comme la plus précise. Le thermomètre tympanique est surtout utilisé en pédiatrie, et sa précision dépend du respect des directives du fabricant au moment de son utilisation. La voie axillaire, beaucoup moins précise, est utilisée seulement si les autres voies sont inaccessibles ou si le client souffre de neutropénie. La température d'une personne est au plus bas en début d'avant-midi et au plus haut en début de soirée.

MATÉRIEL

- Thermomètre approprié à la voie utilisée (buccale, rectale, axillaire, tympanique)
- Lubrifiant hydrosoluble (pour prise de température rectale)
- Gants non stériles, au besoin

- Gaine protectrice jetable
- Feuille ou graphique d'enregistrement des signes vitaux
- Stylo

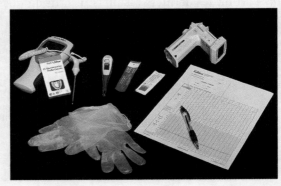

Étapes préexécutoires	Justifications
1. **Effectuer les étapes préexécutoires communes décrites au début de cette section (pages 86 et 87).**	
2. Déterminer quelle voie sera utilisée pour la prise de la température (buccale, rectale, axillaire ou tympanique) et choisir le type de thermomètre approprié. Si la personne est en isolement, utiliser un thermomètre jetable.	La voie utilisée doit être adaptée aux besoins et à l'état du client.

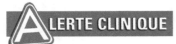 **LERTE CLINIQUE** Il faut s'assurer que le client n'a pas bu, mangé, mâché de la gomme ni fumé au cours des 30 minutes précédant la prise de température buccale, car ces activités peuvent fausser le résultat.

3. Installer le client de façon à avoir accès à la voie choisie. a) Température buccale, axillaire ou tympanique : position de décubitus dorsal, semi-Fowler, Fowler ou assise. b) Température rectale : décubitus latéral droit ou gauche, jambes repliées vers le haut.	Ces positions facilitent l'exécution de la technique et évitent que le client soit incommodé.

Étapes préexécutoires	Justifications
4. Mettre des gants non stériles, au besoin.	Le port de gants évite les contacts directs avec les liquides biologiques du client et la transmission de micro-organismes pathogènes.
5. Retirer le thermomètre du dispositif de charge, le cas échéant.	

Étapes exécutoires	Justifications
6. Effectuer l'étape 7, 8, 9 ou 10, selon le cas. ▶ **7.** Mesurer la température buccale avec un thermomètre électronique. ▶ **8.** Mesurer la température rectale avec un thermomètre numérique. ▶ **9.** Mesurer la température axillaire avec un thermomètre électronique. ▶ **10.** Mesurer la température tympanique avec un thermomètre électronique.	
7. Mesurer la température buccale avec un thermomètre électronique.	Méthode généralement utilisée, sauf si le client ne peut garder la bouche fermée pendant environ 30 secondes.
7.1 Retirer la sonde thermique du module.	
7.2 Insérer la sonde thermique dans la gaine protectrice de plastique en la poussant jusqu'à sentir une résistance, pour bien fixer les deux pièces ensemble.	L'utilisation d'une gaine protectrice réduit le risque de contact avec les liquides biologiques du client.
7.3 Demander au client d'ouvrir la bouche et placer délicatement la sonde sous la langue d'un côté du frein de la langue dans la poche sublinguale postérieure.	La température émise par les vaisseaux sanguins situés dans la poche sublinguale postérieure de la langue est plus élevée que celle émise par les vaisseaux de la partie antérieure.
7.4 Demander au client de fermer les lèvres autour de la sonde.	La fermeture des lèvres maintient la sonde en place durant la prise de température et évite que l'air ambiant entre dans la bouche, ce qui pourrait fausser le résultat.

Étapes exécutoires	Justifications
7.5 Maintenir la sonde en place jusqu'à ce que le thermomètre émette un signal sonore. La température apparaîtra alors sur l'afficheur numérique.	Le délai nécessaire pour obtenir un résultat précis varie selon la marque du thermomètre utilisé.
7.6 Retirer la sonde de la bouche du client. Appuyer sur le bouton d'éjection de la sonde afin de la libérer de sa gaine protectrice et jeter celle-ci dans un sac à déchets biomédicaux.	Jeter la gaine dans un tel sac évite la propagation de microorganismes pathogènes.
7.7 Replacer la sonde thermique dans son module. Passer à l'étape 11.	Le fait de replacer la sonde dans son module prévient les bris.
8. Mesurer la température rectale avec un thermomètre numérique.	Méthode considérée comme la plus précise.
8.1 Retirer le thermomètre de son étui.	
8.2 Insérer le thermomètre dans la gaine protectrice de plastique en le poussant jusqu'au fond de celle-ci.	L'utilisation d'une gaine protectrice réduit le risque de contact avec les liquides biologiques du client.
8.3 Lubrifier l'embout de la gaine sur une longueur d'environ 2,5 à 3,5 cm pour un adulte et de 1,5 cm pour un enfant.	La lubrification réduit le risque de traumatisme de la muqueuse anale au moment de l'introduction du thermomètre.
8.4 Écarter doucement les fesses du client afin de voir la région anale. Demander au client d'inspirer et d'expirer profondément.	Une profonde respiration incite le client à se concentrer sur celle-ci plutôt que sur la prise de sa température et l'aide à se détendre. Le fait de ne pas contracter la région anale facilite l'insertion du thermomètre.
8.5 Insérer délicatement le thermomètre dans le rectum à une profondeur de 2,5 à 3,5 cm (adulte) ou de 1,5 cm (enfant) en le dirigeant vers l'ombilic sans forcer.	Le fait de diriger le thermomètre vers l'ombilic permet à l'instrument d'être en contact avec les vaisseaux sanguins de la paroi anale. Forcer l'insertion du thermomètre risque de provoquer des lésions à la muqueuse anale.

Étapes exécutoires	Justifications

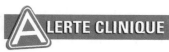**LERTE CLINIQUE** En cas de résistance ou de douleur, il faut retirer le thermomètre et mesurer la température en utilisant une autre voie.

Étapes exécutoires	Justifications
8.6 Maintenir le thermomètre en place jusqu'à ce qu'il émette un signal sonore. La température apparaîtra alors sur l'afficheur numérique.	Le délai nécessaire pour obtenir un résultat précis varie selon la marque du thermomètre utilisé.
8.7 Retirer doucement le thermomètre du rectum du client. Retirer la gaine protectrice et la jeter dans un sac à déchets biomédicaux.	Jeter la gaine dans un tel sac évite la propagation de microorganismes pathogènes.
8.8 Ranger le thermomètre dans son étui. Passer à l'étape 12.	Le fait de replacer le thermomètre dans son étui prévient les bris.
9. Mesurer la température axillaire avec un thermomètre électronique.	Méthode utilisée seulement si les autres voies sont inaccessibles.
9.1 Dégager la région axillaire droite ou gauche de façon à n'exposer que le bras, l'épaule et l'aisselle. Aider le client à retirer son vêtement au besoin.	Dénuder l'aisselle permet de mieux la voir et de placer correctement la sonde. L'exposition restreinte du corps vise à respecter la pudeur du client.
9.2 Retirer la sonde thermique du module.	
9.3 Insérer la sonde dans la gaine protectrice de plastique en la poussant jusqu'à sentir une résistance, afin de bien fixer les deux pièces ensemble.	L'utilisation d'une gaine protectrice réduit le risque de contact avec les liquides biologiques du client.
9.4 Soulever le bras du client et l'éloigner du corps. S'assurer que la région ne présente aucune lésion cutanée ni aucun signe de transpiration excessive. En cas de lésion, choisir un autre site pour la prise de température. En présence de transpiration, sécher la peau avant de mettre la sonde. 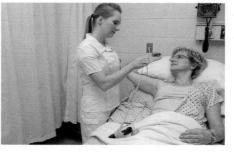	Une lésion cutanée ou la présence de transpiration peuvent fausser les résultats.
Placer la sonde au creux de l'aisselle et abaisser le bras du client vers le corps, son avant-bras reposant sur sa poitrine. 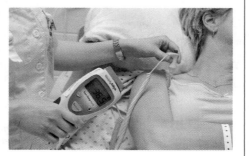	Cette position assure le contact de la sonde avec les vaisseaux sanguins de l'aisselle.

Étapes exécutoires	Justifications
9.5 Maintenir la sonde en place jusqu'à ce que le module émette un signal sonore. La température apparaîtra alors sur l'afficheur numérique.	Le délai nécessaire pour obtenir un résultat précis varie selon la marque du thermomètre utilisé.
9.6 Retirer la sonde de l'aisselle du client. Appuyer sur le bouton d'éjection de la sonde afin de libérer la gaine protectrice et jeter celle-ci dans un sac à déchets biomédicaux.	Jeter la gaine dans un tel sac évite la propagation de microorganismes pathogènes.
9.7 Replacer la sonde thermique dans son module.	
9.8 Aider le client à remettre son vêtement au besoin. Passer à l'étape 11.	
10. Mesurer la température tympanique avec un thermomètre électronique.	Méthode utilisée surtout en pédiatrie.
10.1 Demander au client de tourner au maximum la tête du côté opposé à vous.	Un tel angle permet de mieux exposer le conduit auditif et facilite l'insertion du thermomètre.
10.2 Retirer le thermomètre du dispositif de charge.	
10.3 Nettoyer la lentille avec un tampon d'alcool 70 % et y mettre un embout protecteur à usage unique.	La lentille doit être exempte de poussière et de traces de doigts pour assurer une lecture claire. L'embout protecteur protège la lentille des sécrétions de l'oreille (cérumen).
10.4 Insérer le thermomètre en procédant comme suit. **a)** Enfant : tirer doucement le pavillon de l'oreille un peu vers le bas et vers l'arrière. **b)** Adulte : tirer le pavillon de l'oreille en haut vers l'arrière. Insérer le thermomètre dans le conduit auditif en exécutant des mouvements en huit jusqu'à ce qu'il y soit correctement logé. Immobiliser le thermomètre en exerçant une légère pression.	Ces positions de l'oreille favorisent l'exposition maximale du tympan. Une insertion adéquate permet au capteur du thermomètre de détecter la chaleur maximale produite par la membrane du tympan. Une légère pression évite que le capteur soit en contact avec la température ambiante, ce qui pourrait faire varier le résultat dans une mesure pouvant atteindre 2,7 °C.

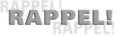

RAPPEL! Lorsque le thermomètre tympanique est utilisé chez un enfant de moins de trois mois, il est nécessaire, pour assurer un résultat fiable, de faire trois lectures et de ne retenir que la plus élevée.

Étapes exécutoires	Justifications
10.5 Appuyer sur le bouton de lecture optique. Laisser le thermomètre en place jusqu'à ce qu'il émette un signal sonore. Retirer le thermomètre et lire la température qui apparaît dans la fenêtre d'affichage.	Le délai nécessaire pour obtenir un résultat précis varie selon la marque du thermomètre utilisé. La précision de la mesure dépend du respect des directives du fabricant du thermomètre.

ALERTE CLINIQUE En ce qui concerne la température tympanique, il faut noter immédiatement la mesure obtenue, car cette dernière s'effacera automatiquement au moment de l'éjection de l'embout protecteur.

10.6 Appuyer sur le bouton d'éjection pour retirer l'embout protecteur. Le jeter dans un sac à déchets biomédicaux.	Jeter l'embout dans un tel sac évite la propagation de microorganismes pathogènes.
11. Replacer le thermomètre sur le dispositif de charge.	La base sert à recharger le thermomètre entre les utilisations.

RAPPEL! S'il faut reprendre la température, on doit utiliser un nouvel embout protecteur.

12. Si l'on porte des gants, les retirer et les jeter à la poubelle.	Jeter les gants à la poubelle évite la propagation de microorganismes pathogènes.

Étapes postexécutoires	Justifications
13. Effectuer les étapes postexécutoires communes décrites au début de cette section (page 87).	

 Éléments à consigner dans les notes d'évolution rédigées par l'infirmière

- La date et l'heure de la mesure, ainsi que la voie utilisée (à inscrire aussi sur le graphique des signes vitaux).
- Le résultat de la mesure de la température corporelle.
- Toute mesure de la température effectuée à la suite d'un traitement donné.
- La réaction du client et sa collaboration.

Exemple
2010-04-27   14:00   T° buccale 38,5 °C. Acétaminophène 650 mg, soit 2 co. de 325 mg P.O. Bonne collaboration.

Notes personnelles

_____
_____
_____
_____
_____
_____

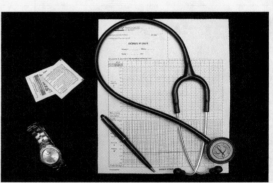
MS 4.2

Mesure de la fréquence cardiaque

- **Pouls radial**
- **Pouls apical**

BUT

Évaluer la fréquence cardiaque et la circulation systémique.

NOTIONS DE BASE

La mesure de la fréquence cardiaque permet à l'infirmière d'évaluer les changements hémodynamiques chez un client à la suite de certains traitements, de la prise de médicaments ou d'une détérioration de son état de santé. Une période de repos de 10 à 15 minutes doit être respectée avant la mesure de la fréquence cardiaque (pouls). Il est recommandé de privilégier la prise de pouls apical pour les enfants, les clients obèses et ceux atteints d'une maladie cardiovasculaire. L'infirmière doit connaître les résultats moyens des fréquences cardiaques des différentes clientèles qu'elle soigne afin de pouvoir poser un jugement clinique pertinent sur l'état de santé de ses clients.

MATÉRIEL

- Stéthoscope (pour pouls apical seulement)
- Tampon d'alcool 70 %
- Montre avec trotteuse ou affichage numérique
- Feuille ou graphique d'enregistrement des signes vitaux
- Stylo

Étapes préexécutoires	Justifications
1. **Effectuer les étapes préexécutoires communes décrites au début de cette section (pages 86 et 87).**	
2. **ÉVALUATION** Évaluer s'il est préférable de mesurer le pouls radial ou le pouls apical, ou les deux.	Les clients atteints d'une cardiopathie ou d'arythmie peuvent présenter une modification du rythme cardiaque à la suite de certains examens diagnostiques invasifs, de la prise de certains médicaments, de l'administration d'une perfusion à débit rapide ou d'une hémorragie. La mesure du pouls apical s'avère plus précise chez ces clients.

Étapes exécutoires	Justifications
3. Effectuer l'étape 4 ou 5, selon le cas.	
▶ 4. Mesurer le pouls radial.	
▶ 5. Mesurer le pouls apical.	

4. Mesurer le pouls radial (gauche et droit).

4.1 Demander au client de placer le bras comme suit.	
a) Client en position de décubitus dorsal : lui demander de placer l'avant-bras le long de son corps ou de le déposer sur son abdomen, le poignet tendu et droit.	L'extension du poignet permet d'exposer l'artère à palper, facilitant ainsi la manœuvre.
b) Client en position assise : lui demander de plier le bras à 90° et d'appuyer l'avant-bras sur sa cuisse, son abdomen, l'accoudoir du fauteuil ou votre bras.	
4.2 Placer l'extrémité (pulpe des doigts) de l'index et du majeur de la main dominante sur le sillon qui se trouve le long du côté radial (partie interne, côté du pouce) du poignet du client. L'annulaire peut également être utilisé au besoin.	La pulpe des doigts est la partie la plus sensible de la main et celle qui perçoit le mieux la fréquence cardiaque.
4.3 Presser légèrement le radius pour atteindre l'artère radiale ; presser fortement l'artère radiale, puis la relâcher doucement jusqu'à ce que le pouls soit à nouveau perceptible.	Une pression modérée sur l'artère radiale permet de sentir le pouls avec précision. Une trop grande pression inhibe le pouls et altère la circulation sanguine.
4.4 ÉVALUATION Évaluer l'amplitude du pouls selon la force de frappe ressentie sur les doigts.	L'amplitude du pouls est proportionnelle à la quantité de sang éjectée contre les parois des artères à chaque contraction des ventricules.

RAPPEL! L'utilisation d'une échelle à quatre niveaux permet de qualifier l'amplitude du pouls : +3 : bondissant, +2 : normal, +1 : faible, filant, 0 : absent. Le rythme est régulier ou irrégulier.

4.5 Lorsque le pouls est bien perçu, compter le nombre de pulsations durant au moins 15 secondes à l'aide d'une montre. Multiplier le résultat obtenu en 15 secondes par 4 pour obtenir la fréquence par minute.	La durée minimale de l'évaluation est de 15 secondes. Il faut bien percevoir le pouls avant de commencer à compter.
4.6 ÉVALUATION Lorsque le pouls est irrégulier, l'évaluation doit se faire pendant 30 à 60 secondes.	Un délai de 30 à 60 secondes permet d'évaluer avec plus de précision une fréquence cardiaque irrégulière.
4.7 Répéter les étapes 4.1 à 4.6 avec l'autre bras.	

Étapes exécutoires	Justifications
4.8 Comparer les fréquences cardiaques radiales du bras droit et du bras gauche. Consigner le type d'arythmie éventuellement constaté et les différences de fréquence ou d'amplitude du pouls dans les notes d'évolution. Passer à l'étape 5 ou 6.	Une différence entre les deux pouls pourrait indiquer une modification du système vasculaire périphérique.

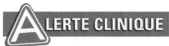

ALERTE CLINIQUE Habituellement, le rythme du pouls est régulier. Toutefois, si le pouls radial est irrégulier (dysrythmie ou arythmie), il faut prendre la mesure du pouls à l'apex cardiaque, inscrire les résultats au dossier du client et aviser le médecin du résultat. Ce dernier pourra prescrire certains examens, notamment un électrocardiogramme, pour trouver la cause de la dysrythmie ou de l'arythmie.

Étapes exécutoires	Justifications
5. Mesurer le pouls apical.	Méthode généralement utilisée chez les clients dont la fréquence cardiaque est irrégulière ou qui présentent des problèmes cardiaques.
5.1 Découvrir le sternum et la partie gauche du thorax du client.	
5.2 Nettoyer les embouts auriculaires, le diaphragme et la cupule du stéthoscope avec un tampon d'alcool 70 %.	Ce nettoyage réduit le risque de transmission de microorganismes pathogènes d'un client à un autre ou d'une infirmière à une autre.
5.3 Déterminer le point d'impulsion maximal (PIM), appelé aussi apex cardiaque. Pour ce faire : 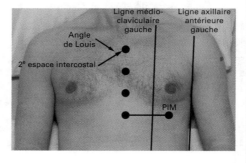 • repérer l'angle de Louis (proéminence osseuse située juste au-dessous de la fourchette sternale, entre le corps sternal et le manubrium) ; • glisser les doigts vers la gauche sur le sternum du client pour localiser le deuxième espace intercostal ; • descendre doucement les doigts jusqu'au cinquième espace intercostal et les déplacer légèrement vers la gauche au-delà de la ligne médioclaviculaire gauche (LMCG).	L'utilisation de repères anatomiques permet de positionner adéquatement le stéthoscope sur l'apex (pointe) du cœur et ainsi de mieux percevoir les bruits cardiaques. Chez le client souffrant d'une cardiopathie grave (p. ex., une hypertrophie ventriculaire gauche), le PIM peut se trouver au-delà de la LMCG, vers la ligne axillaire antérieure gauche (LAAG), ou même au sixième espace intercostal.
5.4 Réchauffer le diaphragme du stéthoscope dans la paume de la main pendant 5 à 10 secondes.	Le contact du diaphragme d'un stéthostocope froid sur le thorax est désagréable pour le client.
5.5 Ajuster les embouts dans vos oreilles, l'orifice de l'embout dirigé vers l'avant et vérifier la clarté des sons perçus. Placer le diaphragme du stéthoscope sur le PIM et tendre la tubulure. 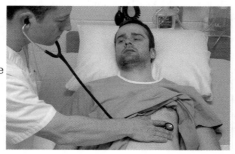 Identifier les bruits cardiaques entendus.	Cette façon de placer les embouts auriculaires respecte l'angle du conduit auditif et permet une meilleure audition. La tubulure du stéthoscope doit être bien tendue, car toute torsion de celle-ci peut provoquer de la distorsion et nuire à la transmission des sons.

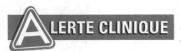

Étapes exécutoires	Justifications
5.6 Lorsque le pouls est bien perceptible, commencer à compter le nombre de pulsations pendant une minute en regardant la trotteuse de votre montre.	Pour assurer l'exactitude de la mesure du pouls apical, la durée minimale d'évaluation est de une minute, compte tenu du fait qu'elle est généralement utilisée chez des clients dont la fréquence cardiaque est irrégulière ou qui présentent des problèmes cardiaques.
5.7 Retirer le stéthoscope.	
5.8 Replacer la chemise d'hôpital et les draps sur le client, et l'aider à reprendre une position confortable.	Une position confortable améliore le bien-être du client.
5.9 Nettoyer les embouts auriculaires, le diaphragme et la cupule du stéthoscope avec un tampon d'alcool 70 %.	Ce nettoyage réduit le risque de transmission de microorganismes pathogènes d'un client à un autre ou d'une infirmière à une autre.

⚠ ALERTE CLINIQUE Pour vérifier la présence d'un pouls déficitaire, on doit prendre simultanément les pouls radial et apical en demandant l'aide d'une collègue au besoin. Il faut procéder de la même façon pour vérifier la symétrie des pouls bilatéraux.

Étapes postexécutoires	Justifications
6. Le cas échéant, comparer la fréquence du pouls radial à celle du pouls apical. Consigner le type d'arythmie éventuellement constaté et les différences de fréquence de pouls dans les notes d'évolution.	Une différence pourrait indiquer un trouble cardiovasculaire.
7. Effectuer les étapes postexécutoires communes décrites au début de cette section (page 87).	

📁 Éléments à consigner dans les notes d'évolution rédigées par l'infirmière

- La date et l'heure de la mesure, ainsi que le site où elle a été prise.
- Le résultat de la mesure de la fréquence, de la force et du rythme cardiaques (à inscrire aussi sur le graphique des signes vitaux).
- Toute mesure de la fréquence du pouls effectuée à la suite d'un traitement particulier.
- L'arythmie et les différences entre le pouls radial et le pouls apical.
- La réaction du client et sa collaboration.
- Tout résultat anormal. **Il faut également transmettre cette donnée au médecin traitant et à l'infirmière responsable du client.**

Exemple
2010-04-27 14:00 Rythmol 300 mg (2 co. de 150 mg) P.O. Fréquence cardiaque radiale droite 76 batt./min. Régulière. Client comprend le but de sa médication.

Notes personnelles

_____

_____

_____

_____

MS 4.3

Évaluation des principales fonctions respiratoires

BUT

Évaluer la fréquence, l'amplitude et le rythme respiratoires.

NOTIONS DE BASE

La mesure de la fréquence respiratoire permet à l'infirmière d'évaluer les changements dans l'état de santé d'une personne et ses réactions à certains traitements ou médicaments. L'infirmière doit noter la fréquence, l'amplitude et le rythme de la respiration, les bruits respiratoires et le mouvement de l'abdomen et de la cage thoracique. Autant que possible, la mesure de la fréquence respiratoire doit se faire à l'insu du client. Cela évite que ce dernier, se sentant observé, modifie son rythme respiratoire.

MATÉRIEL

- Montre avec trotteuse ou affichage numérique
- Stylo
- Feuille ou graphique d'enregistrement des signes vitaux

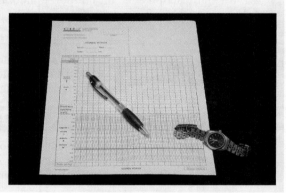

Étapes préexécutoires	Justifications
1. **Effectuer les étapes préexécutoires communes décrites au début de cette section (pages 86 et 87).**	
2. **ÉVALUATION** Rechercher la présence de signes cliniques de problèmes respiratoires, entre autres la cyanose des extrémités, des lèvres, des muqueuses ou de la peau, la confusion et la dyspnée.	Ces signes indiquent la présence de problèmes respiratoires et nécessitent une surveillance étroite afin de prévenir une détérioration de l'état de santé du client.
3. **ÉVALUATION** Interpréter les résultats des analyses de laboratoire relatives à la fonction respiratoire. a) Saturation pulsatile en oxygène (SpO_2) : Une SpO_2 normale se situe entre 95 et 100 %. Il est à noter qu'un résultat se situant entre 92 et 95 % peut s'avérer normal chez certaines personnes souffrant de BPCO.	Dans le cas des clients souffrant de BPCO, une SpO_2 inférieure à la normale peut être considérée comme acceptable en raison du risque d'hypercapnie ou de narcose lié à l'alcalose respiratoire possible chez les clients habitués à vivre avec un pourcentage de SpO_2 inférieur à 95 et parfois 90 %.

Étapes préexécutoires	Justifications

b) Gaz sanguins artériels (GSA) :

GSA	Normalités (Les normalités peuvent varier légèrement d'un établissement à un autre.)
pH	7,35-7,45
PaCO$_2$	35-45 mm Hg
PaO$_2$	80-100 mm Hg
SaO$_2$	95-100 % En cas de bronchopneumopathie chronique obstructive (BPCO), une SaO$_2$ se situant entre 92 et 95 % est tolérée.

Justification : L'analyse des GSA permet de mesurer le pH, la pression partielle en gaz carbonique (PaCO$_2$), la pression partielle en oxygène (PaO$_2$) et la saturation du sang artériel en oxygène (SaO$_2$).

Ces éléments reflètent le taux d'oxygénation du client.

c) Formule sanguine complète (FSC) :

FSC	Normalités (Les normalités peuvent varier légèrement d'un établissement à un autre.)
Hb	140-180 g/L (homme) 120-160 g/L (femme)
Ht	40-54 % (homme) 38-47 % (femme)
GR	4,6 à 6,2 $\times$ 10^6/μl (homme) 4,2 à 5,4 $\times$ 10^6/μl (femme)

Justification : La concentration en hémoglobine (Hb), l'hématocrite (Ht) et le nombre de globules rouges (GR) constituent des renseignements sur la qualité du transport de l'oxygène dans le système sanguin du client.

4. Installer le client en position assise ou de décubitus dorsal, tête surélevée de 45° à 60°.

Justification : Ces positions favorisent les mouvements respiratoires.

ALERTE CLINIQUE L'évaluation des clients dyspnéiques souffrant d'insuffisance cardiaque congestive ou d'ascite abdominale, ou celle des femmes en fin de grossesse, ne doit se faire qu'une fois ceux-ci installés dans une position confortable et après une attente de quelques minutes, puisque les déplacements provoquent chez eux une augmentation de la fréquence respiratoire.

Étapes exécutoires	Justifications

5. S'assurer de bien voir le thorax. Abaisser les couvertures au besoin ou remonter la chemise d'hôpital.

Justification : Une bonne vue du thorax favorise l'observation et l'évaluation des mouvements abdominaux et de la cage thoracique.

6. Placer le bras du client sur son abdomen ou sur la partie inférieure de son thorax, ou déposer votre main directement sur son abdomen.

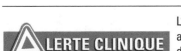

Justification : La main du client ou la vôtre monte et descend au rythme des mouvements du thorax ou de l'abdomen, favorisant l'évaluation de la fréquence respiratoire à l'insu du client.

7. Prendre le temps de bien observer le cycle respiratoire.

Justification : Mesurer la fréquence respiratoire avec précision prend au moins une minute.

Étapes exécutoires	Justifications
8. Mesurer la fréquence respiratoire durant au moins 30 secondes en regardant sa montre et multiplier le résultat par 2 pour obtenir la fréquence pour une minute.	Trente secondes représentent la durée minimale d'évaluation. Une évaluation sur 15 secondes pourrait donner un résultat faussé variant de +4 à -4 respirations par minute.
Lorsque la fréquence respiratoire est irrégulière, l'évaluation doit se faire sur 60 secondes.	L'évaluation sur 30 ou 60 secondes offre plus de précision en cas de fréquence respiratoire irrégulière.

 ALERTE CLINIQUE Une fréquence respiratoire inférieure à 12 ou supérieure à 20 par minute au repos nécessite une évaluation approfondie de l'état respiratoire du client et requiert une intervention rapide.

9. **ÉVALUATION**
Évaluer l'amplitude respiratoire, le nombre de cycles et la régularité du rythme.

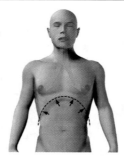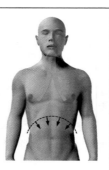

ALERTE CLINIQUE Les périodes occasionnelles d'apnée (arrêt de la respiration pendant plusieurs secondes) sont des signes cliniques d'une maladie sous-jacente. Cette situation doit être communiquée au médecin traitant et à l'infirmière responsable du client.

Étapes postexécutoires	Justifications
10. Effectuer les étapes postexécutoires communes décrites au début de cette section (page 87).	

Éléments à consigner dans les notes d'évolution rédigées par l'infirmière

- La date et l'heure de l'évaluation.
- Le résultat de l'évaluation : la fréquence, l'amplitude, le rythme et la qualité de la respiration (à inscrire aussi sur le graphique des signes vitaux).
- S'il y a lieu, le type et la quantité d'oxygénothérapie utilisée par le client pendant l'évaluation.
- Toute mesure de la respiration effectuée à la suite d'un traitement particulier.
- S'il y a lieu, la coloration des ailes du nez et de la bouche.
- La réaction du client et sa collaboration.
- Tout résultat anormal (p. ex., de la douleur à l'inspiration, à l'expiration). **Il faut également transmettre cette donnée au médecin traitant et à l'infirmière responsable du client.**

Exemple

2010-04-27 14:00 Fréquence respiratoire 8/min superficielle. Naloxone 0,2 mg en bolus I.V. O₂ installé par lunette nasale à 3 L/min. Fréquence respiratoire 12/min rég. amplitude normale. Régulière par la suite.

Mesure de la saturation pulsatile en oxygène (SpO$_2$)

MS 4.4

BUT

Évaluer le pourcentage de la saturation pulsatile en oxygène (SpO$_2$).

NOTIONS DE BASE

La saturométrie (aussi appelée oxymétrie pulsée ou sphygmooxymétrie) mesure le pourcentage de la saturation pulsatile en oxygène. De façon générale, ce pourcentage varie de 95 à 100 %. Cependant, le médecin peut juger acceptable une valeur inférieure à 95 % chez les clients atteints de certaines pathologies, telles que les bronchopneumopathies chroniques obstructives (BPCO). L'infirmière doit prendre en considération les antécédents du client et les facteurs pouvant modifier son degré de saturation en oxygène afin d'intervenir efficacement et d'éviter une détérioration de son état de santé.

MATÉRIEL

- Saturomètre (aussi appelé oxymètre de pouls ou sphygmo-oxymètre)
- Tampon d'alcool 70 %
- Acétone ou dissolvant à vernis à ongle, au besoin

- Feuille ou graphique d'enregistrement des signes vitaux
- Stylo

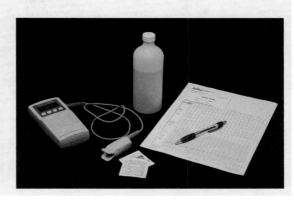

Étapes préexécutoires	Justifications
1. Effectuer les étapes préexécutoires communes décrites au début de cette section (pages 86 et 87).	
2. ÉVALUATION Évaluer la nécessité de mesurer la SpO$_2$ du client et les facteurs pouvant modifier le pourcentage de SpO$_2$.	Certains facteurs ont une incidence sur la SpO$_2$: une pathologie respiratoire aiguë ou chronique, une anesthésie générale, un traumatisme de la paroi thoracique.
RAPPEL! Dans le cas des clients souffrant de BPCO, une SpO$_2$ inférieure à la normale peut être considérée comme acceptable en raison du risque d'hypercapnie ou de narcose lié à l'alcalose respiratoire possible chez les clients habitués à vivre avec un pourcentage de SpO$_2$ inférieur à 95 et parfois à 90 %.	
3. ÉVALUATION Rechercher la présence de signes cliniques indiquant une saturation en O$_2$ au-dessous des valeurs normales ou une détérioration de l'état respiratoire du client : modification de la fréquence et de l'amplitude respiratoires ; bruits respiratoires anormaux ; présence de cyanose aux lits unguéaux, au pourtour des lèvres, sur la peau ; nervosité, irritabilité, confusion, état de conscience altéré ; dyspnée.	

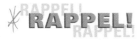

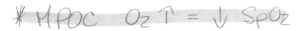

MPOC O$_2$ ↑ = ↓ SpO$_2$

Étapes préexécutoires	Justifications
4. Déterminer l'endroit le mieux approprié pour la saturométrie : un doigt, un orteil, l'arête du nez, le front ou un lobe d'oreille. Ces sites sont pourvus d'une bonne circulation sanguine.	Le capteur du saturomètre est généralement installé au bout d'un doigt parce que ce site donne le meilleur résultat par rapport aux autres, sauf en présence de troubles vasculaires des membres supérieurs (p. ex., la maladie de Raynaud, une diminution de la perfusion périphérique, une vasoconstriction périphérique).
Le site choisi doit être exempt d'humidité, de saleté ou de vernis à ongle. Choisir le capteur en fonction du site retenu.	Une surface opaque diminue la transmission de la lumière. Les ongles en acrylique et les pigments bleus du vernis à ongles empêchent la détection de la lumière émise par les capteurs et faussent les résultats.

Étapes exécutoires	Justifications
5. Placer le capteur sur le site choisi. Vérifier si le client ressent de la douleur ou s'il est incommodé par le capteur. 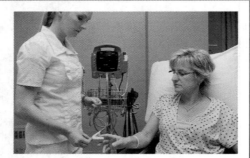	La pression exercée par le ressort du capteur peut occasionner de la douleur en présence de lésions cutanées ou si le capteur utilisé n'est pas approprié.
6. Si le site choisi est le doigt ou l'orteil, s'assurer que le capteur est placé de façon que sa lumière soit sur l'ongle et que le photodétecteur soit sous le doigt ou l'orteil (région de la pulpe).	
Soutenir l'avant-bras du client, au besoin, si l'on utilise un capteur fixé au doigt.	Soutenir l'avant-bras assure la stabilité du capteur.

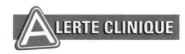

Il ne faut pas fixer le capteur à un doigt, à un orteil ou à l'arête du nez en présence d'hypothermie ou si la peau est œdématiée ou comporte des lésions. Le choix de l'oreille ou de l'arête du nez s'avère pertinent chez un client ayant des antécédents de problèmes vasculaires périphériques. Les capteurs conçus pour l'oreille ou l'arête du nez ne conviennent pas à la peau fragile des nourrissons et des trottineurs.

7. Mettre le saturomètre sous tension.	
Regarder l'afficheur indiquant la fréquence et l'intensité du pouls et prêter attention au signal sonore.	L'afficheur de courbe de pression et d'intensité du pouls permet de détecter un pouls valide ou la présence d'un signal d'interférence.
Comparer le pouls radial et le pouls apical du client avec celui affiché sur le saturomètre.	Cette vérification confirme la précision de l'appareil.
En présence d'une différence entre ces valeurs, replacer le capteur. Réévaluer la fréquence cardiaque au besoin.	Les fréquences du pouls radial, du pouls apical et de celui indiqué par le saturomètre devraient être identiques.

Étapes exécutoires	Justifications
8. Laisser le capteur du saturomètre en place jusqu'à ce qu'il affiche une valeur constante et que la fréquence cardiaque atteigne sa valeur maximale à chaque cycle cardiaque. 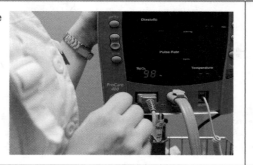	Le résultat s'affichera au bout de 10 à 30 secondes, selon le site choisi.
Aviser le client que le capteur émettra un son s'il est déplacé.	Cet avis incite le client à éviter de déplacer le capteur.

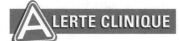 **LERTE CLINIQUE** Une SpO$_2$ de moins de 85 % représente une valeur anormale critique. Elle est souvent accompagnée de modifications dans la fréquence, l'amplitude et le rythme respiratoires.

Étapes exécutoires	Justifications
9. Si le saturomètre est en place pendant une période prolongée, vérifier les limites et le volume critique programmés par le fabriquant (85 % de limite inférieure et 100 % de limite supérieure) et les paramètres de surveillance exigés par l'état du client.	Les alarmes doivent être programmées aux limites et aux volumes appropriés selon le degré de surveillance qu'exige l'état du client.
S'assurer que les alarmes sont activées.	
Vérifier l'état de la peau sous le capteur au moins une fois toutes les quatre heures.	Une allergie ou une sensibilité à l'adhésif des capteurs jetables peut irriter la peau.
10. Retirer le capteur et mettre le saturomètre hors tension. 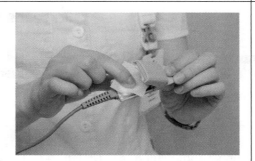	Maintenir le saturomètre inutilement sous tension affaiblit les piles.
Nettoyer le capteur avec un tampon d'alcool 70 % et le ranger.	Ce nettoyage évite la transmission de microorganismes pathogènes.

Étapes postexécutoires	Justifications
11. Effectuer les étapes postexécutoires communes décrites au début de cette section (page 87).	

 ## Éléments à consigner dans les notes d'évolution rédigées par l'infirmière

- La date et l'heure de la mesure.
- Le résultat de la mesure de la SpO$_2$ (à inscrire aussi sur le graphique des signes vitaux).
- Le type et la quantité d'oxygène utilisé par le client pendant l'évaluation.
- La corrélation entre les résultats de la SpO$_2$ et les données obtenues à la suite de l'évaluation de la fréquence, de l'amplitude et du rythme respiratoires.
- Tous les signes et les symptômes de désaturation en oxygène ainsi que la mesure de la SpO$_2$, le cas échéant.
- Tout résultat anormal. **Il faut également transmettre cette donnée au médecin traitant et à l'infirmière responsable du client.**

Exemple

2010-04-27 14:00 SpO$_2$ 88 % à l'air ambiant. O$_2$ installé par ventimasque à 100 %. SpO$_2$ 96 % par la suite.

Mesure de la pression artérielle

Vidéo

MS 4.5

BUT

Évaluer la pression artérielle systolique et diastolique du client.

NOTIONS DE BASE

La mesure de la pression artérielle (P.A.) permet à l'infirmière d'évaluer les changements dans l'hémodynamie d'un client à la suite de certains traitements ou de la prise de médicaments. Le client doit respecter une période de repos de cinq minutes avant la prise de pression artérielle et éviter tout effort physique pendant les 30 minutes qui précèdent celle-ci. La pression artérielle devrait toujours se prendre à la même période de la journée.

MATÉRIEL

- Sphygmomanomètre anéroïde
- Brassard à tensiomètre adapté à la taille du bras du client, en tissu, en vinyle ou dans une autre matière
- Stéthoscope
- Tampons d'alcool 70 %
- Feuille ou graphique d'enregistrement des signes vitaux
- Stylo

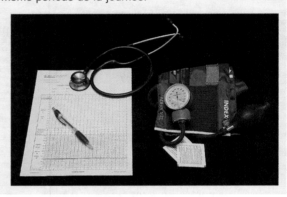

Étapes préexécutoires	Justifications
1. Effectuer les étapes préexécutoires communes décrites au début de cette section (pages 86 et 87).	
2. ÉVALUATION Rechercher la présence de signes cliniques indiquant une variation de la P.A. : • céphalées occipitales, épistaxis, fatigue (chez la personne âgée) ; • étourdissements, lipothymie, confusion, agitation, pâleur de la peau ou des muqueuses, peau froide ou marbrée aux extrémités.	Une P.A. élevée (hypertension) est souvent asymptomatique jusqu'à ce qu'elle soit très élevée. Une baisse de P.A. (hypotension) se traduit par une hypoperfusion des tissus et peut provoquer ces signes.
3. Déterminer l'endroit le mieux approprié pour la prise de P.A. Ne pas prendre la P.A. sur un bras où est installée une perfusion intraveineuse ou une fistule artérioveineuse ou qui porte un plâtre ou un pansement. Éviter le bras du côté où il y a eu une chirurgie au sein ou à l'aisselle. La P.A. peut exceptionnellement être mesurée sur les membres inférieurs lorsque les artères brachiales sont inaccessibles.	La pression exercée par le brassard gonflé pourrait endommager le site d'insertion du cathéter ou de la fistule.

Étapes préexécutoires	Justifications

4. Choisir un brassard adapté à la taille du client et à la grosseur du membre sur lequel sera prise la P.A.

Pour ce faire, mesurer la circonférence brachiale et la distance séparant le coude de l'acromion.

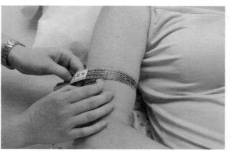

La largeur du brassard doit correspondre à 40 % de la circonférence du bras, et sa longueur (lorsque le brassard est déroulé) à 80 à 100 %.

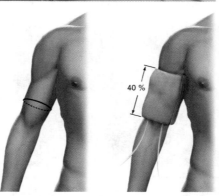

Justification: Un brassard trop grand engendrera un résultat inférieur au résultat réel tandis qu'un brassard trop petit entraînera un résultat supérieur au résultat réel et aura tendance à se détacher au cours du gonflement.

---

5. Demander au client de se reposer durant 5 minutes avant la prise de la P.A. et d'attendre au moins 30 minutes à la suite d'un exercice physique.

Lui demander de ne pas parler pendant la prise de la P.A. S'il est assis dans un fauteuil, lui demander d'appuyer son dos au dossier, de décroiser les jambes et de poser les pieds au sol.

Justification: Si le client parle pendant l'évaluation de sa P.A., cela peut entraîner une augmentation du résultat de 10 % à 40 %.

---

6. Dénuder le membre choisi.

Justification: Le brassard doit de préférence être installé directement sur la peau. Il peut exceptionnellement être placé sur un vêtement mince.

La circulation sanguine ne doit pas être entravée par un vêtement enroulé serré au-dessus du brassard (effet de garrot).

---

7. Selon le membre choisi, palper :
- l'artère brachiale ;

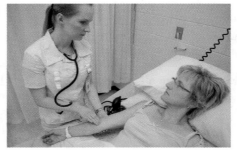

Justification: Cette palpation permet de repérer l'endroit où placer le capteur du brassard (indiqué par une flèche sur le brassard).

- l'artère poplitée.

Étapes exécutoires	Justifications
8. Placer le brassard vide d'air à 3 cm au-dessus du pli du coude. Centrer la flèche du brassard sur l'artère palpée préalablement. 	Un brassard mal ajusté génère des résultats inexacts. Le positionnement de la flèche du brassard parallèlement à l'artère assure une mesure précise.
9. S'assurer de voir le cadran du manomètre tout au long de la mesure. 	
10. Déterminer la pression systolique de référence.	La première pression prise chez un client sert de valeur de référence.
10.1 Palper l'artère au-dessous du brassard avec l'extrémité des doigts et gonfler rapidement le brassard jusqu'à une pression de 30 mm Hg depuis la disparition du pouls.	La palpation permet de déterminer le point de gonflement maximal. Dans le cas d'un pouls difficile à percevoir, on recommande d'utiliser un stéthoscope à ultrasons.
10.2 Ouvrir la soupape de la poire et laisser l'air s'échapper lentement en surveillant le cadran de lecture. Noter le point de réapparition du pouls. Ce point correspond à la pression systolique estimée.	
10.3 Dégonfler rapidement le brassard et attendre 60 secondes.	Un dégonflement rapide du brassard et un délai de 60 secondes évitent la congestion veineuse et l'obtention de résultats faussement élevés.
11. Nettoyer les embouts auriculaires, le diaphragme et la cupule du stéthoscope avec un tampon d'alcool 70 %.	Ce nettoyage réduit le risque de transmission de microorganismes pathogènes d'un client à un autre ou d'une infirmière à une autre.

12. Ajuster les embouts auriculaires du stéthoscope dans vos oreilles, l'orifice de l'embout dirigé vers l'avant, et vérifier la clarté des sons perçus.	Cette façon de placer les embouts auriculaires respecte l'angle du conduit auditif et permet une meilleure audition.
13. Repérer l'artère brachiale ou poplitée et y placer le diaphragme ou la cupule du stéthoscope.	Placé adéquatement, le diaphragme permet une réception sonore optimale. La cupule peut aussi être utilisée car elle est conçue pour capter les bruits de basse tonalité comme ceux de la P.A.
14. Tourner la soupape de la poire à pression dans le sens des aiguilles d'une montre jusqu'au point d'arrêt. Gonfler rapidement le brassard jusqu'à 30 mm Hg au-dessus de la pression systolique estimée.	Une bonne fermeture de la soupape prévient les fuites d'air au moment du gonflement.
15. Relâcher lentement la soupape pour laisser l'aiguille de la jauge du manomètre anéroïde descendre au rythme de 2 mm Hg/sec.	Une descente trop rapide ou trop lente de la pression anéroïde peut générer un résultat erroné.
16. Relever, sur le manomètre, le chiffre correspondant au moment où le premier bruit est entendu. L'intensité du bruit augmentera progressivement.	Le premier bruit, correspondant à la phase I de Korotkoff, indique la pression systolique.
17. Noter le point où le bruit disparaît. Continuer d'ausculter l'artère en laissant la pression descendre d'au moins 10 mm Hg après le dernier bruit. Si le bruit persiste jusqu'à la fin, utiliser le point où le bruit s'est assourdi comme indicateur de la pression diastolique. Dégonfler rapidement le brassard.	La disparition du bruit correspond à la phase V de Korotkoff et indique la pression diastolique. Cette auscultation permet d'exclure la présence d'un trou auscultatoire diastolique. Un gonflement prolongé du brassard provoque une occlusion artérielle se traduisant par un engourdissement ou un picotement dans le membre.

Étapes exécutoires	Justifications
18. Retirer le brassard. Répéter les étapes 6 à 18 avec le membre opposé. Comparer les résultats de la P.A. des deux membres.	Cette comparaison permet de déceler des problèmes circulatoires. Une différence de 5 à 10 mm Hg entre les deux membres est considérée comme normale.

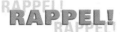 Le membre (gauche ou droit) qui présente la P.A. la plus élevée devrait être retenu pour l'évaluation actuelle ainsi que pour les évaluations suivantes. On doit alors en aviser le client.

Étapes postexécutoires	Justifications
19. Effectuer les étapes postexécutoires communes décrites au début de cette section (page 87).	
20. ÉVALUATION Mettre en corrélation la P.A. avec les résultats de la prise du pouls et de la saturométrie et avec l'état de santé du client. Tenir compte des problèmes de santé présents du client et de ses antécédents.	La P.A. et la fréquence cardiaque sont interdépendantes et font partie des paramètres hémodynamiques utilisés dans l'évaluation de la fonction cardiaque.

 ## Éléments à consigner dans les notes d'évolution rédigées par l'infirmière

- La date et l'heure de la mesure, ainsi que le site où la P.A. a été prise.
- Le résultat de la mesure de la P.A. (à inscrire aussi sur le graphique des signes vitaux).
- Toute mesure de la P.A. effectuée à la suite d'un traitement donné.
- La réaction du client et sa collaboration.
- Tout résultat anormal. **Il faut également transmettre cette donnée au médecin traitant et à l'infirmière responsable du client.**

Exemple

2010-04-27 14:00 P.A. 170/100 bras droit, 180/100 bras gauche.
14:10 AdalatXL 10 mg S.L.
15:00 P.A. 150/90 bras droit.

Notes personnelles

_____

_____

_____

_____

_____

_____

_____

_____

Mesure de la glycémie capillaire

BUT

Prélever un échantillon de sang capillaire dans le but d'évaluer le taux de glucose sanguin.

MATÉRIEL

- Glucomètre
- Stylo autopiqueur et lancettes
- Bandelettes d'analyse
- Compresses de gaze non stériles
- Gants non stériles

NOTIONS DE BASE

La glycémie capillaire permet à l'infirmière d'assurer le suivi d'un client diabétique. Selon les résultats obtenus et les protocoles préétablis par l'endocrinologue, l'infirmière peut ajuster les doses d'insuline. Compte tenu de leur faible innervation et de leur forte vascularisation, les régions latérales des doigts sont indiquées pour ce type de prélèvement.

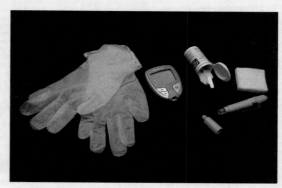

Étapes préexécutoires	Justifications
1. Effectuer les étapes préexécutoires communes décrites au début de cette section (pages 86 et 87).	
2. ÉVALUATION Rechercher la présence de signes cliniques d'hypoglycémie ou d'hyperglycémie : • hypoglycémie : palpitations, tremblements, diaphorèse, céphalées, manque d'énergie subit, faim, ralentissement des fonctions cérébrales supérieures, irritabilité et modification de la personnalité, vision trouble, confusion et troubles de coordination, stupeur, coma, convulsions ; • hyperglycémie : polydipsie, polyurie, polyphagie, perte de poids, fatigue extrême, somnolence, bouche sèche, déshydratation, confusion, coma.	Les signes d'hypoglycémie varient selon la glycémie. Ils peuvent s'échelonner de la fringale au coma, si la glycémie n'est pas rétablie à temps. Les signes d'hyperglycémie varient aussi selon la glycémie. Ils peuvent s'échelonner de la fatigue au coma, si la glycémie n'est pas rétablie à temps.

	Avant les repas	2 heures après les repas
Glycémie normale	4-6 mmol/L	5-8 mmol/L

Source : Adapté de Lawton, C., & Walker, S. (2010). *Guide canadien sur le diabète : La surveillance de la glycémie... pourquoi ?* [En ligne]. www.diabetescareguide.com/fr/monitoring.html (page consultée le 10 février 2010).

Étapes préexécutoires	Justifications

3. ÉVALUATION

Déterminer le site de la prise de la glycémie : face latérale des doigts ou talon. Éviter les zones présentant de l'œdème, de l'inflammation ou ayant été ponctionnées récemment.

Déterminer aussi la profondeur de la ponction.

Âge	Poids	Site recommandé	Profondeur de la ponction
Nouveau-né	≤ 3 kg	Talon	≤ 1,0 mm
Nouveau-né et enfant	> 3 kg et ≤ 9 kg	Talon	≤ 2,0 mm
Enfant	> 9 kg	Doigts	1,7-2,0 mm
Adulte	> 20 kg	Doigts	2,2-2,4 mm

Ces régions sont peu innervées, mais très vascularisées. Le talon est davantage utilisé chez le nouveau-né.

La profondeur de la ponction varie en fonction de l'âge du client (nouveau-né, enfant ou adulte), de la présence de callosités sur la peau et du poids chez l'enfant.

---

4. Vérifier le calibrage de l'appareil servant à mesurer la glycémie capillaire (se référer aux directives du fabricant).

Certains appareils doivent être calibrés régulièrement, alors que d'autres le sont seulement au changement du lot de lancettes.

Étapes exécutoires	Justifications

5. Demander au client de laver le site choisi à l'eau chaude savonneuse. Bien sécher la peau avec une serviette propre.

L'eau chaude produit une vaso-dilatation et augmente le flux sanguin aux extrémités. Le savon nettoie la flore microbienne présente sur la peau.

ALERTE CLINIQUE L'utilisation d'alcool pour désinfecter le site de ponction n'est pas recommandée, car, à long terme, elle provoque le dessèchement de la peau. De plus, si l'alcool n'est pas totalement évaporé, une hémolyse peut se produire, ce qui fausserait les résultats.

---

6. Mettre des gants non stériles.

Le port de gants évite les contacts directs avec le sang du client et la transmission de microorganismes pathogènes.

---

7. Insérer une bandelette d'analyse dans le lecteur du glucomètre.

Il faut se référer aux directives du fabricant concernant le mode d'emploi du glucomètre utilisé dans l'établissement.

Étapes exécutoires	Justifications
8. Insérer une nouvelle lancette dans le stylo autopiqueur. Régler la profondeur d'introduction de l'aiguille et armer le dispositif.	La profondeur d'introduction de l'aiguille doit être adaptée au tissu sous-cutané présent au site de prélèvement.
9. Retirer le capuchon protecteur de la lancette en le tournant. Placer le stylo autopiqueur sur l'extrémité latérale d'un doigt et appuyer fermement.	Compte tenu de leur faible innervation et de leur forte vascularisation, les régions latérales des doigts sont indiquées pour ce type de prélèvement.
10. Presser le bouton déclencheur, puis retirer le stylo autopiqueur. Attendre quelques secondes et masser le doigt vers le site de ponction jusqu'à l'apparition d'une grosse goutte de sang.	Le fait de masser le doigt augmente la quantité de sang au bout du doigt. Il faut cependant éviter de presser directement le site de ponction, car ce geste altère les cellules sanguines et peut fausser les résultats.
11. Placer la bandelette d'analyse sur la goutte de sang et attendre que le sang soit absorbé par capillarité (quelques secondes seulement sont nécessaires).	
12. Lorsque l'appareil émet un signal sonore, le déposer à un endroit sécuritaire et attendre la fin de l'analyse.	La plupart des glucomètres prennent de 10 à 20 secondes pour analyser l'échantillon prélevé.
13. Appuyer légèrement sur le site de ponction au moyen d'une compresse pendant 30 à 60 secondes.	Cette pression provoque une obstruction mécanique des capillaires et contribue à l'arrêt du saignement.

Étapes exécutoires	Justifications
14. Noter le résultat apparaissant dans la fenêtre de l'appareil au moment du dernier signal sonore. Inscrire ce résultat sur la feuille de suivi diabétique.	Le résultat permet d'ajuster la dose d'insuline, au besoin, selon le protocole en vigueur. Il sert aussi à évaluer la réaction du client à l'insulinothérapie ou aux hypo-glycémiants oraux.
15. Retirer les gants et les jeter à la poubelle.	Jeter les gants à la poubelle évite la propagation de microorganismes pathogènes.

Étapes postexécutoires	Justifications
16. Effectuer les étapes postexécutoires communes décrites au début de cette section (page 87).	

 Éléments à consigner dans les notes d'évolution rédigées par l'infirmière

Aucune note au dossier si le résultat de la glycémie est normal.

Dans le cas d'une glycémie capillaire anormale, consigner :
- La date et l'heure de la mesure de la glycémie.
- Le résultat de la mesure de la glycémie.
- Les observations cliniques en lien avec les signes d'hypoglycémie ou d'hyperglycémie.
- Les interventions en lien avec les manifestations cliniques observées.
- Tout résultat anormal. **Il faut également transmettre cette donnée au médecin traitant et à l'infirmière responsable du client.**

Exemple

2010-04-06 11:00 Client désorienté et agité, faciès pâle avec diaphorèse. Glycémie capillaire à 1,8 mmol/L.

11:05 Jus sucré avec deux sachets de sucre et un morceau de fromage P.O. Prend toute la collation.

11:10 Client plus calme, glycémie capillaire à 3,8 mmol/L.

11:30 Glycémie capillaire à 5,0 mmol/L, client calme, faciès rosé, aucune diaphorèse, dit se sentir bien.

FEUILLE DE SUIVI DIABÉTIQUE															
DATE	GLYCÉMIE PAR GLYCOMÈTRE									HEURE	HYPOGLYCÉMIANTS ORAUX, INSULINE S.C. OU POMPE À INSULINE	SITE	INITIALES		
		Nuit	À jeun	p.c. déj.	a.c. dîner	p.c. dîner	a.c. souper	p.c. souper	h.s.	Autre				Inf.	Vér.
2010-04-06	Heure				11:00										
	Résultat				1,8										
	Heure				11:10										
	Résultat				3,8										
	Heure				11:30										
	Résultat				5,0										

SIGNATURE	INITIALES	SIGNATURE	INITIALES	SIGNATURE	INITIALES
Sylvain Poulin, inf.	S.P.	Carole Lemire, inf.	C.L.		

Ponction veineuse

- Ponction à l'aiguille à prélèvements multiples
- Ponction au microperfuseur à ailettes

Vidéo

BUT

Prélever un échantillon de sang à des fins d'analyse.

NOTIONS DE BASE

Le prélèvement de sang à des fins d'analyse est une méthode diagnostique que l'infirmière doit appliquer dans le respect d'une asepsie rigoureuse. Elle privilégiera la ponction à l'aiguille lorsque les veines du client sont de bon calibre et faciles à stabiliser. Elle fera une ponction au microperfuseur en présence de veines de petit calibre difficiles à piquer. Il est recommandé d'utiliser un barillet et un garrot sans latex jetables (usage unique). S'ils ne sont pas jetables, les nettoyer et les désinfecter entre chaque client.

MATÉRIEL

- Aiguille à prélèvements multiples ou microperfuseur à ailettes (calibre 20 ou 21)
- Barillet
- Tubes à prélèvement
- Gants non stériles
- Garrot
- Requêtes d'analyse

- Tampons de chlorhexidine et d'alcool 70 %
- Ruban adhésif
- Compresse de gaze non stérile
- Sac de plastique biorisque
- Piqué jetable ou serviette, au besoin

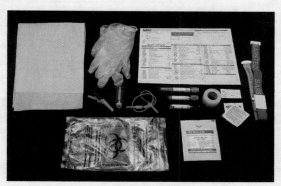

Étapes préexécutoires	Justifications
1. **Effectuer les étapes préexécutoires communes décrites au début de cette section (pages 86 et 87).**	
2. Remplir les requêtes d'analyse.	Les requêtes indiquent au personnel de laboratoire les analyses à effectuer. Le fait de remplir les requêtes avant le prélèvement évite les erreurs d'identification de client.
3. Préparer les tubes à prélèvement en fonction des analyses demandées (peuvent varier selon l'établissement). S'assurer d'avoir les bons tubes en mains : hématologie, biochimie, toxicologie, banque de sang, coagulation. Les placer dans l'ordre de prélèvement recommandé par l'Ordre des technologistes de laboratoire, comme il est montré dans le tableau à la page suivante.	

Étapes préexécutoires			Justifications

Ordre	Flacon ou couleur du bouchon	Tube de prélèvement
1	Flacons d'hémoculture aérobie et anaérobie	Tube pour hémoculture
2	Blanc, orange, rouge	Tube sec, sans additif (purge)
3	Bleu	Tube avec citrate de sodium, pour épreuve de coagulation
4	Jaune, rouge, rouge marbré	Tube pour sérum avec activateur de caillot, avec ou sans gel séparateur
5	Vert, vert pâle, vert marbré de noir	Tube hépariné, avec ou sans gel séparateur
6	Lavande, mauve, violet, rose, perle	Tube avec EDTA
7	Gris	Tube avec inhibiteur de la glycolyse, oxalate de potassium/fluorure de sodium
8	Noir	Tube avec citrate de sodium pour analyse de la sédimentation
9	Autres	

Étapes exécutoires	Justifications

4. Préparer le matériel à prélèvement.

4.1 Selon le type de ponction effectué, adapter au barillet :

- l'aiguille à prélèvements multiples ;

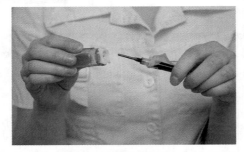

- l'aiguille à prélèvement du microperfuseur.

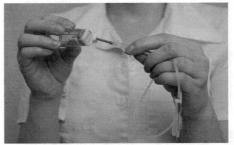

Une fois insérée dans la veine, l'aiguille permettra d'effectuer plusieurs prélèvements en ne changeant que les tubes dans le barillet.

5. Choisir le site de ponction.

Opter pour une veine droite, non noueuse, souple et de bon calibre.

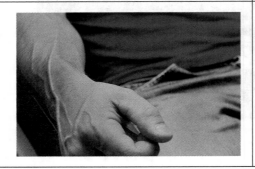

Il est déconseillé d'effectuer un prélèvement sanguin dans une veine noueuse ou de petit calibre, ces dernières étant plus difficiles à ponctionner.

Les veines au pli du coude, plus facile d'accès, sont à privilégier.

Étapes exécutoires	Justifications
6. Placer un piqué jetable ou une serviette sous le bras du client.	Cette précaution évite de souiller la literie ou le fauteuil.
7. Mettre des gants non stériles.	Le port de gants évite les contacts directs avec le sang du client et la transmission de microorganismes pathogènes.
8. Placer le garrot à environ 10 cm au-dessus du site de ponction. S'assurer qu'il est suffisamment serré. 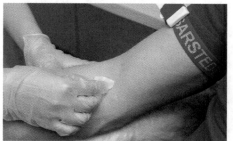	Un garrot installé trop près du site de ponction augmente le risque d'éclatement de la veine. L'installation d'un garrot suffisamment serré permet de mieux visualiser la veine.

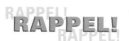 **RAPPEL!** Si la veine ne gonfle pas suffisamment, on peut demander au client de fermer et de serrer la main ou d'abaisser le bras sous le niveau du cœur pour que la veine se dilate. Déposer une serviette humide chaude sur le site de ponction favorise la vasodilatation de la veine et la rend plus visible et palpable.

ALERTE CLINIQUE Au bout de 60 secondes, on doit retirer le garrot utilisé pour procéder au choix de la veine. Après ce délai, une hémolyse consécutive à la compression de la veine pourrait se produire et altérer les résultats d'analyse. Il faut attendre deux minutes avant de remettre le garrot.

9. Désinfecter le site de ponction avec un tampon de chlorhexidine et d'alcool 70 % en effectuant un mouvement en spirale, du centre vers la périphérie. 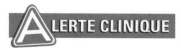 Couvrir un diamètre de désinfection de 5 cm et attendre au moins 30 secondes que l'aseptisant sèche entièrement (cela peut prendre jusqu'à 2 minutes), sans agiter la main, ni souffler sur le site, ni l'éponger avec une gaze.	Une désinfection du centre vers la périphérie évite de recontaminer la partie désinfectée. Un délai minimal de 30 secondes est nécessaire pour que la solution exerce son effet antiseptique et pour éviter une sensation de brûlure au site d'injection. Le fait d'agiter la main au-dessus du site, de souffler dessus ou de l'éponger risque de le contaminer.

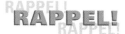 **RAPPEL!** Pour réduire la quantité de microorganismes pathogènes présents à la surface de la peau, il est recommandé d'utiliser une préparation de chlorhexidine et d'alcool 70 %.

10. Tendre la peau avec le pouce de la main non dominante environ 2,5 à 5 cm sous le site de ponction. De l'autre main, saisir le barillet et orienter le biseau de l'aiguille vers le haut.	La tension de la peau stabilise la veine. Orienter le biseau vers le haut facilite son insertion au centre de la veine, ce qui permet une meilleure aspiration du sang.

Étapes exécutoires	Justifications

11. Effectuer l'étape 12 ou 13, selon le cas :

▶ **12.** Faire une ponction à l'aiguille.

▶ **13.** Faire une ponction au microperfuseur à ailettes.

12. Faire une ponction à l'aiguille.

12.1 Introduire l'aiguille dans un angle de 30°.

L'abaisser d'environ 15° après son introduction dans la veine.

Justification : Un angle plus important risquerait de perforer la paroi postérieure de la veine.

12.2 Tenir le barillet par le collet, de la main non dominante.

De la main dominante, introduire un tube à prélèvement dans le barillet et le pousser jusqu'à ce que sa membrane de caoutchouc soit perforée par l'aiguille à l'intérieur du barillet.

Justification : Une telle prise stabilise le barillet et évite que l'aiguille se déplace et perfore la paroi postérieure de la veine au moment de l'insertion du tube.

Si aucun sang n'apparaît dans le tube, retirer l'aiguille de quelques millimètres. S'il n'y a aucun changement, retirer l'aiguille, la jeter dans un contenant biorisque et reprendre la procédure avec une nouvelle aiguille stérile.

a) S'il y a un seul tube à remplir :
- Maintenir le tube dans le barillet.
- Dénouer le garrot dès que le sang afflue dans le tube.
- Demander au client d'ouvrir la main.
- Laisser le tube se remplir jusqu'à la ligne interne ou jusqu'à ce qu'il cesse de se remplir.

b) S'il y a plusieurs tubes à remplir :
- Maintenir le tube dans le barillet.
- Laisser le tube se remplir jusqu'à la ligne interne ou jusqu'à ce que le sang cesse de couler.
- Retirer le tube et en insérer un nouveau en évitant de déplacer l'aiguille dans la veine.
- Au dernier tube, dénouer le garrot, demander au client d'ouvrir la main et laisser le tube se remplir.

Justification : L'absence de sang dans le tube indique que l'aiguille n'est pas dans la veine ou que le biseau est accolé à la paroi de la veine. Retirer légèrement l'aiguille peut permettre de la replacer dans la veine et ainsi rendre l'écoulement du sang possible.

Justification : Le fait de laisser le tube se remplir suffisamment en fonction de son vacuum interne (pression positive) évite de devoir piquer à nouveau le client.

12.3 Mélanger le contenu du tube par inversion dès le prélèvement terminé.

Le placer à la verticale dans un support à tubes.

Passer à l'étape 14.

Étapes exécutoires	Justifications

13. Faire une ponction au microperfuseur à ailettes.

13.1 Saisir les ailettes du micro-perfuseur et orienter le biseau de l'aiguille vers le haut.

Orienter le biseau vers le haut facilite son insertion au centre de la veine, ce qui permet une meilleure aspiration du sang.

Introduire l'aiguille à un angle de 30° et l'abaisser d'environ 15° lorsqu'elle est dans la veine.

Un angle plus important risquerait de perforer la paroi postérieure de la veine.

13.2 Tenir les ailettes de la main non dominante afin d'immobiliser l'aiguille.

De la main dominante, introduire le tube à prélèvement dans le barillet et le pousser jusqu'à ce que la membrane de caoutchouc soit perforée par l'aiguille à l'intérieur du barillet.

Cette précaution évite que l'aiguille se déplace et perfore la paroi postérieure de la veine au moment de l'insertion du tube.

Si aucun sang n'apparaît dans le tube, retirer l'aiguille de quelques millimètres. S'il n'y a aucun changement, retirer le microperfuseur, le jeter dans un contenant biorisque et reprendre la procédure avec un nouveau microperfuseur stérile.

a) S'il y a un seul tube à remplir :
- Maintenir le tube dans le barillet.
- Dénouer le garrot dès que le sang afflue dans le tube.
- Demander au client d'ouvrir la main.
- Laisser le tube se remplir jusqu'à la ligne interne ou jusqu'à ce qu'il cesse de se remplir.

b) S'il y a plusieurs tubes à remplir :
- Maintenir le tube dans le barillet.
- Laisser le tube se remplir jusqu'à la ligne interne ou jusqu'à ce que le sang cesse de couler.
- Retirer le tube et en insérer un nouveau en évitant de déplacer l'aiguille dans la veine.
- Au dernier tube, dénouer le garrot, demander au client d'ouvrir la main et laisser le tube se remplir.

L'absence de sang dans le tube indique que l'aiguille n'est pas dans la veine ou que le biseau est accolé à la paroi de la veine. Retirer légèrement l'aiguille peut permettre de la replacer dans la veine et ainsi rendre l'écoulement du sang possible.

Le fait de laisser les tubes se remplir suffisamment en fonction de leur vacuum interne (pression positive) évite de devoir piquer à nouveau le client.

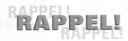

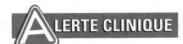

RAPPEL! Si le premier tube prélevé est destiné à la coagulation, il faut utiliser un tube de rejet de 2 ml pour enlever l'air de la tubulure avant de faire le prélèvement afin de maintenir le ratio optimal sang/anticoagulant. Le tube de rejet doit être sans additif ou un tube à bouchon bleu.

Étapes exécutoires	Justifications
13.3 Mélanger le contenu du tube par inversion dès le prélèvement terminé. Le placer à la verticale dans un support à tubes.	

ALERTE CLINIQUE On ne doit pas retirer le tube à prélèvement ni l'aiguille avant d'avoir desserré le garrot. Cela prévient l'éclatement de la veine et la formation d'un hématome au site de ponction.

14. Placer une compresse sur le site de ponction et retirer l'aiguille sans appliquer de pression sur la veine. Jeter l'aiguille ou le micro-perfuseur dans un contenant biorisque. 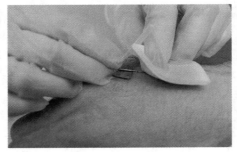	Exercer une pression sur l'aiguille au moment de la retirer peut endommager la veine.
15. Appliquer une légère pression (de 15 à 30 secondes) sur le site de ponction ou demander au client de continuer à appliquer une pression pendant 2 ou 3 minutes. Mettre un morceau de ruban adhésif sur la compresse afin de la maintenir sur le site de ponction. Une pression ferme d'au moins 5 minutes doit être appliquée chez les clients sous anticoagulothérapie.	Exercer une pression sur le site de ponction pendant 15 à 30 secondes entraîne une obstruction mécanique qui provoque l'hémostase (arrêt d'une hémorragie).

ALERTE CLINIQUE Il ne faut pas faire plier le bras du client, car un hématome pourrait alors se former.

Étapes postexécutoires	Justifications
16. Nettoyer les tubes avec un tampon d'alcool 70 % s'ils sont souillés.	Nettoyer les tubes prévient une contamination avec le sang du client.
17. Retirer les gants et les jeter à la poubelle.	Jeter les gants à la poubelle évite la propagation de microorganismes pathogènes.
18. Apposer une étiquette sur chacun des tubes à prélèvement et les déposer dans un sac de plastique biorisque. Acheminer les requêtes et les tubes au laboratoire dans les plus brefs délais.	L'étiquetage des tubes évite les erreurs. Un retard dans l'acheminement au laboratoire peut entraîner une altération des prélèvements, une modification des résultats d'analyse ou un délai pour obtenir ces résultats, puis un retard dans le début du traitement du client.

Étapes postexécutoires	Justifications
19. Effectuer les étapes postexécutoires générales décrites au début du guide (pages 3 et 4).	

📁 **Éléments à consigner dans les notes d'évolution rédigées par l'infirmière**

- La date et l'heure de la ponction ainsi que les analyses demandées.
- Toute douleur, rougeur ou réaction indésirable au moment de la ponction veineuse ou dans les minutes qui suivent le prélèvement (p. ex., une ecchymose).

Exemple

2010-04-25 06:30 Prélèvement sanguin pour Hb + Ht et bilan hépatique.
07:00 Ponction veineuse pour groupe sanguin et épreuve de compatibilité croisée. Ecchymose de 2 cm de diam. au pli du coude gauche.

RAPPEL! Selon les établissements, les analyses de laboratoire peuvent être enregistrées ailleurs que dans les notes d'évolution rédigées par l'infirmière. Il est important de se conformer aux politiques de l'établissement.

Notes personnelles

MS 4.7 Ponction veineuse **119**

MS 4.8

Prélèvement sanguin pour hémoculture

BUT

Détecter une bactériémie.

NOTIONS DE BASE

Les prélèvements sanguins pour hémoculture sont effectués dans le but de détecter la présence de bactéries dans le sang. Le prélèvement se fait à l'aide du microperfuseur à ailettes. Une asepsie rigoureuse doit être respectée afin d'éviter toute contamination de l'échantillon par des bactéries provenant de la flore microbienne présente sur la peau du client au moment de la ponction. Il est nécessaire d'effectuer plus d'un prélèvement (soit deux ou trois selon le protocole de l'établissement), d'alterner les sites de ponction et d'attendre de 15 à 20 minutes entre chaque prélèvement.

MATÉRIEL

- Seringue de 20 ml avec aiguille de calibre 20 ou 21
- Microperfuseur à ailettes avec adaptateur
- Barillet à hémoculture
- Bouteilles aérobie et anaérobie
- Gants non stériles
- Garrot

- Requêtes d'analyse microbiologique
- Tampons de chlorhexidine et d'alcool 70 %
- Ruban adhésif
- Compresse de gaze stérile
- Sac de plastique biorisque
- Piqué jetable ou serviette, au besoin

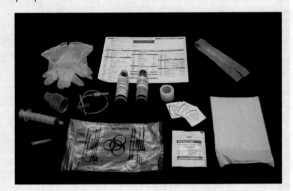

Étapes préexécutoires	Justifications
1. Effectuer les étapes préexécutoires communes décrites au début de cette section (pages 86 et 87).	
2. Préparer les bouteilles aérobie et anaérobie, selon le protocole en vigueur dans l'établissement.	
3. Remplir les requêtes d'analyse.	Les requêtes indiquent au personnel de laboratoire les analyses à effectuer. Le fait de remplir les requêtes avant le prélèvement évite les erreurs d'identification.

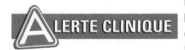

Un épisode d'hyperthermie accompagné de frissons peut indiquer la présence de bactéries dans le sang. Les prélèvements pour hémoculture doivent être faits au moment d'un pic d'hyperthermie et avant de commencer toute antibiothérapie. Dans le cas contraire, les résultats obtenus pourraient s'avérer faussement négatifs.

4. Faire une marque au stylo sur l'étiquette de chacune des deux bouteilles pour indiquer le volume de sang à prélever. 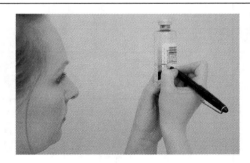	Les marques permettront de savoir à quel moment cesser le remplissage des bouteilles.

Étapes exécutoires	Justifications
5. Retirer le couvercle protégeant l'opercule de chaque bouteille sans le contaminer. 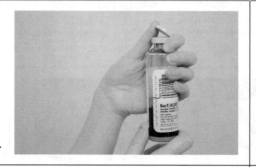 Désinfecter l'opercule avec un tampon d'alcool 70 % s'il a été contaminé au moment de l'ouverture. Laisser sécher pendant au moins 30 secondes.	Il est important de préserver la stérilité de l'opercule afin de ne pas fausser les résultats de l'analyse microbiologique. Un délai de 30 secondes est nécessaire pour que l'alcool produise son effet aseptisant.
6. Adapter le microperfuseur à ailettes au barillet à hémoculture. 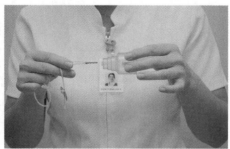	
7. Choisir le site de ponction. Opter pour une veine droite, non noueuse, souple et de bon calibre. 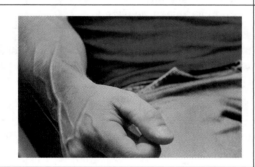	Les veines au pli du coude, plus facile d'accès, sont à privilégier. Les veines noueuses ou de petit calibre étant plus difficiles à ponctionner, il est déconseillé d'y effectuer un prélèvement sanguin.
8. Placer un piqué jetable ou une serviette sous le bras du client.	Cette précaution évite de souiller la literie ou le fauteuil.
9. Mettre des gants non stériles.	Le port de gants évite les contacts directs avec le sang du client et la transmission de microorganismes pathogènes.
10. Placer le garrot à environ 10 cm au-dessus du site de ponction. S'assurer qu'il est suffisamment serré. 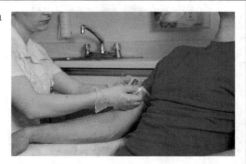	Un garrot installé trop près du site de ponction augmente le risque d'éclatement de la veine. L'installation d'un garrot suffisamment serré permet de mieux visualiser la veine.

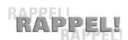 **RAPPEL!** Si la veine ne gonfle pas suffisamment, on peut demander au client de fermer et de serrer la main ou d'abaisser le bras sous le niveau du cœur pour que la veine se dilate. Déposer une serviette humide chaude sur le site de ponction favorise la vasodilatation de la veine et la rend plus visible et palpable.

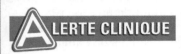

ALERTE CLINIQUE Au bout de 60 secondes, on doit retirer le garrot utilisé pour procéder au choix de la veine. Après ce délai, une hémolyse consécutive à la compression de la veine pourrait se produire et altérer les résultats d'analyse. Il faut attendre deux minutes avant de remettre un garrot.

11. Désinfecter le site de ponction deux fois.	
1° Désinfecter la peau avec un tampon de chlorhexidine et d'alcool 70 % en effectuant un mouvement en spirale du centre vers la périphérie.	Une désinfection du centre vers la périphérie évite de recontaminer la partie désinfectée.
Couvrir un diamètre de désinfection de 5 cm et laisser sécher complètement (au moins 30 secondes), sans agiter la main, ni souffler sur le site, ni l'éponger avec une gaze.	Un délai minimal de 30 secondes est nécessaire pour que la solution antiseptique exerce son effet et pour éviter une sensation de brûlure au site d'injection. Le fait d'agiter la main au-dessus du site, de souffler dessus ou de l'éponger risque de le contaminer.
2° Recommencer la désinfection avec un nouveau tampon de chlorhexidine et d'alcool 70 %.	
Laisser sécher complètement (au moins 30 secondes), sans agiter la main, ni souffler sur le site, ni l'éponger avec une gaze.	

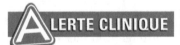

ALERTE CLINIQUE Une asepsie rigoureuse doit être respectée afin d'éviter toute contamination de l'échantillon par des bactéries provenant de la flore microbienne présente sur la peau du client pendant la ponction.

12. Retirer le capuchon protecteur de l'aiguille du microperfuseur à ailettes.	
13. Tendre la peau avec le pouce de la main non dominante, environ 2,5 à 5 cm sous le site de ponction.	Tendre la peau stabilise la veine.
14. Saisir les ailettes du microperfuseur et orienter le biseau de l'aiguille vers le haut. 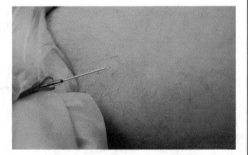 Introduire l'aiguille dans un angle de 30° et l'abaisser d'environ 15° lorsqu'elle est dans la veine.	Orienter le biseau vers le haut facilite son insertion au centre de la veine, ce qui permet une meilleure aspiration du sang. Un angle plus important risquerait de perforer la paroi postérieure de la veine.
15. Tenir les ailettes de la main non dominante afin d'immobiliser l'aiguille. 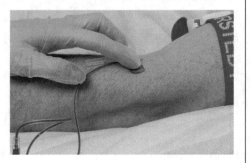	Cette précaution évite que l'aiguille se déplace et perfore la paroi postérieure de la veine au moment de l'insertion du tube.

Étapes exécutoires	Justifications
16. Insérer la bouteille aérobie dans le barillet à hémoculture.	L'air contenu dans la tubulure du microperfuseur sera aspiré dans la première bouteille dès que son opercule sera perforé par l'aiguille du barillet, permettant le prélèvement aérobie.
17. Abaisser la bouteille sous le niveau de la ponction en la tenant à la verticale de façon à visualiser la marque faite au préalable sur la bouteille.	Une telle position permet à la bouteille de se remplir plus facilement.
18. Retirer la bouteille aérobie du barillet lorsque le volume de sang à prélever est atteint. Mélanger le contenu de la bouteille par inversion dès le prélèvement terminé.	
19. Répéter les étapes 16 à 18 avec la bouteille anaérobie.	Pour la deuxième bouteille, comme l'air contenu dans la tubulure a été remplacé par le sang du client, le prélèvement sera anaérobie.

RAPPEL! Dans certaines situations, le prélèvement peut être fait à l'aide d'une seringue de 20 ml et d'une aiguille de calibre 21 de 2,5 cm. Il faut alors prélever 20 ml de sang et injecter 10 ml dans chacune des deux bouteilles en commençant par la bouteille aérobie et en y injectant d'abord un peu d'air. Cependant, cette méthode comporte plusieurs manipulations qui risquent de contaminer le prélèvement et qui augmentent le risque de piqûres accidentelles avec l'aiguille à prélèvements.

Étapes exécutoires	Justifications
20. Placer une compresse sur le site de ponction et retirer l'aiguille du microperfuseur sans appliquer de pression sur la veine. Dégager le microperfuseur à ailettes du barillet et le jeter dans un contenant biorisque.	Exercer une pression sur l'aiguille au moment de la retirer peut endommager la veine.
21. Appliquer une légère pression (de 15 à 30 secondes) sur le site de ponction ou demander au client de continuer à appliquer une pression pendant 2 ou 3 minutes. Mettre un morceau de ruban adhésif sur la compresse afin de la maintenir sur le site de ponction. Une pression ferme d'au moins 5 minutes doit être appliquée chez les clients sous anticoagulothérapie.	Exercer une pression sur le site de ponction pendant 15 à 30 secondes entraîne une obstruction mécanique qui provoque l'hémostase (arrêt d'une hémorragie).

ALERTE CLINIQUE Il ne faut pas faire plier le bras du client, car un hématome pourrait alors se former.

Étapes postexécutoires	Justifications
22. Effectuer les étapes postexécutoires communes décrites au début de cette section (page 87).	
23. Nettoyer les bouteilles avec un tampon d'alcool 70 % si elles sont souillées.	Nettoyer les bouteilles prévient la contamination avec le sang du client.
24. Retirer les gants et les jeter à la poubelle.	Jeter les gants à la poubelle diminue le risque de propagation de micro-organismes pathogènes.
25. Apposer une étiquette sur chacune des bouteilles et les déposer dans un sac de plastique biorisque.	L'étiquetage des bouteilles évite les erreurs.
26. Acheminer les requêtes et les bouteilles d'hémoculture au laboratoire dans les plus brefs délais.	Un retard dans l'acheminement au laboratoire peut entraîner une altération des prélèvements, une modification des résultats d'analyse ou un délai pour obtenir ces résultats, puis un retard dans le début du traitement du client.

 Éléments à consigner dans les notes d'évolution rédigées par l'infirmière

- La date, l'heure et le site de prélèvement.
- Les raisons justifiant l'hémoculture (fièvre, manifestations d'hyperthermie observées, etc.).
- Toute douleur, rougeur ou réaction indésirable au moment de la ponction veineuse ou dans les minutes qui suivent le prélèvement (p.ex., une ecchymose).

Exemple

2010-04-25 21:00 T° 39,1 °C, P 98, P.A. 140/88, R 28. Prélèvement de sang pour hémoculture à 20:10 et à 20:30.
22:40 T° 39,3 °C, P 104, P.A. 110/76, R 32. Frissons et diaphorèse.
22:50 Hémoculture avant-bras gauche droit.
23:10 Hémoculture au pli du coude droit.

Notes personnelles

_____
_____
_____
_____
_____
_____
_____
_____
_____
_____
_____

Méthodes liées à l'administration des médicaments

Étapes préexécutoires et postexécutoires communes de la section 5

Ces étapes constituent les considérations et les actions préexécutoires et postexécutoires communes aux méthodes liées à l'administration des médicaments. Elles assurent l'application appropriée des principes de soins et sont regroupées en début de section afin d'alléger le texte de chacune des méthodes.

Étapes préexécutoires communes	Justifications
1. **Effectuer les étapes préexécutoires générales décrites au début du guide (pages 1 et 2).**	
2. Préparer les médicaments d'un seul client à la fois.	Cette précaution réduit le risque d'erreurs inhérent à la préparation.
3. Vérifier l'ordonnance médicale.	L'ordonnance médicale est le seul document légal autorisant l'administration des médicaments. Sa vérification permet de s'assurer que l'ordonnance a été remplie correctement.
4. Prendre les médicaments du client (casier à médicaments de la pharmacie ou chariot à médicaments) et comparer les étiquettes avec l'ordonnance et la feuille d'administration des médicaments (FADM).	La comparaison des étiquettes avec l'ordonnance et la FADM réduit le risque d'erreurs.
5. Au besoin, calculer la dose de médicament à administrer.	Calculer la dose inscrite sur la FADM réduit le risque d'erreurs.
6. Appliquer les cinq bons principes d'administration des médicaments, communément appelés les « 5 bons » pour chaque médicament : • le bon médicament, • à la bonne dose, • au bon client, • par la bonne voie d'administration, • au bon moment.	Le respect des « 5 bons » est recommandé afin d'assurer l'administration sécuritaire et adéquate d'un médicament.

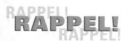

À ces « 5 bons », plusieurs infirmières en ajoutent un sixième et un septième. Le 6e « bon » correspond à une bonne documentation (exactitude de l'inscription de l'administration du médicament sur la FADM ou au dossier du client) et le 7e, à une bonne surveillance des effets attendus et des effets secondaires des médicaments administrés.

Étapes préexécutoires communes	Justifications

ALERTE CLINIQUE La vérification des « 5 bons » doit se faire trois fois :
1) au moment de la préparation du médicament ;
2) lorsque le contenant du médicament est rangé à sa place ;
3) au moment de l'administration du médicament au client.

Étapes préexécutoires communes	Justifications
7. Vérifier la date d'expiration de chaque médicament. Ne pas administrer un médicament dont la date d'expiration est dépassée.	Un médicament périmé peut être instable sur le plan chimique, ne pas être efficace ou avoir des effets non thérapeutiques, voire nuisibles.
8. S'assurer de connaître l'effet thérapeutique prévu du médicament, sa classe, son action, ses effets secondaires, ses éventuelles interactions avec d'autres médicaments et les éléments à surveiller à la suite de son administration (pharmacodynamie).	Cette vérification permet d'administrer le médicament de façon sécuritaire et de surveiller les réactions du client au traitement, de même que l'apparition d'effets secondaires indésirables.
9. Vérifier dans le dossier du client, le plan de soins et de traitement infirmiers (PSTI) et le plan thérapeutique infirmier (PTI), les antécédents médicaux du client ainsi que ses allergies médicamenteuses et alimentaires. Vérifier également si le client porte un bracelet indiquant ses allergies.	Cette vérification permet une administration sécuritaire des médicaments.

ALERTE CLINIQUE On ne doit pas administrer au client un médicament auquel il est allergique.

Étapes préexécutoires communes	Justifications
10. Vérifier si le client prend d'autres médicaments (d'ordonnance ou offerts en vente libre) ou des produits naturels par voie orale ou autre (transdermique, rectale, etc.).	Il pourrait y avoir une interaction médicamenteuse entre les médicaments et les produits pris par le client et ceux à lui administrer.
11. Relire l'étiquette du contenant à médicament et appliquer de nouveau les « 5 bons », puis ranger le contenant.	La deuxième vérification de l'étiquette réduit les erreurs d'administration du médicament.
12. Utiliser un godet de carton pour les comprimés ou les gélules et un godet de plastique gradué pour les liquides. Les déposer sur un plateau pour les transporter.	L'utilisation d'un plateau et de godets assure un transport sécuritaire des médicaments.
13. Apporter les médicaments au client à l'heure prescrite. Selon le cas, procéder aux activités de soins préalables à l'administration des médicaments.	Administrer les médicaments dans un délai ne dépassant pas 30 minutes avant ou après l'heure prescrite maximise l'effet thérapeutique visé. Certains médicaments exigent une prise du pouls, de la pression artérielle (P.A.) ou de la glycémie capillaire avant leur administration.

Étapes préexécutoires communes	Justifications
14. Demander au client son nom et sa date de naissance. Comparer ces renseignements avec ceux inscrits sur son bracelet d'identité et sur la FADM. Apporter un bracelet au client s'il n'en a pas ou le changer si le sien est décoloré.	Le bracelet d'identité constitue la source la plus fiable pour l'identification de la personne. Il est mis au poignet du client dès son admission dans l'établissement. Vérifier le nom du client uniquement de façon orale est déconseillé en raison du risque d'erreur (p. ex., chez un client confus).
15. ÉVALUATION Évaluer les connaissances du client concernant son état de santé et les médicaments qu'il doit recevoir.	Cette évaluation des besoins du client en matière d'enseignement favorise sa collaboration.
16. Expliquer au client le but, l'action et les effets indésirables possibles de chacun de ses médicaments. L'encourager à poser des questions sur ce qu'il ne comprend pas. Adapter l'enseignement à son degré de compréhension.	Le client a le droit d'être informé au sujet des médicaments qu'on lui administre. Le choix d'une méthode d'enseignement appropriée aux besoins du client facilite sa compréhension.
17. ÉVALUATION Évaluer la capacité du client à s'administrer lui-même les médicaments, si cela est possible.	Cette évaluation permet de déterminer le soutien qu'exige l'état du client.
18. Ne jamais laisser les médicaments au chevet du client sans surveillance, sauf si celui-ci participe à un programme d'autogestion des médicaments.	L'infirmière a la responsabilité de s'assurer que le client a pris ses médicaments. Cette précaution évite qu'un autre client les prenne à sa place ou que les médicaments soient contaminés ou égarés.

Étapes postexécutoires communes	Justifications
1. Effectuer les étapes postexécutoires générales décrites au début du guide (pages 3 et 4).	
2. Disposer du matériel souillé selon les pratiques en vigueur dans l'établissement.	Disposer adéquatement du matériel souillé réduit le risque de contamination et évite la propagation de microorganismes pathogènes.
3. Inscrire sur la FADM la date et l'heure de l'administration du médicament, ainsi que le nom et la dose du médicament administré. Signer la FADM.	Consigner la date et l'heure de l'administration des médicaments est une activité obligatoire pour les professionnels, qui assure le respect de l'horaire d'administration.

Section 5

Étapes postexécutoires communes	Justifications
4. Vérifier de nouveau l'exactitude de l'inscription de l'administration du médicament au dossier du client. Ranger la FADM.	Une bonne documentation permet d'assurer un meilleur suivi et respecte les bons principes d'administration des médicaments. Elle constitue pour certains le « 6ᵉ bon ».
5. ÉVALUATION Évaluer l'état du client à la suite de la prise du médicament, soit après 15 à 45 minutes, selon le pic d'action ou le mode d'administration.	Cette évaluation permet d'assurer le suivi clinique nécessaire, de déterminer l'efficacité du médicament et de détecter l'apparition d'effets secondaires ou de réactions allergiques. Elle constitue pour certains le « 7ᵉ bon ».
6. Si le client présente une réaction allergique ou des effets secondaires indésirables, aviser rapidement le médecin traitant et l'infirmière responsable du client.	Cette information permet au médecin de modifier l'ordonnance et à l'équipe traitante de réagir en conséquence.

ALERTE CLINIQUE En présence de réactions indésirables, il faut cesser l'administration du médicament en raison du risque de réaction allergique ou de choc anaphylactique et en aviser le médecin traitant.

Notes personnelles

_____
_____
_____
_____
_____
_____
_____
_____
_____
_____
_____
_____
_____
_____
_____
_____
_____
_____

MS 5.1

Administration de médicaments par voie orale

- Préparation et administration de comprimés, de gélules et de capsules
- Préparation et administration d'un médicament liquide

BUT

Obtenir un effet thérapeutique préventif, curatif, palliatif ou une combinaison de ces effets.

NOTIONS DE BASE

Depuis quelques années, le nombre d'erreurs dans l'administration des médicaments a augmenté de façon importante. Afin de les éviter, il s'avère essentiel de respecter, comme le recommande l'Ordre des infirmières et infirmiers du Québec (OIIQ), les cinq bons principes d'administration des médicaments – le bon médicament, à la bonne dose, au bon client, par la bonne voie d'administration et au bon moment –, mais également de vérifier l'exactitude de l'inscription au dossier du client de l'administration du médicament. Il faut aussi maîtriser les méthodes de calcul des doses de médicaments et avoir une bonne connaissance des médicaments administrés.

MATÉRIEL

- Plateau à médicaments
- Médicaments dans leur contenant
- Seringue sans aiguille
- Godets de papier ou de plastique (gradué)
- Verre d'eau ou de jus

- Paille, au besoin
- Pilon et mortier (si les médicaments doivent être broyés)
- Coupe-pilule
- Feuille d'administration des médicaments (FADM)

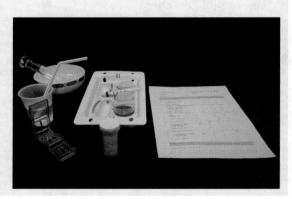

Étapes préexécutoires	Justifications
1. **Effectuer les étapes préexécutoires communes décrites au début de cette section (pages 126 à 128).**	
2. **ÉVALUATION** Évaluer la présence de contre-indications à l'administration orale de médicaments : • Le client souffre-t-il de nausées ou de vomissements ? • Est-il atteint d'une maladie inflammatoire de l'intestin ou présente-t-il une diminution du péristaltisme ? • A-t-il subi récemment une intervention chirurgicale ou gastro-intestinale ? • Présente-t-il de la dysphagie ou une altération de l'état de conscience ? • Est-il porteur d'un tube nasogastrique sous succion intermittente ou continue ? En présence de contre-indications, ne pas administrer le médicament et en aviser le médecin.	Les perturbations de la fonction gastro-intestinale compromettent la distribution, l'absorption et l'élimination des médicaments.

Étapes préexécutoires	Justifications
3. ÉVALUATION Vérifier la capacité du client à avaler. Évaluer les risques de bronchoaspiration (présence du réflexe de déglutition). Si le réflexe de déglutition est absent, en aviser le médecin afin que celui-ci prescrive une autre voie d'administration.	L'administration des médicaments par voie orale est contre-indiquée si le réflexe de déglutition est absent en raison du risque d'étouffement et de bronchoaspiration.

Étapes exécutoires	Justifications
4. Effectuer l'étape 5 ou 6, selon le cas. ▶ **5.** Préparer et administrer des comprimés, des gélules ou des capsules. ▶ **6.** Préparer et administrer un médicament liquide.	
5. Préparer et administrer des comprimés, des gélules ou des capsules.	
5.1 Verser les comprimés, les gélules ou les capsules dans le couvercle du contenant à médicaments. Les transférer dans le godet à l'aide du couvercle en évitant de les toucher avec les doigts ; remettre dans le contenant les comprimés, gélules ou capsules prélevés en trop.	Le transfert des médicaments à l'aide du couvercle du contenant évite de les contaminer pendant leur manipulation.
Si le comprimé doit être fractionné, le séparer à l'aide d'un coupe-pilule et remettre la partie non utilisée dans le contenant à médicaments.	Les comprimés sécables présentent une rainure transversale en leur milieu.
5.2 Déposer dans le même godet les comprimés, les gélules ou les capsules qui doivent être administrés au client à la même heure. Placer dans un contenant à part les médicaments pour lesquels il est essentiel de vérifier certains paramètres avant l'administration (p. ex., mesurer la fréquence cardiaque ou la P.A.).	Cette précaution évite d'administrer un médicament sans avoir effectué au préalable le contrôle requis.

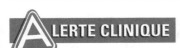 **LERTE CLINIQUE** Il ne faut pas ouvrir les capsules avant de les administrer, sauf si le client ne peut les avaler et que le pharmacien autorise cette façon de faire.

5.3 Si le client éprouve de la difficulté à avaler les comprimés, les gélules ou les capsules, demander au médecin de prescrire le médicament sous forme liquide. Si l'on ne peut l'obtenir sous forme liquide, procéder comme suit. 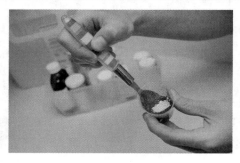	Les gros comprimés sont parfois difficiles à avaler. Le client pourra préférer un comprimé broyé plus facile à ingérer.
a) Comprimé : utiliser un pilon pour le broyer, puis le mélanger à une petite quantité d'aliments en purée. b) Gélule : prélever le liquide contenu à l'intérieur de la gélule à l'aide d'une seringue ou perforer la gélule et la comprimer pour en extraire le liquide. Le transférer dans un godet en plastique. c) Capsule : l'ouvrir et mélanger le médicament à une petite quantité d'aliments en purée.	Le fait de mélanger le médicament à une purée (yogourt ou compote de pommes) évite que le client s'étouffe ou qu'il aspire des particules de médicament.

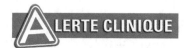 Il est important de toujours vérifier si un comprimé peut être fractionné ou broyé, si une capsule peut être ouverte et si le contenu d'une gélule peut être retiré sans que cela nuise à son effet thérapeutique. On doit consulter le pharmacien ou les recommandations du fabricant à cet effet.

5.4 S'il s'agit d'un analgésique opioïde, demander l'autorisation de déverrouiller l'armoire à analgésiques opioïdes. Consulter le registre des analgésiques opioïdes, vérifier le compte précédent et comparer la quantité de médicaments inscrite à celle qui reste. Prendre la dose prescrite, puis remplir le registre, le dater et le signer.	Le *Règlement sur les stupéfiants* (C.R.C., ch. 1041) stipule que ces substances doivent faire l'objet d'un contrôle strict.

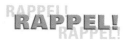 Avant d'administrer un médicament au client, on doit vérifier son identité en lui demandant de se nommer (ou en le nommant par son nom) et vérifier son bracelet d'identité. Cette double vérification permet d'éviter une erreur d'identification dans le cas où le client est confus.

5.5 Offrir de l'eau ou du jus au client au moment de lui remettre ses médicaments. Lui donner une paille, au besoin. 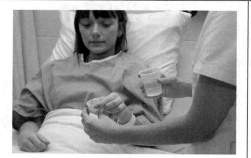	Les liquides permettent d'avaler plus facilement les comprimés, les capsules et les gélules, et ils favorisent l'absorption au niveau du tractus gastro-intestinal.
5.6 Approcher le godet des lèvres du client si celui-ci ne peut tenir les médicaments et, dans le cas de comprimés ou de gélules, les introduire délicatement dans sa bouche, un à la fois, au moyen du godet.	Avaler un seul comprimé ou une seule gélule ou capsule à la fois est plus facile et réduit le risque d'aspiration bronchique.

Étapes exécutoires	Justifications

5.7 Préciser au client comment avaler le médicament en fonction de son mode d'absorption.

a) Médicament à administrer par voie sublinguale : demander au client de placer le médicament sous la langue jusqu'à ce qu'il soit complètement dissous.

Le médicament est absorbé par les vaisseaux sanguins sous la langue. Si le client l'avale, il sera détruit par les sucs gastriques, ce qui réduira sa concentration sanguine et nuira à son effet thérapeutique.

Le client ne doit pas prendre de liquides ni fumer avant la dissolution complète du médicament.

La nicotine provoque une vaso-constriction des vaisseaux sanguins et ralentit l'absorption du médicament.

b) Médicament à administrer par voie buccogingivale : demander au client de maintenir le médicament contre les muqueuses de la joue, jusqu'à ce qu'il soit complètement dissous.

Un médicament administré par voie buccogingivale doit demeurer dans la bouche pour agir localement.

Le client ne doit pas prendre de liquides ni fumer avant la dissolution complète du médicament.

La nicotine provoque une vaso-constriction des vaisseaux sanguins et ralentit l'absorption du médicament.

c) Médicament en poudre et comprimé effervescent : attendre d'être au chevet du client pour le mélanger avec un liquide. L'administrer dès qu'il est dissous.

Un médicament en poudre risque de s'épaissir ou même de durcir s'il est mélangé au liquide à l'avance.

d) Médicament sous forme de pastille : dire au client de ne pas mâcher ni d'avaler les pastilles, mais de les laisser fondre dans la bouche.

Le médicament doit être absorbé lentement par les muqueuses buccales et non par la muqueuse gastrique.

Passer à l'étape 7.

RAPPEL! Tout médicament (comprimé, gélule, capsule) qui touche le sol ou toute autre surface non stérile est considéré comme contaminé. L'infirmière doit alors le jeter dans un contenant biorisque et en préparer un nouveau.

6. Préparer et administrer un médicament liquide.

6.1 Retirer le couvercle du contenant et le déposer sur une surface propre, sa partie extérieure contre le comptoir.

Cette manière de déposer le couvercle évite d'en contaminer l'intérieur et la transmission de microorganismes pathogènes.

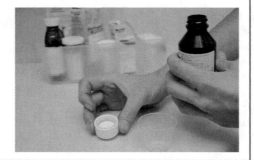

6.2 Tenir le contenant gradué à la hauteur des yeux et y verser la quantité de médicament prescrite.

Le fait de tenir le contenant à cette hauteur assure une mesure précise.

Éviter de souiller l'étiquette de la bouteille pendant la manœuvre.

Une étiquette souillée peut être plus difficile à lire.

Verser tout liquide excédentaire dans un sac à déchets biomédicaux ou un contenant biorisque.

Santé Canada recommande de ne jeter aucun médicament dans l'évier, une poubelle ou les toilettes.

Étapes exécutoires		Justifications
6.3 Utiliser une seringue sans aiguille pour mesurer un volume inférieur à 10 ml.	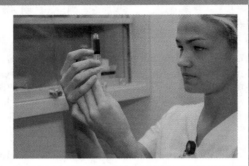	Cette seringue assure la précision de la mesure.
6.4 S'il s'agit d'un analgésique opioïde, demander l'autorisation de déverrouiller l'armoire à analgésiques opioïdes. Consulter le registre des analgésiques opioïdes, vérifier le compte précédent et comparer la quantité de médicaments inscrite à celle qui reste. Prendre la dose prescrite, puis remplir le registre, le dater et le signer.		Le *Règlement sur les stupéfiants* (C.R.C., ch. 1041) stipule que ces substances doivent faire l'objet d'un contrôle strict.
6.5 Donner à boire le médicament au client dans le contenant gradué ou utiliser la seringue sans aiguille pour l'administrer, au besoin.		
7. Demeurer auprès du client jusqu'à ce qu'il ait avalé chaque médicament. Lui demander d'ouvrir la bouche pour vérifier en cas de doute.		L'infirmière est tenue de s'assurer que le client prend le médicament prescrit.

Étapes postexécutoires	Justifications
8. Effectuer les étapes postexécutoires communes décrites au début de cette section (pages 128 et 129).	

 ## Éléments à consigner dans les notes d'évolution rédigées par l'infirmière

- L'état du client avant l'administration du médicament.
- Les signes vitaux avant l'administration d'un hypotenseur ou d'un cardiotonique.
- La glycémie capillaire avant l'administration d'insuline.
- La date et l'heure de l'administration du médicament.
- Le nom du médicament, la dose administrée et la voie d'administration.
- Lorsqu'il s'agit d'une administration p.r.n., les raisons justifiant l'administration du médicament et le degré de soulagement du client.
- La réaction du client (p. ex., un refus) et sa collaboration.
- Toute réaction anormale ou indésirable (p. ex., une réaction allergique) survenue à la suite des soins. **Il faut également transmettre cette donnée au médecin traitant et à l'infirmière responsable du client.**

Exemple

2010-04-26	12:00	*Éprouve douleur aiguë 8/10 hypocondre droit.*
	12:10	*Codéine 30 mg 1 co. P.O. Connaît les effets thérapeutiques et secondaires du médicament.*
	12:40	*Aucun effet indésirable ou réaction allergique.*
	13:00	*Douleur diminuée à 3/10, se dit bien.*

Administration de médicaments par voie auriculaire

- Instillation de gouttes ou d'une solution dans le conduit auditif
- Irrigation auriculaire

BUT

Traiter un problème de santé par l'instillation de gouttes ou d'une solution dans les conduits auditifs.

Dégager le conduit auditif de particules, de bouchons de cérumen ou d'autres éléments qui l'obstruent.

NOTIONS DE BASE

L'infirmière doit connaître la terminologie associée aux oreilles afin d'éviter une erreur d'administration liée à la méconnaissance des abréviations couramment utilisées :

- Oreille droite = A.D.
- Oreille gauche = A.S.
- Les deux oreilles = A.U.

▶ **MS 5.1** Consulter également les notions de base présentées dans la méthode de soins 5.1.

MATÉRIEL

Pour l'instillation

- Plateau à médicaments
- Compresse de gaze et boule de coton
- Gants non stériles
- Médicament prescrit
- Otoscope
- Feuille d'administration des médicaments (FADM)

Pour l'irrigation

- Récipient pour l'eau d'irrigation
- Piqué jetable ou serviette
- Gants non stériles
- Seringue à lavage auriculaire ou seringue de 50 ml avec embout auriculaire ou cathéter intraveineux court de type Cathlon^MD
- Eau tiède du robinet ou solution stérile si prescrite
- Haricot pour le retour d'eau

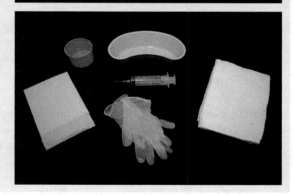

Étapes préexécutoires	Justifications
1. Effectuer les étapes préexécutoires communes décrites au début de cette section (pages 126 à 128).	

Étapes préexécutoires	Justifications
2. ÉVALUATION • Examiner les oreilles et, à l'aide de l'otoscope, évaluer l'état du tympan et du conduit auditif du client. Consulter le dossier médical pour vérifier si le client a déjà eu une perforation du tympan.	Une perforation du tympan, la présence de tubes à la suite d'une myringotomie, une chirurgie récente à l'oreille ou une otorrhée sont des contre-indications formelles à l'irrigation auriculaire.
• Vérifier la présence de fièvre, de douleur ou d'étourdissements.	Ces symptômes peuvent indiquer la présence d'une otite et constituent également des contre-indications à l'irrigation auriculaire.
• Vérifier la présence d'un corps étranger dans le conduit auditif.	Certains corps étrangers (p. ex., un pois) peuvent augmenter de volume en présence de liquide et exercer une pression sur le conduit auditif.

Étapes exécutoires	Justifications
3. Réchauffer tout médicament gardé au froid en tenant le flacon entre les mains pendant une à deux minutes, jusqu'à ce qu'il atteigne la température du corps.	Un médicament tiède est plus agréable pour le client et évite la sensation d'étourdissement provoquée par l'administration d'un liquide froid dans le conduit auditif.
4. Mettre des gants non stériles au besoin.	Le port de gants évite les contacts directs avec les liquides biologiques du client et la transmission de microorganismes pathogènes.

RAPPEL! Avant d'administrer un médicament au client, on doit vérifier son identité en lui demandant de se nommer (ou en le nommant par son nom) et vérifier son bracelet d'identité. Cette double vérification permet d'éviter une erreur d'identification dans le cas où le client est confus.

5. Effectuer l'étape 6 ou 7, selon le cas. ▶ 6. Instiller des gouttes ou une solution dans le conduit auditif. ▶ 7. Procéder à une irrigation auriculaire.	
6. Instiller des gouttes ou une solution dans le conduit auditif.	
6.1 Demander au client de prendre la position Fowler ou de décubitus latéral (sauf s'il y a contre-indication), et de tourner la tête de façon à exposer l'oreille à traiter.	Ces positions facilitent l'administration du médicament.
6.2 Retirer le capuchon du flacon et le déposer, partie extérieure contre la table, sur une compresse stérile ou sur une surface propre.	Cette manière de déposer le capuchon évite d'en contaminer l'intérieur et diminue le risque de transmission de microorganismes pathogènes.

Étapes exécutoires	Justifications
6.3 Tirer le pavillon de l'oreille avec la main non dominante comme suit. a) Enfants de moins de trois ans : tirer vers le bas et l'arrière. b) Adultes : tirer vers le haut et l'arrière.	Ces manipulations dégagent le conduit auditif et assurent un écoulement efficace des gouttes otiques dans le pavillon.
6.4 Instiller les gouttes prescrites en tenant le compte-gouttes à 1 cm au-dessus de l'orifice du conduit auditif.	Ne pas toucher au conduit évite de contaminer l'embout du compte-gouttes.
6.5 Introduire, au besoin, une boule de coton dans la partie externe du conduit auditif. La retirer après 15 minutes.	La boule de coton permet au médicament de demeurer dans le conduit auditif.
6.6 Demander au client de maintenir sa position pendant 5 à 10 minutes. Si les deux oreilles doivent être traitées, attendre 10 minutes entre chaque instillation. Masser le tragus ou exercer une légère pression du doigt sur celui-ci sauf si le site est douloureux. Passer à l'étape 9.	Maintenir la position permet au liquide de descendre dans le conduit auditif. Appuyer sur le tragus favorise l'absorption du médicament.
7. Procéder à une irrigation auriculaire.	
7.1 Demander au client de prendre la position Fowler ou de décubitus latéral (sauf s'il y a contre-indication) et de tourner la tête de façon à exposer l'oreille à traiter. Placer une serviette ou un piqué sous sa tête ou sur son épaule et lui demander de tenir le haricot sous l'oreille à traiter.	Ces positions sont plus confortables pour le client et facilitent l'irrigation et le drainage du conduit auditif. La serviette évite de souiller la literie et les vêtements du client.
7.2 Remplir la seringue avec de l'eau ou avec la solution prescrite par le médecin comme suit. a) Enfants : mettre de 20 à 30 ml. b) Adultes : mettre environ 50 ml.	
7.3 Ajointer à la seringue un embout auriculaire ou un cathéter intraveineux court de type Cathlon^{MD} (sans le mandrin).	

Étapes exécutoires	Justifications
7.4 Saisir délicatement le pavillon de l'oreille et procéder comme suit. a) Enfants : redresser le conduit auditif en tirant le pavillon vers le bas et vers l'arrière. b) Adultes : tirer le pavillon vers le haut et l'extérieur.	Ces manipulations dégagent le conduit auditif et améliorent l'efficacité de l'irrigation.
7.5 Irriguer lentement le conduit auditif avec la solution en dirigeant le jet vers la paroi supéropostérieure du canal auditif. Ne pas diriger le jet sur le tympan. Maintenir l'extrémité de la seringue à environ 1 cm au-dessus de l'orifice du conduit auditif. Laisser le liquide s'écouler de l'oreille durant l'irrigation.	Une irrigation rapide peut incommoder le client ou provoquer des nausées ou des vomissements.
7.6 Le bout de la seringue ne doit jamais obstruer l'entrée du conduit auditif pendant la manœuvre.	La solution d'irrigation aura de la difficulté à ressortir de l'oreille si l'embout de la seringue obstrue l'entrée du canal auditif, et une trop grande pression sera alors exercée sur le tympan.
7.7 Remplir la seringue quatre ou cinq fois par irrigation ou jusqu'à ce que l'eau de retour soit claire en procédant comme suit. a) Enfants : utiliser de 80 à 100 ml de solution par irrigation (de 20 à 30 ml par remplissage). b) Adultes : utiliser de 200 à 250 ml de solution par irrigation (environ 50 ml par remplissage).	

ALERTE CLINIQUE Il faut cesser l'irrigation dès que le client présente des nausées, des vomissements, des vertiges ou du nystagmus (mouvements désordonnés des globes oculaires).

8. Observer le liquide de retour d'irrigation : couleur, présence de sang, de cérumen, de particules, etc. et vider le haricot.	Cette observation permet d'évaluer l'efficacité du traitement et de déceler une irritation du conduit (saignement), le cas échéant.
9. Retirer les gants et les jeter à la poubelle.	Jeter les gants à la poubelle évite la propagation de microorganismes pathogènes.

Étapes postexécutoires	Justifications
10. Effectuer les étapes postexécutoires communes décrites au début de cette section (pages 128 et 129).	
11. Examiner de nouveau le conduit auditif avec l'otoscope afin d'en évaluer l'état.	Cet examen permet de déterminer la nécessité de reprendre le traitement ou de retirer le cérumen restant.

Étapes postexécutoires	Justifications

12. ÉVALUATION

Demander au client de se lever et de circuler dans la pièce afin de vérifier s'il présente des étourdissements ou des pertes d'équilibre.	Cette précaution permet de vérifier si le client peut circuler de façon sécuritaire et d'appliquer des mesures de soutien en cas de pertes d'équilibre.
Aviser le médecin traitant et l'infirmière responsable du client si les problèmes d'équilibre perdurent.	Aviser le personnel compétent assure le suivi du client et la planification d'autres traitements, au besoin.

 Éléments à consigner dans les notes d'évolution rédigées par l'infirmière

- La date et l'heure de l'irrigation.
- L'aspect du liquide de retour de l'irrigation et les particules de bouchon recueillies.
- L'aspect du conduit auditif.
- La réaction du client et sa collaboration.
- Toute réaction anormale ou indésirable (p. ex., des vertiges, des nausées) survenue à la suite des soins. **Il faut également transmettre cette donnée au médecin traitant et à l'infirmière responsable du client.**

Exemple

2010-02-26   10:00   Irrigation oreille droite avec 50 ml d'eau tiède, draine cérumen peu abondant. Conduit auditif exempt d'irritation, tympan sans particularités.

▶ **CHAPITRE 25**
Administrer les médicaments de manière sécuritaire

MS 5.3 | Administration de médicaments par voie nasale

BUT

Traiter un problème de santé par l'administration de médicaments sous forme de gouttes ou d'instillations dans les fosses nasales.

NOTIONS DE BASE

Les médicaments administrés par voie nasale servent généralement à liquéfier les sécrétions, à hydrater les muqueuses nasales et à diminuer leur inflammation. Il est recommandé d'inspecter les fosses nasales au moyen d'un otoscope ou d'une lampe de poche avant de procéder au traitement.

▶ **MS 5.1** Consulter également les notions de base présentées dans la méthode de soins 5.1.

MATÉRIEL

- Médicaments à administrer (avec compte-gouttes ou vaporisateur)
- Mouchoirs de papier
- Spéculum nasal
- Otoscope ou lampe de poche

- Gants non stériles, au besoin
- Compresse de gaze, au besoin
- Feuille d'administration des médicaments (FADM)

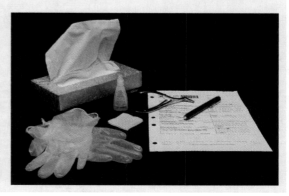

Étapes préexécutoires	Justifications
1. Effectuer les étapes préexécutoires communes décrites au début de cette section (pages 126 à 128).	

Étapes exécutoires	Justifications

RAPPEL! Avant d'administrer un médicament au client, on doit vérifier son identité en lui demandant de se nommer (ou en le nommant par son nom) et vérifier son bracelet d'identité. Cette double vérification permet d'éviter une erreur d'identification dans le cas où le client est confus.

2. Aviser le client qu'il pourrait ressentir une sensation de brûlure ou de démangeaison dans les muqueuses nasales au moment de l'instillation et une sensation de suffocation au moment de la descente du médicament dans la gorge.	Aviser le client contribue à le rassurer quant aux sensations qu'il pourrait éprouver et favorise sa collaboration.
3. Demander au client de se moucher délicatement avant la procédure de soins, sauf s'il y a une contre-indication (p. ex., dans le cas d'hypertension intracrânienne). En cas de saignement, exercer une pression constante sur l'arête du nez et appliquer une compresse sous la narine pour recueillir le sang.	Le mouchage élimine les sécrétions pouvant gêner l'absorption du médicament.
4. Demander au client de se placer en position de décubitus dorsal.	Cette position facilite l'accès aux voies nasales.
5. Procéder à l'examen des fosses nasales à l'aide du spéculum et de l'otoscope ou de la lampe de poche.	
6. Selon le site à traiter, placer la tête du client comme suit. a) Pour atteindre le pharynx postérieur : pencher la tête du client vers l'arrière.	Une position adéquate aide le médicament instillé à atteindre plus facilement le site à traiter.
b) Pour atteindre le sinus ethmoïdal ou sphénoïdal : pencher la tête du client vers l'arrière et placer un petit oreiller sous son épaule.	Un oreiller placé sous l'épaule évite d'étirer les muscles du cou et de créer des tensions musculaires inutiles.
c) Pour atteindre le sinus frontal ou maxillaire : pencher la tête du client vers l'arrière et la tourner sur le côté à traiter ; placer un petit oreiller sous sa tête.	

Étapes exécutoires	Justifications
7. Mettre des gants non stériles.	Le port de gants évite les contacts directs avec les sécrétions du client et la transmission de microorganismes pathogènes.
8. Rouler doucement le contenant de médicament entre les deux mains ou agiter le flacon afin de bien mélanger son contenu.	Certains médicaments en suspension se déposent au fond du contenant. Il est important de bien mélanger la solution avant de l'administrer.
9. Introduire le compte-gouttes ou l'embout du vaporisateur à environ 1 cm de profondeur dans la narine du client en évitant de toucher la paroi nasale.	L'introduction du compte-gouttes ou de l'embout dans la narine permet une meilleure instillation et absorption du médicament. Le contact du compte-gouttes ou de l'embout contre la paroi nasale le contamine et peut irriter la muqueuse nasale.
10. Administrer la quantité de gouttes ou le nombre de vaporisations prescrits et attendre quelques secondes, puis traiter l'autre narine.	Une pause entre les deux narines diminue la sensation désagréable liée au blocage simultané des deux narines par le médicament.
11. Demander au client de maintenir sa position durant deux ou trois minutes.	Maintenir la position favorise l'absorption du médicament.
12. Retirer les gants et les jeter à la poubelle.	Jeter les gants à la poubelle évite la propagation de microorganismes pathogènes.
Étapes postexécutoires	Justifications
13. Effectuer les étapes postexécutoires communes décrites au début de cette section (pages 128 et 129).	

 Éléments à consigner dans les notes d'évolution rédigées par l'infirmière

- La date et l'heure de l'administration du médicament.
- Le nom du médicament, le nombre de gouttes ou de vaporisations administrés et le site d'administration (narine gauche ou droite, ou les deux).
- La réaction du client et sa collaboration.
- Toute réaction anormale ou indésirable (p. ex., un saignement, des démangeaisons) survenue à la suite des soins.
  Il faut également transmettre cette donnée au médecin traitant et à l'infirmière responsable du client.

Exemple

2010-02-27   08:30   Salinex, une instillation dans chaque narine q.4 h; se dit moins congestionné par la suite.

MS 5.4

Administration de médicaments par voie ophtalmique

- **Instillation de gouttes ophtalmiques**
- **Application d'un onguent ophtalmique**

BUT

Traiter un problème de santé par l'administration de médicaments dans les yeux sous forme de gouttes ou d'onguent.

NOTIONS DE BASE

L'infirmière doit connaître la terminologie associée aux yeux afin d'éviter une erreur d'administration liée à la méconnaissance des abréviations couramment utilisées :

- Œil droit = O.D.
- Œil gauche = O.S.
- Les deux yeux = O.U.

L'Institut pour l'utilisation sécuritaire des médicaments du Canada (ISMP) recommande toutefois de ne pas utiliser ces abréviations en raison du risque de confusion entre l'une ou l'autre.

▶ **MS 5.1** Consulter également les notions de base présentées dans la méthode de soins 5.1.

MATÉRIEL

- Flacon de médicament avec compte-gouttes ou tube d'onguent stérile à la température ambiante
- Mouchoirs de papier
- Bassine d'eau tiède et débarbouillette, au besoin
- Gants non stériles
- Cotons-tiges
- Feuille d'administration des médicaments (FADM)

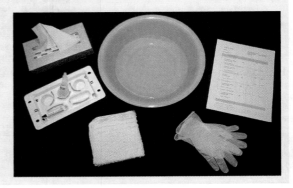

Étapes préexécutoires	Justifications
1. Effectuer les étapes préexécutoires communes décrites au début de cette section (pages 126 à 128).	

Étapes exécutoires	Justifications

RAPPEL! Avant d'administrer un médicament au client, on doit vérifier son identité en lui demandant de se nommer (ou en le nommant par son nom) et vérifier son bracelet d'identité. Cette double vérification permet d'éviter une erreur d'identification dans le cas où le client est confus.

2. ÉVALUATION Rechercher la présence de troubles visuels chez le client afin d'être en mesure de constater ultérieurement les effets du médicament. Au besoin, faire un test d'acuité visuelle.	L'action de certains médicaments ophtalmiques pourrait atténuer ou accentuer ces symptômes.
3. Demander au client de se placer en position de décubitus dorsal ou de s'asseoir dans son fauteuil ou son lit, la tête en hyperextension, sauf s'il est blessé à la colonne vertébrale.	Ces positions facilitent l'accès aux yeux et réduisent au minimum le risque d'écoulement du médicament par le canal lacrymal.
4. Mettre des gants non stériles au besoin.	Le port de gants évite les contacts directs avec les croûtes ou sécrétions des yeux et la transmission de micro-organismes pathogènes.

MS 5.4

5. Au besoin, nettoyer délicatement les croûtes ou les sécrétions présentes au pourtour des paupières ou à l'angle palpébral interne.

Si les croûtes sont difficiles à enlever, appliquer une débarbouillette humide tiède sur l'œil pendant quelques minutes.

L'humidité permet de détacher plus facilement les croûtes.

Toujours nettoyer de la commissure interne de l'œil vers la commissure externe ▶ MS 2.1, étape 8 .

Le nettoyage de l'angle palpébral interne vers l'angle externe évite la pénétration de microorganismes pathogènes dans le canal lacrymal.

6. Tenir un mouchoir de papier de la main non dominante et l'appuyer sous la paupière inférieure contre l'os zygomatique du client.

Le mouchoir de papier absorbera le surplus de médicament qui pourrait s'écouler de l'œil.

Appuyer sur l'os zygomatique évite de faire pression sur le globe oculaire et de toucher l'œil.

7. Tirer légèrement la paupière vers le bas tout en laissant le mouchoir de papier sous la paupière inférieure.

Ce mouvement permet d'exposer le sac conjonctival inférieur.

8. Demander au client de regarder vers le haut.

La cornée se rétracte vers le haut et s'écarte ainsi du sac conjonctival. Ce mouvement réduit aussi la stimulation du réflexe de clignement.

9. Effectuer l'étape 10 ou 11, selon le cas.

▶ **10.** Instiller des gouttes ophtalmiques.

▶ **11.** Appliquer un onguent ophtalmique.

10. Instiller des gouttes ophtalmiques.

10.1 De la main dominante, tenir le compte-gouttes contenant la solution ophtalmique à 1 ou 2 cm au-dessus du sac conjonctival et prendre appui sur le front du client.

Tenir le compte-gouttes au-dessus du sac conjonctival évite de le contaminer par contact avec celui-ci.

10.2 Instiller le nombre de gouttes prescrites dans le sac conjonctival.

Répéter la procédure pour l'autre œil.

Le sac conjonctival peut contenir normalement une ou deux gouttes.

Étapes exécutoires	Justifications
10.3 Demander au client de cligner doucement des yeux.	Si le client ferme l'œil de façon trop rapide ou brusque, le médicament risque d'être expulsé. Cligner doucement favorise la distribution uniforme du médicament dans l'œil.
10.4 Reprendre la procédure si le client cligne des yeux avant l'instillation de la goutte, s'il ferme trop rapidement l'œil ou si la goutte tombe sur le côté externe de la paupière.	Le médicament est efficace uniquement s'il est absorbé par les muqueuses du sac conjonctival.
10.5 Exercer une légère pression des doigts sur le conduit lacrymal du client à l'aide d'un mouchoir de papier propre pendant quelques secondes. Passer à l'étape 12.	Cette pression empêche le médicament de couler dans les voies nasales et dans le pharynx.
11. Appliquer un onguent ophtalmique.	
11.1 Maintenir l'applicateur au-dessus de la paupière inférieure.	Cette position de l'applicateur facilite l'accès au sac lacrymal.
11.2 Appliquer une mince couche d'onguent sur la conjonctive interne de la paupière inférieure, en partant de l'angle palpébral interne vers l'angle externe.	Procéder ainsi permet une distribution uniforme du médicament.
11.3 Demander au client de fermer l'œil et frotter légèrement la paupière avec un coton-tige de façon circulaire (sauf s'il y a contre-indication).	Cette technique permet au médicament de se disperser dans l'œil sans le traumatiser.
11.4 Enlever tout excès de médicament sur la paupière en l'essuyant délicatement avec le mouchoir de papier, de l'angle interne vers l'angle externe de l'œil.	Enlever l'excès de médicament contribue au bien-être du client.
12. Retirer les gants et les jeter à la poubelle.	Jeter les gants à la poubelle évite la propagation de microorganismes pathogènes.

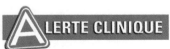

ALERTE CLINIQUE Si le client doit recevoir plus d'un médicament ophtalmique à la même heure, il faut attendre cinq minutes entre chaque administration afin d'éviter les interactions médicamenteuses. On doit toujours débuter par les instillations des gouttes et terminer par l'application de l'onguent.

Étapes postexécutoires	Justifications
13. Effectuer les étapes postexécutoires communes décrites au début de cette section (pages 128 et 129).	

Éléments à consigner dans les notes d'évolution rédigées par l'infirmière

- La date et l'heure de l'administration du médicament.
- Le nom du médicament, le nombre de gouttes administrées et le site d'administration (oeil gauche ou droit, ou les deux).
- L'aspect de l'œil.
- La réaction du client et sa collaboration.
- Toute réaction anormale ou indésirable (p. ex., de la douleur, des picotements, une vue embrouillée) survenue à la suite des soins. **Il faut également transmettre cette donnée au médecin traitant et à l'infirmière responsable du client.**

Exemple

2010-02-27 21:00 Présence d'érythème conjonctival œil droit. Application d'érythromycine ophtalmique 0,5 % œil droit.

MS 5.5

Administration de médicaments par voie vaginale

- Administration d'un ovule sans applicateur
- Administration d'un ovule avec applicateur
- Administration de crème ou de mousse

BUT

Traiter une infection vaginale par l'administration d'un médicament dans la cavité vaginale sous forme d'ovule, de crème ou de mousse.

NOTIONS DE BASE

Il est important de toujours faire les soins d'hygiène de la région vulvaire avant de procéder au traitement. La muqueuse vaginale absorbe les médicaments administrés localement. Les ovules étant conservés au réfrigérateur, il faut les sortir de 5 à 10 minutes avant de les administrer. Si l'applicateur utilisé pour introduire les ovules et la crème vaginale n'est pas à usage unique, il doit être toujours réservé à la même cliente.

▶ **MS 5.1** Consulter également les notions de base présentées dans la méthode de soins 5.1.

MATÉRIEL

- Ovule, mousse ou crème
- Applicateur
- Gants non stériles
- Mouchoirs de papier ou essuie-tout
- Serviette hygiénique
- Piqué jetable
- Lubrifiant hydrosoluble
- Feuille d'administration des médicaments (FADM)

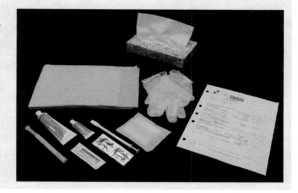

Étapes préexécutoires	Justifications
1. Effectuer les étapes préexécutoires communes décrites au début de cette section (pages 126 à 128).	
2. Vérifier si la cliente a besoin d'uriner avant de commencer le traitement.	Cette précaution évite que la cliente se sente incommodée et ait envie d'uriner au cours de la procédure.
3. Au besoin, demander à la cliente de procéder aux soins d'hygiène de sa région vulvaire avant de commencer le traitement ou, si elle en est incapable, le faire à sa place ▶ MS 2.1, étape 21 .	

Étapes exécutoires	Justifications
4. Aider la cliente à prendre la position gynécologique, jambes fléchies et légèrement écartées.	Cette position facilite l'accès aux organes génitaux.
Glisser un piqué jetable sous les fesses de la cliente.	
Couvrir l'abdomen et les extrémités inférieures de la cliente avec la chemise d'hôpital ou une couverture.	Couvrir la cliente respecte sa pudeur et l'aide à se sentir plus à l'aise.

RAPPEL! Avant d'administrer un médicament à la cliente, on doit vérifier son identité en lui demandant de se nommer (ou en la nommant par son nom) et vérifier son bracelet d'identité. Cette double vérification permet d'éviter une erreur d'identification dans le cas où la cliente est confuse.

5. Mettre des gants non stériles.	Le port de gants évite les contacts directs avec les sécrétions vaginales de la cliente et la transmission de microorganismes pathogènes.
6. **ÉVALUATION** Évaluer l'état des organes génitaux externes et du conduit vaginal.	Cet examen procure des données de référence auxquelles on pourra se reporter pour évaluer l'efficacité du médicament.
7. S'assurer que l'orifice vaginal est bien visible.	
8. Effectuer l'étape 9, 10 ou 11, selon le cas. ▶ 9. Administrer un ovule sans applicateur. ▶ 10. Administrer un ovule avec applicateur. ▶ 11. Administrer une crème ou une mousse.	

MS 5.5

9. Administrer un ovule sans applicateur.

Étapes exécutoires		Justifications
9.1	Sortir l'ovule de son enveloppe protectrice et appliquer une quantité généreuse de lubrifiant sur son extrémité lisse ou arrondie. Lubrifier l'index de la main gantée dominante.		La lubrification facilite l'insertion en réduisant le frottement de l'ovule contre les muqueuses.
9.2	Avec la main non dominante, écarter délicatement les grandes et les petites lèvres.		Écarter les lèvres expose l'orifice vaginal.
9.3	Introduire doucement l'extrémité arrondie de l'ovule le long de la paroi postérieure du conduit vaginal et le pousser avec l'index pour l'insérer le plus loin possible, selon la tolérance de la cliente (de 7,5 à 10 cm).		La mise en place adéquate de l'ovule assure une répartition uniforme du médicament sur les parois de la cavité vaginale.
9.4	Retirer le doigt et essuyer l'excès de lubrifiant autour de l'orifice vaginal et des lèvres avec un mouchoir de papier. Passer à l'étape 12.		Essuyer l'excès de lubrifiant contribue au bien-être de la cliente.

10. Administrer un ovule avec applicateur.

Étapes exécutoires		Justifications
10.1	Sortir l'ovule de son enveloppe protectrice et placer le bout aplati de l'ovule dans l'ouverture de l'applicateur. Recouvrir le bout de l'ovule d'une quantité généreuse de lubrifiant.		La lubrification facilite l'insertion en réduisant le frottement de l'ovule contre les muqueuses.

MS 5.5

Étapes exécutoires	Justifications
10.2 Saisir l'applicateur d'une main et tirer le piston d'environ 2,5 cm avec l'autre main.	
10.3 Avec la main non dominante, écarter délicatement les grandes et les petites lèvres.	Écarter les lèvres expose l'orifice vaginal.
10.4 Introduire doucement l'applicateur dans le vagin dans un mouvement descendant vers le col (vers la colonne vertébrale) en le poussant le plus loin possible, selon la tolérance de la cliente (de 7,5 à 10 cm).	La mise en place adéquate de l'ovule assure une répartition uniforme du médicament sur les parois de la cavité vaginale.
10.5 Appuyer sur le piston pour relâcher l'ovule. Retirer l'applicateur du vagin et le poser sur un essuie-tout, s'il est réutilisable ; sinon, le jeter dans un sac à déchets biomédicaux. Essuyer l'excès de lubrifiant autour de l'orifice vaginal et des lèvres avec un mouchoir de papier.	Appuyer sur le piston permet la mise en place du médicament. Essuyer l'excès de lubrifiant contribue au bien-être de la cliente.
10.6 Si l'applicateur doit être réutilisé pour la même cliente, le laver à l'eau tiède et au savon, le rincer et le ranger dans un endroit propre. Passer à l'étape 12.	La cavité vaginale n'est pas stérile ; l'eau savonneuse aide à éliminer les bactéries et le lubrifiant sur l'applicateur.
11. Administrer une crème ou une mousse.	
11.1 Retirer le bouchon du tube de crème et visser l'extrémité de l'applicateur au tube.	
11.2 Remplir le cylindre de l'applicateur de crème. Retirer l'applicateur et revisser le bouchon du tube.	La dose à administrer dépend de l'ordonnance médicale.

Étapes exécutoires	Justifications
11.3 Avec la main non dominante, écarter délicatement les grandes et les petites lèvres.	Écarter les lèvres expose l'orifice vaginal.
11.4 Introduire doucement l'applicateur dans le vagin dans un mouvement descendant vers le col (vers la colonne vertébrale) en le poussant le plus loin possible, selon la tolérance de la cliente (de 7,5 à 10 cm). Pousser doucement sur le piston jusqu'au bout afin d'administrer toute la quantité de crème dans le vagin.	La mise en place adéquate de l'applicateur assure la répartition uniforme du médicament sur les parois de la cavité vaginale.
11.5 Retirer l'applicateur du vagin et le poser sur un essuie-tout, s'il est réutilisable ; sinon, le jeter dans un sac à déchets biomédicaux. Essuyer la crème présente autour de l'orifice vaginal et des lèvres avec un mouchoir de papier.	Enlever l'excès de crème contribue au bien-être de la cliente.
11.6 Si l'applicateur doit être réutilisé pour la même cliente, le laver à l'eau tiède et au savon, le rincer et le ranger dans un endroit propre.	La cavité vaginale n'est pas stérile ; l'eau savonneuse aide à éliminer les bactéries et la crème résiduelle sur l'applicateur.
12. Retirer les gants et les jeter à la poubelle.	Jeter les gants à la poubelle évite la propagation de microorganismes pathogènes.

Étapes postexécutoires	Justifications
13. Demander à la cliente de demeurer couchée pendant 30 minutes afin que l'ovule ou la crème ait le temps de fondre.	Si la cliente se lève trop vite, le médicament s'écoulera du vagin et ne pourra être absorbé par les muqueuses.
14. Suggérer à la cliente de porter une serviette hygiénique ou un protège-dessous.	Cette précaution évite de souiller les vêtements ou la literie en cas d'écoulement.
15. ÉVALUATION Examiner l'aspect de l'écoulement vaginal et l'état des organes génitaux externes entre les applications.	Cet examen permet de déterminer si le médicament a réduit l'irritation ou l'inflammation des tissus.

MS 5.5

Étapes postexécutoires	Justifications
16. Effectuer les étapes postexécutoires communes décrites au début de cette section (pages 128 et 129).	

 Éléments à consigner dans les notes d'évolution rédigées par l'infirmière

- La date et l'heure de l'administration du médicament.
- Le nom du médicament et la dose administrée.
- L'aspect de l'écoulement de même que sa quantité et sa couleur.
- La réaction de la cliente et sa collaboration.
- Toute réaction anormale ou indésirable (p. ex, des démangeaisons) survenue à la suite des soins. **Il faut également transmettre cette donnée au médecin traitant et à l'infirmière responsable de la cliente.**

Exemple

2010-04-28   10:00   Crème Canesten en application vaginale.

MS 5.6

Administration de suppositoires rectaux

BUT

Obtenir un effet thérapeutique par l'administration d'un médicament sous forme de suppositoire dans le rectum.

NOTIONS DE BASE

Certains médicaments et laxatifs peuvent être administrés sous forme de suppositoire. En contact avec la chaleur de la muqueuse anale, les suppositoires se dissolvent progressivement et libèrent la médication qu'ils contiennent. L'utilisation d'un suppositoire est contre-indiquée en présence de rectorragie et à la suite d'une chirurgie récente au rectum.

► **MS 5.1** Consulter également les notions de base présentées dans la méthode de soins 5.1.

MATÉRIEL

- Suppositoire rectal (glycérine, Aspirin^MD, Gravol^MD, etc.)
- Lubrifiant hydrosoluble
- Gants non stériles

- Mouchoirs de papier
- Bassin de lit, au besoin
- Feuille d'administration des médicaments (FADM)

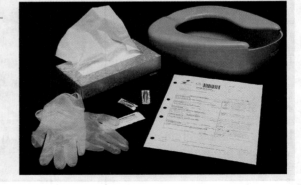

Étapes préexécutoires	Justifications
1. Effectuer les étapes préexécutoires communes décrites au début de cette section (pages 126 à 128).	

Étapes exécutoires	Justifications

RAPPEL! Avant d'administrer un médicament au client, on doit vérifier son identité en lui demandant de se nommer (ou en le nommant par son nom) et vérifier son bracelet d'identité. Cette double vérification permet d'éviter une erreur d'identification dans le cas où le client est confus.

2. Demander au client de se placer en position de décubitus latéral gauche ou de Sims, la jambe gauche étendue et la jambe droite fléchie vers l'abdomen.	Cette position expose la région anale et facilite l'insertion du suppositoire. Comme le colon sigmoïde présente une courbure vers la gauche, le suppositoire a de meilleures chances d'être retenu si le client est couché sur le côté gauche plutôt que sur le droit.
Exposer seulement la région anale.	L'exposition réduite du corps respecte la pudeur du client.
3. Mettre des gants non stériles.	Le port de gants évite les contacts directs avec les matières fécales ou d'autres liquides biologiques du client et la transmission de microorganismes pathogènes.
4. **ÉVALUATION** Examiner la région anale externe située au pourtour de l'anus et palper les parois rectales.	Cet examen permet de déceler certains problèmes (p. ex., une rectorragie, un écoulement purulent ou une lésion). La palpation permet de détecter la présence d'un fécalome, lequel pourrait nuire à l'insertion du suppositoire.

ALERTE CLINIQUE En règle générale, les suppositoires rectaux sont contre-indiqués en présence de rectorragie ou à la suite d'une chirurgie rectale.

5. Retirer le suppositoire de son enveloppe protectrice. Lubrifier l'extrémité arrondie du suppositoire et l'index de la main gantée dominante avec un lubrifiant hydrosoluble.	La lubrification facilite l'insertion du suppositoire en réduisant son frottement contre le conduit rectal.
6. Demander au client d'inspirer et d'expirer lentement afin de se détendre et de favoriser le relâchement du sphincter anal.	Se concentrer sur sa respiration aide le client à se détendre. Insérer un suppositoire lorsque le sphincter est contracté provoque de la douleur.

Étapes exécutoires		Justifications
7. Avec la main non dominante, écarter les fesses. Avec la main dominante, introduire le suppositoire délicatement dans l'anus contre la paroi rectale, en le poussant avec l'index au-delà du sphincter interne, à environ 10 cm pour un adulte et 5 cm pour un enfant ou un nourrisson.	**Méthode adéquate** **Méthode inadéquate**	Le suppositoire doit être appuyé sur la muqueuse rectale pour être absorbé et produire un effet thérapeutique.
8. Retirer le doigt et essuyer la région anale avec un mouchoir de papier. Demander au client de contracter les fesses s'il ressent soudainement le besoin de déféquer.		Essuyer la région anale contribue au bien-être du client. La contraction des fesses évite que le suppositoire soit expulsé trop rapidement.
9. Retirer les gants et les jeter à la poubelle.		Jeter les gants à la poubelle évite la propagation de microorganismes pathogènes.

Étapes postexécutoires	Justifications
10. Demander au client de demeurer couché sur le côté pendant cinq minutes.	Cette position favorise la rétention du suppositoire et permet l'obtention de l'effet thérapeutique.
11. **Effectuer les étapes postexécutoires communes décrites au début de cette section (pages 128 et 129).**	

Éléments à consigner dans les notes d'évolution rédigées par l'infirmière

- La date et l'heure de l'administration du médicament.
- Le nom du médicament et la dose administrée.
- La réaction du client et sa collaboration.
- Toute réaction anormale ou indésirable (p. ex., des saignements au rectum, de la douleur, une lésion) survenue à la suite des soins. **Il faut également transmettre cette donnée au médecin traitant et à l'infirmière responsable du client.**

Exemple

2010-03-28　09:00　*Nauséeux, fait des efforts pour vomir.*
　　　　　　　09:10　*Gravol 100 mg/supp., 1 supp. intrarectal.*
　　　　　　　09:15　*Supp. bien toléré.*
　　　　　　　09:45　*Diminution des nausées, se dit légèrement nauséeux mais ne fait aucun effort pour vomir.*

Notes personnelles

_____

_____

_____

Administration d'un médicament en aérosol doseur

- **Administration par aérosol doseur**
- **Administration par aérosol doseur avec aérochambre**

BUT

Obtenir un effet thérapeutique préventif, curatif, palliatif ou une combinaison de ces effets dans les voies respiratoires.

NOTIONS DE BASE

Le client qui reçoit un médicament par aérosol doseur doit respecter une bonne hygiène buccale. Il doit se rincer la bouche après chaque administration d'un corticostéroïde afin d'éviter de développer une candidose buccale.

▶ **MS 5.1** Consulter également les notions de base présentées dans la méthode de soins 5.1.

MATÉRIEL

- Aérosol doseur avec cartouche de médicament
- Aérochambre, au besoin
- Mouchoirs de papier, au besoin
- Bassine d'eau chaude ou lavabo
- Feuille d'administration des médicaments (FADM)

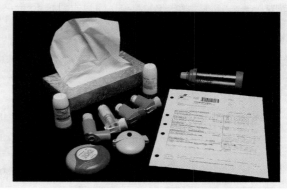

Étapes préexécutoires	Justifications
1. Effectuer les étapes préexécutoires communes décrites au début de cette section (pages 126 à 128).	

RAPPEL! Avant d'administrer un médicament au client, on doit vérifier son identité en lui demandant de se nommer (ou en le nommant par son nom) et vérifier son bracelet d'identité. Cette double vérification permet d'éviter une erreur d'identification dans le cas où le client est confus.

2. ÉVALUATION Évaluer les fonctions respiratoires du client par auscultation avant de lui administrer ses médicaments par aérosol doseur.	Cette évaluation détermine le mode de respiration et l'adéquation de la ventilation avant l'administration du médicament. Elle servira aussi de référence pour évaluer ultérieurement l'effet thérapeutique des aérosols doseurs.
3. Prévenir le client des risques que peut représenter l'usage excessif des aérosols doseurs.	Le client doit savoir qu'il ne peut pas s'administrer arbitrairement plusieurs doses, en raison des effets secondaires graves qui pourraient survenir (palpitations, tachycardie).

Étapes préexécutoires	Justifications

4. ÉVALUATION

Évaluer la capacité du client à tenir et à manipuler l'aérosol doseur et la cartouche.

La présence d'un problème de préhension ou de tremblements des mains diminue la capacité du client à appuyer sur la cartouche de l'aérosol doseur et à s'auto-administrer son médicament.

5. Agiter énergiquement l'aérosol doseur, puis retirer le capuchon qui recouvre l'embout buccal.

Agiter l'aérosol assure l'homogénéité du médicament.

6. Si l'aérosol doseur est utilisé pour la première fois ou s'il n'a pas été utilisé depuis quelques jours, appuyer sur le mécanisme afin d'expulser une dose de contrôle.

L'expulsion d'une dose de contrôle permet de vérifier si l'aérosol doseur fonctionne adéquatement.

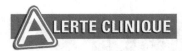 **ALERTE CLINIQUE** Il faut toujours administrer d'abord les bronchodilatateurs (p. ex., le sulfate de salbutamol), et ensuite les corticostéroïdes (p. ex., le proprionate de fluticasone). Les bronchodilatateurs produisent une vasodilatation des bronches, qui permet l'ouverture des voies aériennes et facilite l'absorption des corticostéroïdes.

Étapes exécutoires	Justifications

7. Effectuer l'étape 8 ou 9, selon le cas.

▶ 8. Administrer un médicament par aérosol doseur.

▶ 9. Administrer un médicament par aérosol doseur avec aérochambre.

8. Administrer un médicament par aérosol doseur.

8.1 Demander au client d'expirer lentement par la bouche jusqu'à vider le plus possible ses poumons.

Vider complètement ses poumons permettra l'inhalation maximale du médicament.

8.2 Demander au client de placer l'embout buccal de l'aérosol doseur à une distance de 2 à 5 cm de sa bouche, ou directement dans sa bouche.

L'aérosol doseur peut être utilisé bouche fermée ou bouche ouverte. La technique « bouche ouverte » permet une meilleure aspiration du médicament dans les poumons et réduit les dépôts de médicament dans la gorge.

Étapes exécutoires	Justifications
8.3 Demander au client d'inspirer lentement et profondément par la bouche en même temps qu'il appuie à fond sur la cartouche de médicament.	
8.4 Demander au client de retenir sa respiration pendant au moins 10 secondes.	Retenir sa respiration permet aux fines gouttelettes d'aérosol d'atteindre les ramifications profondes des poumons.
8.5 Demander au client d'expirer par le nez.	Expirer par le nez favorise l'absorption maximale du médicament.
8.6 Attendre une ou deux minutes entre chaque inhalation d'un même médicament et de deux à cinq minutes entre l'inhalation de médicaments différents. Passer à l'étape 10.	
9. Administrer un médicament par aérosol doseur avec aérochambre.	
9.1 Insérer l'embout buccal de l'aérosol doseur dans l'orifice de l'aérochambre.	L'aérochambre emmagasine le médicament libéré par l'aérosol doseur et facilite l'inhalation.
9.2 Demander au client d'expirer lentement par la bouche jusqu'à vider le plus possible ses poumons.	Vider complètement ses poumons permettra l'inhalation maximale du médicament.
9.3 Demander au client d'introduire l'embout buccal de l'aérochambre dans sa bouche et de refermer les lèvres autour de celui-ci.	Fermer la bouche évite les fuites d'air.
9.4 Aviser le client de ne pas obstruer les ouvertures situées de chaque côté de l'embout buccal avec ses doigts.	Boucher les ouvertures diminue l'efficacité de l'appareil.
9.5 Demander au client d'appuyer sur la cartouche, ce qui provoquera une vaporisation à l'intérieur de l'aérochambre.	L'aérochambre favorise l'inhalation de fines particules. Les grosses gouttelettes y sont retenues.

Étapes exécutoires	Justifications
9.6 Demander au client d'inspirer lentement et profondément (3 ou 4 respirations) par la bouche et de retenir chaque inspiration pendant 5 à 10 secondes.	Inspirer lentement et profondément assure une distribution uniforme des particules de médicament dans les voies aériennes profondes.
9.7 Attendre une ou deux minutes entre chaque inhalation d'un même médicament et de deux à cinq minutes entre l'inhalation de médicaments différents.	

Étapes postexécutoires	Justifications
10. ÉVALUATION Évaluer la façon dont le client utilise son aérosol doseur et le corriger au besoin.	Cette évaluation permet de s'assurer que le client utilise adéquatement l'aérosol doseur et qu'il reçoit tout le médicament prescrit.
11. Expliquer au client l'importance de ne pas répéter les inhalations avant la prochaine dose prescrite.	Le client doit prendre son médicament à des heures précises au cours de la journée afin de maintenir une concentration constante de médicament et de réduire au minimum les effets secondaires. Les aérosols doseurs peuvent être utilisés au besoin entre les doses régulières. Lorsque le problème de santé est maîtrisé, ils sont généralement utilisés à des intervalles de quatre ou de six heures.
12. Aviser le client qu'il peut ressentir des nausées à la suite du dépôt de gouttelettes du médicament sur son pharynx ou sa langue.	Les nausées se produisent lorsque le médicament n'est pas diffusé ou inhalé adéquatement.
13. Enseigner au client comment enlever la cartouche du médicament de l'aérosol doseur. Lui suggérer de nettoyer la pièce buccale, l'aérochambre, le cas échéant, et la cartouche au moins une fois par semaine.	Garder l'aérosol doseur propre évite la propagation de microorganismes pathogènes.
14. ÉVALUATION Évaluer les fonctions respiratoires du client par auscultation des poumons 15 minutes après l'administration du médicament.	L'auscultation permet de vérifier l'effet thérapeutique du médicament.
15. Effectuer les étapes postexécutoires communes décrites au début de cette section (pages 128 et 129).	

Éléments à consigner dans les notes d'évolution rédigées par l'infirmière

- Les techniques enseignées et l'aptitude du client à les utiliser.
- La date et l'heure de l'administration.
- Le nom du médicament et le nombre d'inhalations administré.
- La réaction du client et sa collaboration.
- Toute réaction anormale ou indésirable (p. ex., une tachycardie persévérante, une toux persistante) survenue à la suite des soins. **Il faut également transmettre cette donnée au médecin traitant et à l'infirmière responsable du client.**

Exemple

2010-04-29 12:00 *Présence de ronchi à l'auscultation des bronches, R 24/min régulière, SaO₂ 95 %.*

12:05 *Salbutamol 200 µg par inhalation, 2 inhalations avec aérochambre. Comprend les consignes et collabore à l'administration.*

12:20 *Ronchi toujours présents à l'auscultation des bronches, R 20/min régulière, SaO₂ 99 %. Enseignement fait sur l'autoadministration des inhalations avec aérochambre. Client exécute correctement la technique.*

▶ **CHAPITRE 25**
Administrer les médicaments de manière sécuritaire

MS 5.8

Préparation des injections

- **Médicament en ampoule**
- **Médicament prédilué dans une fiole**
- **Médicament en poudre dans une fiole (reconstituer un médicament)**

BUT

Préparer de façon aseptique un médicament à administrer par voie parentérale.

NOTIONS DE BASE

Administrer un médicament par voie intramusculaire, sous-cutanée, intradermique ou par microperfuseur constitue une intervention invasive qui doit être effectuée dans le respect rigoureux des principes d'asepsie. L'infirmière doit être à l'affût d'une potentielle contamination de l'aiguille, de l'ampoule ou des fioles.

▶ **MS 5.1** Consulter également les notions de base présentées dans la méthode de soins 5.1.

MATÉRIEL

- Médicament en ampoule ou en fiole
- Seringues et aiguilles
- Tampons d'alcool 70 %
- Solvant (eau ou NaCl 0,9 % stérile, au besoin)
- Étiquette d'identification
- Feuille d'administration des médicaments (FADM)
- Stylo

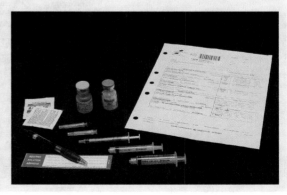

Étapes préexécutoires	Justifications
1. Effectuer les étapes préexécutoires communes décrites au début de cette section (pages 126 à 128).	

Étapes exécutoires	Justifications
2. Inscrire sur une étiquette le nom du client, le numéro de la chambre, le nom du médicament, la dose préparée, la date et l'heure de l'administration, ainsi que vos initiales.	L'étiquette évite les erreurs d'administration et précise quand, pour qui et par qui le médicament a été préparé.
3. Vérifier l'ordonnance médicale et l'étiquette de la pharmacie afin de prélever la bonne dose.	Cette vérification permet de s'assurer que l'ordonnance a été remplie correctement.
4. Effectuer l'étape 5, 6 ou 7, selon le cas. ▶ **5.** Préparer un médicament à partir d'une ampoule. ▶ **6.** Préparer un médicament prédilué à partir d'une fiole. ▶ **7.** Préparer un médicament en poudre à partir d'une fiole (reconstituer un médicament).	
5. Préparer un médicament à partir d'une ampoule.	
5.1 Donner des chiquenaudes sur la partie supérieure de l'ampoule afin de déloger le liquide présent dans le col de celle-ci ou frotter rapidement la base de l'ampoule sur une surface rigide.	Ces manipulations permettent au liquide de se retrouver en totalité dans la partie inférieure de l'ampoule.
5.2 Ouvrir un tampon d'alcool 70 %, le placer autour du collet de l'ampoule et le recouvrir d'une compresse (certains collets doivent être limés au préalable).	Le tampon d'alcool aseptise le collet, et la compresse protège les doigts d'une coupure accidentelle.

Étapes exécutoires	Justifications
5.3 Casser le collet de l'ampoule en le pliant d'un mouvement ferme et rapide vers l'extérieur.	
5.4 Déposer l'ampoule sur une surface plane et propre.	
5.5 Tenir la seringue avec la main dominante et retirer le capuchon protecteur de l'aiguille sans la contaminer en évitant qu'elle touche le pourtour du capuchon.	Le pourtour du capuchon n'étant pas stérile, si l'aiguille y touche, elle sera alors considérée comme contaminée.
5.6 Tenir le piston et l'épaulement de la seringue avec le pouce, l'index et le majeur de la main dominante. Prendre l'ampoule entre l'index et le majeur de la main non dominante et la retourner, ou la laisser sur la surface plane. Saisir la seringue avec le pouce et l'annulaire de la main non dominante.	Ces techniques stabilisent l'ampoule et facilitent les manipulations.
5.7 Introduire l'aiguille au centre de l'ampoule en évitant que le biseau et la tige de l'aiguille entrent en contact avec le bord de l'ampoule.	Le bord de l'ampoule est considéré comme contaminé.
Aspirer lentement le médicament en tirant délicatement le piston.	La traction du piston crée une pression négative à l'intérieur du cylindre de la seringue, ce qui permet d'aspirer le liquide dans la seringue.
5.8 Maintenir l'extrémité de l'aiguille immergée dans le liquide tout au long du prélèvement.	L'immersion de l'aiguille prévient l'aspiration de bulles d'air.

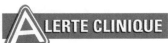

ALERTE CLINIQUE Il ne faut jamais injecter d'air dans une ampoule, car cela créerait une pression qui expulserait du liquide hors de l'ampoule.

MS 5.8

5.9 Retirer l'aiguille de l'ampoule et la tenir pointée vers le haut.

Tirer légèrement le piston et donner des chiquenaudes sur le cylindre de la seringue pour diriger les bulles d'air vers l'aiguille.

Tenir la seringue à la verticale et en expulser l'air en appuyant sur le piston jusqu'à l'apparition d'une goutte de liquide dans le biseau de l'aiguille.

Quand on tire le piston, le liquide contenu dans l'aiguille est dirigé vers le cylindre. Tenir la seringue à la verticale permet de maintenir le liquide au fond du cylindre.

RAPPEL! Il faut éviter de trop tirer sur le piston, car cela risquerait de l'extraire du cylindre.

5.10 Si trop de liquide a été aspiré, tenir la seringue à l'horizontale, le biseau de l'aiguille pointant vers le bas, et expulser le liquide dans un contenant biorisque.

Tenir la seringue en maintenant le biseau de l'aiguille vers le bas permet d'expulser le médicament sans qu'il coule le long de la tige de l'aiguille. Santé Canada recommande de ne jeter aucun médicament dans l'évier, une poubelle ou les toilettes.

5.11 Tenir la seringue à la verticale, à la hauteur des yeux et vérifier l'exactitude du volume prélevé. S'assurer qu'il ne reste pas de bulles d'air ; le cas échéant, les expulser.

Passer à l'étape 8.

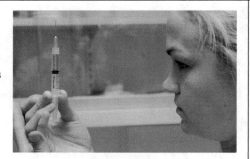

L'expulsion des bulles d'air permet de s'assurer que la dose prélevée est exacte.

6. Préparer un médicament prédilué à partir d'une fiole.

6.1 Si l'on utilise une nouvelle fiole, en retirer le capuchon protecteur afin d'exposer l'opercule de caoutchouc stérile en évitant de le contaminer.

En cas de doute ou s'il s'agit d'une fiole multidose déjà ouverte, désinfecter soigneusement la surface de l'opercule avec un tampon d'alcool 70 %.

Laisser sécher pendant au moins 30 secondes avant de prélever le médicament.

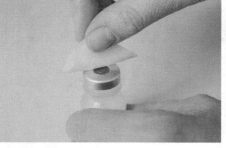

La fiole est munie d'un capuchon protecteur qui prévient la contamination de l'opercule en caoutchouc. Le capuchon ne peut être remis en place une fois le sceau retiré.

Au moment d'une première utilisation, si la stérilité a été préservée, il n'est pas nécessaire de désinfecter la surface de l'opercule.

Un délai minimal de 30 secondes est nécessaire pour que l'alcool produise son effet aseptisant.

Étapes exécutoires	Justifications
6.2 Tenir la seringue avec la main dominante et retirer le capuchon protecteur de l'aiguille sans la contaminer en évitant qu'elle touche le pourtour du capuchon. Aspirer dans la seringue le volume d'air équivalent au volume de médicament à prélever.	Le pourtour du capuchon n'étant pas stérile, si l'aiguille y touche, elle sera alors considérée comme contaminée. Ce volume d'air sera injecté dans la fiole avant de retirer le médicament.
6.3 Déposer la fiole à plat sur une surface plane et propre et introduire le biseau de l'aiguille au centre de l'opercule de caoutchouc. Appuyer légèrement sur l'aiguille pour la faire pénétrer à l'intérieur de la fiole. L'aiguille doit être maintenue au-dessus du liquide contenu dans la fiole.	Le centre de l'opercule étant plus mince, il est plus facile à perforer.
6.4 Injecter l'air de la seringue dans la fiole tout en retenant le piston afin d'éviter qu'il ne soit repoussé vers l'extérieur.	Injecter l'air dans la fiole avant de retirer le médicament permet d'éviter qu'une pression négative se crée à l'intérieur de la fiole au moment de l'aspiration du médicament. L'air doit être injecté au-dessus du liquide contenu dans la fiole afin d'éviter la formation de bulles d'air.
6.5 Maintenir la fiole entre l'index et le majeur de la main non dominante et la retourner. Saisir la seringue avec le pouce et l'annulaire de la main non dominante. Tenir le piston et l'épaulement de la seringue avec le pouce, l'index et le majeur de la main dominante.	Retourner la fiole permet d'amener le liquide à proximité de l'opercule. Cette position des mains facilite la manipulation de la seringue, de la fiole et du piston.
6.6 Maintenir l'extrémité de l'aiguille immergée dans le liquide.	L'immersion de l'aiguille évite l'aspiration d'air.
6.7 Laisser la seringue se remplir progressivement par la pression de l'air présente dans la fiole ; au besoin, tirer légèrement sur le piston pour obtenir la quantité de solution voulue.	La pression positive à l'intérieur de la fiole pousse le liquide dans la seringue.

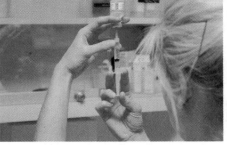

Étapes exécutoires	Justifications
6.8 Donner de petites chiquenaudes sur le cylindre de la seringue pour diriger les bulles d'air vers l'aiguille et les repousser dans la fiole.	Un tapotement trop prononcé sur le cylindre peut abîmer l'aiguille. Une accumulation d'air entraînerait des erreurs de dosage.
6.9 Retourner de nouveau la fiole et tirer sur le cylindre pour retirer l'aiguille.	Le fait de retourner la fiole évite que le liquide qu'elle contient soit expulsé par la pression encore présente. Retirer la seringue en la tenant par le cylindre évite que le piston soit extrait du cylindre.
6.10 Tenir la seringue à la verticale, à la hauteur des yeux, et vérifier l'exactitude du volume prélevé. S'assurer qu'il ne reste pas de bulles d'air ; le cas échéant, les expulser. Passer à l'étape 8.	L'expulsion des bulles d'air permet de s'assurer que la dose prélevée est exacte.
7. Préparer un médicament en poudre à partir d'une fiole (reconstituer un médicament).	
7.1 Si l'on utilise de nouvelles fioles, retirer les capuchons protecteurs afin d'exposer les opercules de caoutchouc stériles en évitant de les contaminer. En cas de doute ou s'il s'agit de fioles multidoses déjà ouvertes, désinfecter soigneusement la surface de l'opercule avec un tampon d'alcool 70 %. Laisser sécher la surface désinfectée pendant au moins 30 secondes avant de prélever le médicament.	Les fioles sont munies d'un capuchon protecteur qui prévient la contamination de l'opercule en caoutchouc. Le capuchon ne peut être remis en place une fois le sceau enlevé. Au moment d'une première utilisation, si la stérilité a été préservée, il n'est pas nécessaire de désinfecter la surface de l'opercule. Un délai minimal de 30 secondes est nécessaire pour que l'alcool produise son effet aseptisant.
7.2 Déposer les fioles sur une surface plane et propre. Tenir la seringue avec la main non dominante et retirer le capuchon protecteur de l'aiguille sans la contaminer en évitant qu'elle touche le pourtour du capuchon. Introduire le biseau de l'aiguille au centre de l'opercule de caoutchouc de la fiole contenant le médicament en poudre et insérer l'aiguille dans la fiole.	Le pourtour du capuchon n'étant pas stérile, si l'aiguille y touche, elle sera alors considérée comme contaminée. Le centre de l'opercule étant plus mince, il est plus facile à percer.

Étapes exécutoires	Justifications
7.3 Aspirer dans la seringue le volume d'air équivalant à celui du solvant à introduire dans la fiole. Maintenir le piston afin d'éviter qu'il soit tiré vers l'intérieur.	Retirer l'air évite qu'une trop forte pression soit exercée dans la fiole de poudre au moment de l'insertion du diluant et prévient le risque d'éclaboussures.
7.4 Prélever le solvant dans la seringue en suivant les étapes 6.3 à 6.10. 	
7.5 Introduire l'extrémité de l'aiguille au centre de l'opercule de caoutchouc de la fiole de médicament en poudre. Injecter le solvant dans la fiole, puis retirer l'aiguille. 	Le centre de l'opercule étant plus mince, il est plus facile à percer. Le solvant sert à dissoudre la poudre pour reconstituer le médicament.
7.6 Mélanger soigneusement le médicament en faisant rouler la fiole entre les paumes des mains ; ne pas secouer. 	Cette technique assure la dissolution du médicament. Des bulles se formeront si la fiole est secouée.
7.7 Prélever le médicament dans la seringue en suivant les étapes 6.3 à 6.10.	
8. Changer l'aiguille s'il y a présence de médicament sur la tige ou l'embase de l'aiguille, si le calibre ou la longueur de l'aiguille ne correspondent pas à la voie d'administration, si l'aiguille a été contaminée ou si la pointe biseautée de l'aiguille est émoussée. Couvrir l'aiguille avec le capuchon protecteur en évitant que l'aiguille touche à son pourtour.	L'utilisation d'une nouvelle aiguille évite le dépôt de médicament dans la peau et les tissus sous-cutanés du client, ce qui est préférable, surtout si le médicament injecté est irritant. La pointe biseautée de l'aiguille peut s'émousser si elle est introduite à plusieurs reprises dans un opercule en caoutchouc. Le pourtour du capuchon n'étant pas stérile, si l'aiguille y touche, elle sera alors considérée comme contaminée.

MS 5.8

Étapes exécutoires	Justifications
9. Apposer sur la seringue l'étiquette remplie à l'étape 2.	La présence de l'étiquette réduit le risque d'erreurs.

Étapes postexécutoires	Justifications
10. Effectuer les étapes postexécutoires communes décrites au début de cette section (pages 128 et 129).	

📁 **Éléments à consigner dans les notes d'évolution rédigées par l'infirmière**

Aucune note au dossier pour cette méthode

▶ CHAPITRE 25
Administrer les médicaments de manière sécuritaire

MS 5.9

Administration des injections

 Vidéo

- **Administration par voie sous-cutanée**
- **Administration par voie intramusculaire**
- **Administration par voie intramusculaire selon la technique en Z**
- **Administration par voie intradermique**

BUT

Administrer un médicament par voie parentérale.

NOTIONS DE BASE

Administrer un médicament par voie sous-cutanée (S.C.), intramusculaire (I.M.) ou intradermique (I.D.) constitue une intervention invasive qui doit être effectuée dans le respect rigoureux des principes d'asepsie. Un risque d'infection est présent dès qu'une aiguille transperce la peau. De ce fait, il est important de désinfecter le site d'injection avec une solution de chlorhexidine et d'alcool 70 %. Les seringues, aiguilles, ampoules et fioles doivent être jetées dans un contenant biorisque à la suite de leur utilisation.

▶ **MS 5.1** Consulter également les notions de base présentées dans la méthode de soins 5.1.

MATÉRIEL

- Seringues et aiguilles appropriées au type d'injection :
  - S.C. : seringue (1 à 2 ml) et aiguille (calibre 25 à 27, longueur 0,75 à 1,5 cm) ou seringue à tuberculine (1 ml) avec aiguille ou microperfuseur (à ailettes) intermittent de calibre 21G, 23G, 25G ou 28G avec bouchon à injections intermittentes.
  - I.D. : seringue à tuberculine (1 ml) avec aiguille (calibre 25 à 27, longueur 0,5 à 1,75 cm).
- I.M. : seringue (3 ml pour les adultes ; 1 ml pour les nourrissons et les jeunes enfants) ; aiguilles (calibre 21 ou 22, longueur 2,5 à 3,7 cm pour les adultes ; calibre 22 à 25, longueur 2,5 cm pour les enfants).
- Tampons de chlorhexidine et d'alcool 70 %
- Fiole, ampoule de médicament ou solvant stérile
- Compresse de gaze stérile

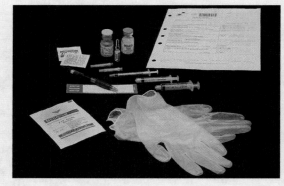

- Gants non stériles
- Feuille d'administration des médicaments (FADM)

Étapes préexécutoires	Justifications
1. **Effectuer les étapes préexécutoires communes décrites au début de cette section (pages 126 à 128).**	
2. **ÉVALUATION** Avant de procéder à l'injection, prendre en considération les contre-indications suivantes. a) Injection S.C. : présence de plaies, d'indurations, de contusions, d'œdème, de cachexie, de diminution de la perfusion tissulaire locale, etc. b) Injection I.M. : atrophie musculaire, contusions, indurations, diminution de la vascularisation sanguine ou choc circulatoire.	Une vascularisation réduite des tissus compromet l'absorption et la distribution du médicament. Les changements physiologiques liés au vieillissement ou à la maladie du client peuvent influer sur la quantité et la qualité des tissus sous-cutanés. Un muscle atrophié absorbe mal les médicaments. Certains facteurs réduisant la circulation sanguine dans les muscles contribuent à gêner l'absorption des médicaments.

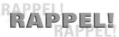 Il est important d'alterner les sites d'injection lorsque plusieurs injections doivent être administrées au cours d'une même journée. L'alternance des sites assure le maintien d'une bonne intégrité des tissus et diminue le risque d'induration ou de lipodystrophie.

Étapes exécutoires	Justifications
3. Préparer le médicament prescrit de façon stérile à partir d'une ampoule ou d'une fiole ▶ **MS 5.8** .	La méthode diffère selon qu'il s'agit d'une ampoule ou d'une fiole.

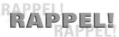 Avant d'administrer un médicament au client, on doit vérifier son identité en lui demandant de se nommer (ou en le nommant par son nom) et vérifier son bracelet d'identité. Cette double vérification permet d'éviter une erreur d'identification dans le cas où le client est confus.

4. Aider le client à prendre la position appropriée. a) Injection S.C. : demander au client d'essayer de se relaxer afin de détendre la région où l'injection sera administrée. b) Injection I.M. : pour une injection dans le muscle fessier, demander au client de s'allonger sur le côté, ou sur le ventre les pieds tournés vers l'intérieur. Pour les autres muscles, lui demander de ne pas contracter le muscle où sera administrée l'injection. c) Injection I.D. : demander au client d'allonger le bras et de le laisser reposer sur une surface plane. Au besoin, découvrir le site choisi tout en respectant la pudeur du client.	Le fait que le client se sente bien évite qu'il se déplace durant la procédure. Ces positions favorisent le relâchement des muscles fessiers. Allonger le bras sur une surface plane stabilise le site d'injection et en facilite l'accès. Respecter la pudeur du client constitue une preuve de respect envers lui.

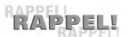 Il faut adapter la position du client à son état de santé, de façon à lui assurer un maximum de confort pendant la procédure.

Étapes exécutoires	Justifications

5. Mettre des gants non stériles.

Le port de gants évite les contacts directs avec le sang du client et la transmission de microorganismes pathogènes.

6. Effectuer l'étape 7, 8, 9 ou 10, selon le cas.

▶ 7. Administrer un médicament par voie sous-cutanée.

▶ 8. Administrer un médicament par voie intramusculaire.

▶ 9. Administrer un médicament par voie intramusculaire selon la technique en Z.

▶ 10. Administrer un médicament par voie intradermique.

7. Administrer un médicament par voie sous-cutanée.

7.1 Choisir le site d'injection en palpant les sites potentiels. Éviter ceux qui présentent une masse, de la douleur ou une atteinte à l'intégrité de la peau. Pour les injections d'insuline, assurer une rotation quotidienne des sites.

Au moment de la sélection du site d'injection, il est essentiel de tenir compte de l'état des tissus et du type de médicament à administrer.

a) Injection dans le bras : se représenter une ligne reliant l'articulation du coude à celle de l'épaule et diviser cette ligne en trois parties égales. L'injection doit être administrée dans le tiers médian de cette ligne.

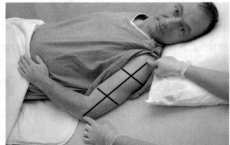

b) Injection dans la cuisse : se représenter une ligne centrale reliant l'articulation du genou à celle de la hanche et diviser cette ligne en trois parties égales. L'injection doit être administrée dans le tiers médian de cette ligne.

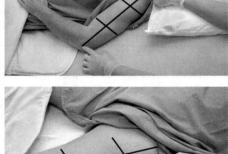

c) Injection périombilicale : se représenter une horloge dont le point central serait l'ombilic. Délimiter un espace d'une largeur de deux doigts (environ 3 cm) tout autour de l'ombilic. L'injection doit être administrée autour de l'ombilic à l'extérieur de cette portion de 3 cm.

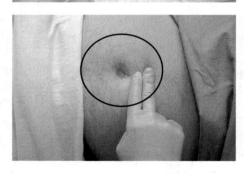

Étapes exécutoires	Justifications
7.2 Débloquer le capuchon protecteur de l'aiguille sans le retirer ni le contaminer.	Le déblocage du capuchon facilite son retrait au moment de l'injection.
7.3 Avec un tampon de chlorhexidine et d'alcool 70 %, désinfecter le site d'injection en effectuant un mouvement en spirale, du centre vers la périphérie. Couvrir un diamètre de désinfection de 5 cm et attendre au moins 30 secondes qu'il sèche entièrement (cela peut prendre jusqu'à 2 minutes), sans agiter la main, ni souffler sur le site, ni l'éponger avec une gaze.	Une désinfection du centre vers la périphérie évite de recontaminer la partie désinfectée. Un délai minimal de 30 secondes est nécessaire pour que l'antiseptique produise son effet et pour éviter une sensation de brûlure au site d'injection. Le fait d'agiter la main au-dessus du site, de souffler dessus ou de l'éponger risque de le contaminer.
7.4 De la main dominante, prendre la seringue avec le pouce et l'index, comme un crayon, et retirer le capuchon protecteur de l'aiguille avec la main non dominante en évitant que celle-ci touche le pourtour du capuchon.	Cette façon de tenir la seringue en facilite la manipulation et permet d'insérer plus facilement l'aiguille dans le tissu sous-cutané. Le pourtour du capuchon n'étant pas stérile, si l'aiguille y touche, elle sera alors considérée comme contaminée.
7.5 Pincer ou tendre la peau avec le pouce et l'index de la main non dominante. L'injection doit être administrée dans un pli cutané d'environ 2,5 cm. Si le client est obèse, il est recommandé de tendre la peau. S'il est maigre, il est préférable de lui pincer la peau.	L'aiguille pénètre plus facilement dans une peau tendue ou pincée que dans une peau relâchée.
7.6 Introduire rapidement l'aiguille à un angle de 90°. Relâcher la peau. 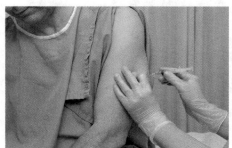	L'introduction rapide de l'aiguille diminue la douleur.

Déplacer le pouce et l'index vers la partie inférieure de la seringue et bien la maintenir.	Le fait de déplacer le pouce et l'index vers la partie inférieure de la seringue permet de la stabiliser pendant l'injection.
7.7 Injecter lentement le médicament en appuyant sur le piston.	Une injection lente réduit la douleur et le traumatisme des tissus.
7.8 Retirer doucement l'aiguille et appliquer une légère pression avec une compresse de gaze non stérile sur le site d'injection. Éviter de masser le point d'injection. Passer à l'étape 11.	Une légère pression sur le site d'injection permet de maîtriser le saignement, le cas échéant, et d'éviter le retour d'une partie du médicament. Le massage du site après une injection peut avoir un effet négatif (p. ex., un saignement dans le cas de l'héparine).

8. Administrer un médicament par voie intramusculaire.

8.1 Choisir le site d'injection en fonction de la quantité et du type de médicament à administrer.

Palper les muscles afin d'en évaluer la grosseur et l'état, et de déceler la présence de zones sensibles ou indurées. Éviter ces zones. En cas d'injections fréquentes, alterner les sites.

a) Injection dans le muscle deltoïde : installer le client en position assise, repérer l'acromion. L'injection doit être administrée trois doigts sous l'acromion, sur la face externe du bras.

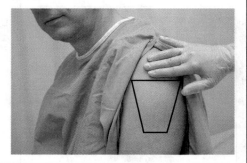

b) Injection dans le muscle fessier antérieur : installer le client en position de décubitus latéral ou dorsal. Placer la paume de la main non dominante sur le grand trochanter de la hanche, le majeur sur l'épine iliaque antérosupérieure 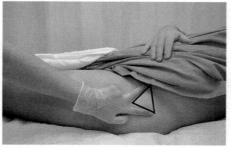 et l'index le long de la crête iliaque vers la fesse du client. L'injection doit être administrée au centre du triangle formé par l'index, le majeur et la crête iliaque.

c) Injection dans le muscle fessier postérieur : installer le client en position de décubitus latéral. Diviser la fesse en quatre quadrants comme suit : se représenter une ligne partant de la base du pli interfessier vers la crête iliaque et une autre divisant la fesse de façon 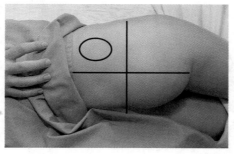 verticale en son milieu. L'injection doit être administrée dans le quadrant supéroexterne.

d) Injection dans le muscle vaste externe : installer le client en position assise ou de décubitus dorsal. Se représenter une ligne partant du milieu du genou vers la hanche et une autre du côté du genou vers la hanche. Diviser cette 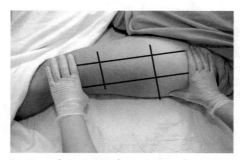 région en trois parties. L'injection doit être administrée dans le tiers médian de cette ligne.

Étapes exécutoires	Justifications
8.2 Débloquer le capuchon protecteur de l'aiguille sans le retirer ni le contaminer. Avec un tampon de chlorhexidine et d'alcool 70 %, désinfecter le site d'injection en effectuant un mouvement en spirale, du centre vers la périphérie.	Une désinfection du centre vers la périphérie évite de recontaminer la partie désinfectée.
Couvrir un diamètre de désinfection de 5 cm et attendre au moins 30 secondes qu'il sèche entièrement (cela peut prendre jusqu'à 2 minutes), sans agiter la main, ni souffler sur le site, ni l'éponger avec une gaze.	Un délai minimal de 30 secondes est nécessaire pour que l'antiseptique produise son effet et pour éviter une sensation de brûlure au site d'injection. Le fait d'agiter la main au-dessus du site, de souffler dessus ou de l'éponger risque de le contaminer.

MS 5.9

8.3 De la main dominante, prendre la seringue avec le pouce et l'index, comme un crayon, et retirer le capuchon protecteur de l'aiguille avec la main non dominante en évitant que celle-ci touche le pourtour du capuchon.

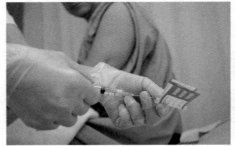

Maintenir la seringue avec le pouce et l'index permet de la stabiliser pendant l'injection et prévient le déplacement de l'aiguille. Le pourtour du capuchon n'étant pas stérile, si l'aiguille y touche, elle sera alors considérée comme contaminée.

8.4 Avant d'introduire l'aiguille, procéder comme suit.

   a) Muscle deltoïde ou vaste externe : prendre le muscle entre le pouce et les autres doigts de la main non dominante.

   b) Muscle fessier : étirer légèrement la peau.

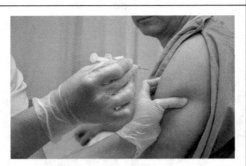

Tenir le muscle permet de mieux isoler la masse musculaire.

8.5 Introduire rapidement l'aiguille dans le muscle à un angle de 90°.

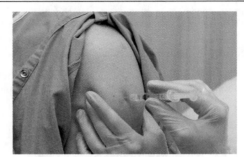

L'introduction rapide de l'aiguille diminue la douleur.

Relâcher la peau, puis déplacer le pouce et l'index de la main non dominante vers la partie inférieure de la seringue et bien la maintenir.

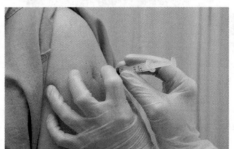

Le fait de déplacer le pouce et l'index vers la partie inférieure de la seringue permet de la stabiliser pendant l'injection.

8.6 De la main dominante, tirer doucement le piston afin de générer une légère aspiration. Si du sang apparaît dans la seringue, retirer l'aiguille, jeter la seringue et son contenu dans un contenant biorisque et reprendre la procédure.

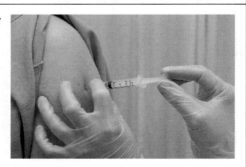

Il peut être dangereux d'administrer dans la circulation sanguine les médicaments destinés aux injections I.M.

Étapes exécutoires	Justifications

8.7 Injecter lentement le médicament en appuyant sur le piston.

Une injection lente réduit la douleur et le traumatisme des tissus.

8.8 Retirer doucement l'aiguille et appliquer une légère pression sur le site d'injection avec une compresse de gaze non stérile.

Éviter de masser le point d'injection.

Passer à l'étape 11.

Une légère pression sur le site d'injection permet de maîtriser le saignement, le cas échéant, et d'éviter le retour d'une partie du médicament.

Le massage du point d'injection peut endommager les tissus sous-jacents.

---

9. Administrer un médicament par voie intramusculaire selon la technique en Z (muscle fessier).

0,2 ml d'air
changer d'aiguille

9.1 Effectuer les étapes 8.1 à 8.3.

9.2 Repérer le site d'injection, placer la main non dominante sur le repère anatomique et tirer la surface de la peau et les tissus sous-cutanés de 2,5 à 3,5 cm.

L'aiguille perce plus facilement la peau si celle-ci est tendue.

9.3 En retenant la peau, introduire rapidement et profondément l'aiguille dans le muscle à un angle de 90°. Relâcher la peau, puis déplacer le pouce et l'index de la main non dominante vers la partie inférieure de la seringue et bien la maintenir.

Médicament

Durant l'injection

L'introduction rapide de l'aiguille diminue la douleur.

9.4 Effectuer les étapes 8.6 à 8.8.

9.5 Relâcher la peau.

La trajectoire se referme lorsqu'on retire l'aiguille

Peau

Tissus sous-cutanés

Médicament

Muscle

Après le relâchement de la peau

La méthode en Z permet aux tissus de refermer le site d'injection et évite ainsi le retour d'une partie du médicament, surtout dans le cas d'un médicament huileux.

MS 5.9

10. Administrer un médicament par voie intradermique.

10.1 Choisir le site d'injection en palpant les sites potentiels. Éviter ceux qui présentent une masse, de la douleur ou une atteinte à l'intégrité de la peau. Pour une injection à la surface interne de l'avant-bras, placer une main au-dessus du poignet et l'autre à trois ou quatre doigts du pli du coude.

10.2 Débloquer le capuchon protecteur de l'aiguille sans le retirer ni le contaminer. Avec un tampon de chlorhexidine et d'alcool 70 %, désinfecter le site d'injection en effectuant un mouvement en spirale, du centre vers la périphérie.

Couvrir un diamètre de désinfection de 5 cm et attendre au moins 30 secondes qu'il sèche entièrement (cela peut prendre jusqu'à 2 minutes), sans agiter la main, ni souffler sur le site, ni l'éponger avec une gaze.

Justification: Une désinfection du centre vers la périphérie évite de recontaminer la partie désinfectée.

Un délai minimal de 30 secondes est nécessaire pour que l'antiseptique produise son effet et pour éviter une sensation de brûlure au site d'injection. Le fait d'agiter la main au-dessus du site, de souffler dessus ou de l'éponger risque de le contaminer.

10.3 Étirer la peau du site d'injection avec le pouce ou l'index de la main non dominante.

Justification: L'aiguille perce plus facilement la peau si celle-ci est tendue.

10.4 Tenir l'aiguille tout près de la peau du client et l'introduire lentement à un angle de 10° à 15° jusqu'à ce qu'une résistance se fasse sentir.

Faire pénétrer l'aiguille d'environ 3 mm ; le biseau ou l'extrémité de l'aiguille devrait se voir sous la peau.

Justification: La résistance indique que l'aiguille a atteint le derme.

10.5 Injecter lentement le médicament jusqu'à ce qu'une légère résistance se fasse sentir. L'absence de résistance indique que l'aiguille est enfoncée trop profondément. Dans ce cas, la retirer et reprendre la procédure.

Justification: Une injection lente réduit la douleur et le traumatisme des tissus. Le derme est tendu et ne s'étire pas facilement pendant l'injection.

Étapes exécutoires	Justifications
10.6 S'assurer qu'une petite bulle d'environ 6 mm de haut, semblable à une piqûre de moustique, se forme au site d'injection.	La présence d'une bulle indique que le médicament a atteint le derme.
10.7 Retirer doucement l'aiguille et appliquer une légère pression sur le site d'injection avec une compresse de gaze non stérile. Éviter de masser le point d'injection.	Une légère pression sur le site d'injection permet de maîtriser le saignement, le cas échéant, et d'éviter le retour d'une partie du médicament. Le massage risque de disperser le médicament dans les tissus sous-jacents et de fausser les résultats du test de dépistage de la tuberculose, le cas échéant.
11. Jeter la seringue avec aiguille dans un contenant biorisque sans la recapuchonner.	Recapuchonner l'aiguille augmente le risque de piqûre accidentelle.
12. Retirer les gants et les jeter à la poubelle.	Jeter les gants à la poubelle évite la propagation de microorganismes pathogènes.

Étapes postexécutoires	Justifications
13. ÉVALUATION Demeurer auprès du client durant trois à cinq minutes après l'injection et relever tout signe de réaction indésirable ou allergique.	Une réaction anaphylactique grave se caractérise par une dyspnée, avec respiration sifflante et collapsus cardiovasculaire.
14. Vérifier si le client éprouve une sensation de douleur, de brûlure, d'engourdissement ou de démangeaison au site d'injection.	Certains médicaments peuvent irriter les tissus et incommoder le client.
15. ÉVALUATION Inspecter le site d'injection et noter les signes de contusion ou d'induration, s'il y a lieu. Le cas échéant, aviser le médecin traitant et l'infirmière responsable du client, recouvrir le site d'une compresse d'eau tiède et inscrire ces données dans les notes d'évolution.	Une contusion ou une induration indique une complication de l'injection.
16. Effectuer les étapes postexécutoires communes décrites au début de cette section (pages 128 et 129).	

Éléments à consigner dans les notes d'évolution rédigées par l'infirmière

- La date et l'heure de l'administration du médicament.
- Le nom du médicament, la dose administrée, la voie d'administration et le site d'injection.
- La réaction du client et sa collaboration.
- Toute réaction anormale ou indésirable survenue à la suite des soins. **Il faut également transmettre cette donnée au médecin traitant et à l'infirmière responsable du client.**

Exemple

2010-04-29 22:00 *Demerol 50 mg I.M. administré muscle fessier QSED. Site exempt d'induration.*
Aucune réaction indésirable constatée.

22:30 *Client se dit soulagé à 7/10.*

MS 5.10 | Installation d'un microperfuseur à ailettes sous-cutané intermittent

BUT

Administrer des médicaments de façon intermittente par voie sous-cutanée.

NOTIONS DE BASE

Il est important d'alterner les sites d'insertion du microperfuseur à ailettes afin de garantir une bonne absorption des médicaments. Si le client doit recevoir plus de un médicament ou si le volume à administrer est supérieur à 2 ml, on installe un deuxième microperfuseur en respectant une distance d'au moins 2 cm entre chaque site. Il faut inscrire sur chaque microperfuseur le nom du médicament qui y sera administré.

▶ **MS 5.8** Consulter également les notions de base présentées dans la méthode de soins 5.8.

MATÉRIEL

- Microperfuseur à ailettes de calibre 21, 23, 25 ou 27 avec bouchon à injections intermittentes
- Tampons de chlorhexidine et d'alcool 70 %
- Pellicule transparente adhésive (de type Tegaderm^MD, IV 3000 ou autre)
- Médicament prescrit

- Seringue de 1 à 3 ml avec aiguille de calibre 21, 23 ou 25 et d'une longueur de 1,25 à 2,5 cm
- Gants non stériles
- Compresse de gaze stérile
- Ruban adhésif
- Feuille d'administration des médicaments (FADM)

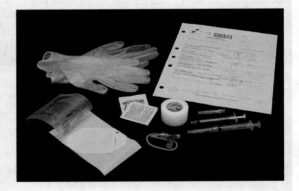

Étapes préexécutoires	Justifications
1. Effectuer les étapes préexécutoires communes décrites au début de cette section (pages 126 à 128).	

Étapes préexécutoires	Justifications

2. ÉVALUATION

Choisir un tissu sous-cutané exempt de lésions, d'indurations, de contusions ou d'œdème.

Une réduction de la vascularisation des tissus compromet l'absorption et la distribution des médicaments. Les changements physiologiques liés au vieillissement ou à la maladie du client peuvent modifier la quantité et la qualité des tissus sous-cutanés.

Étapes exécutoires	Justifications

3. Prélever la dose de médicament prescrite et ajouter 0,2 ml de plus (ou la quantité recommandée par le fabricant) pour faire le vide d'air de la tubulure et du bouchon à injections intermittentes du microperfuseur ▶ MS 5.8 .

La tubulure du microperfuseur contient environ 0,2 ml. Faire le vide d'air de la tubulure évite d'en injecter dans les tissus sous-cutanés.

4. Désinfecter l'opercule du microperfuseur avec un tampon d'alcool 70 % et le déposer sur une gaze stérile.

Laisser sécher au moins 30 secondes.

La désinfection diminue le risque de transmission de microorganismes pathogènes.

Un délai minimal de 30 secondes est nécessaire pour que l'alcool produise son effet aseptisant.

5. Retirer le capuchon protecteur de l'aiguille de la seringue contenant le médicament et insérer l'aiguille dans l'opercule du microperfuseur.

Cette première insertion n'a pour but que de faire le vide d'air de la tubulure du microperfuseur.

6. Injecter lentement 0,2 ml ou plus de médicament, selon les recommandations du fabricant.

Injecter 0,2 ml de médicament permet de procéder au vide d'air de la tubulure et de l'aiguille du microperfuseur.

7. Prendre un point d'appui au besoin.

L'utilisation d'un point d'appui contribue à éviter les faux mouvements et diminue le risque de piqûre accidentelle.

Retirer l'aiguille de l'opercule et la recapuchonner sans la contaminer.

L'aiguille doit rester stérile, car elle servira à administrer le médicament par le microperfuseur.

8. Mettre des gants non stériles.

Le port de gants évite les contacts directs avec les liquides biologiques du client et la transmission de microorganismes pathogènes.

9. Choisir le site d'insertion en évitant ceux qui pourraient causer une blessure au client au moment des changements de positions. Éviter également les protubérances osseuses. Privilégier l'ordre suivant :

1° le thorax ;

2° l'abdomen supérieur ;

3° l'abdomen inférieur ;

4° le bras ;

5° la cuisse.

Tous les sites d'injections sous-cutanées peuvent être utilisés. Comme le microperfuseur est laissé en place, il faut éviter que le client soit incommodé par celui-ci ou qu'il ressente de la douleur.

---

10. Désinfecter le site avec un tampon de chlorhexidine et d'alcool 70 % en effectuant un mouvement en spirale, du centre vers la périphérie.

Couvrir un diamètre de désinfection de 5 cm et attendre au moins 30 secondes qu'il sèche entièrement (cela peut prendre jusqu'à 2 minutes), sans agiter la main, ni souffler sur le site, ni l'éponger avec une gaze.

Une désinfection du centre vers la périphérie évite de recontaminer la partie désinfectée.

Un délai minimal de 30 secondes est nécessaire pour que l'antiseptique produise son effet et pour éviter une sensation de brûlure au site d'injection.

Le fait d'agiter la main au-dessus du site, de souffler dessus ou de l'éponger risque de le contaminer.

---

11. De la main non dominante, tendre la peau du site où sera inséré le microperfuseur.

Si le client est cachectique, pincer la peau pour relever les tissus sous-cutanés.

L'aiguille pénètre mieux dans une peau tendue.

Chez un client cachectique, le fait de pincer la peau évite d'atteindre les os.

---

12. De la main dominante, tenir le microperfuseur par les ailettes et introduire l'aiguille, biseau vers le bas, à un angle de 20° à 30° dans le sens de la circulation lymphatique.

La circulation lymphatique favorise l'absorption du médicament.

---

13. Relâcher la peau lorsque l'aiguille est insérée.

Fixer le microperfuseur à l'aide de la pellicule transparente adhésive en laissant l'opercule à découvert.

La pellicule transparente stabilise l'aiguille et protège le site des micro-organismes pathogènes. L'opercule doit rester à découvert pour permettre l'administration des autres doses du médicament.

Étapes exécutoires	Justifications
14. Inscrire sur un ruban adhésif la date et l'heure de l'installation, ainsi que vos initiales. Coller le ruban sur la bande de la pellicule transparente.	Le microperfuseur doit être changé aux six jours, ou plus tôt s'il y a présence de signes d'infection ou d'induration, ou s'il incommode le client.
15. Désinfecter l'opercule du micro-perfuseur avec un tampon d'alcool 70 % et le déposer sur une gaze stérile. Laisser sécher au moins 30 secondes.	Un délai minimal de 30 secondes est nécessaire pour que l'antiseptique produise son effet aseptisant.
16. Retirer le capuchon protecteur de l'aiguille de la seringue contenant le médicament et insérer l'aiguille au centre de l'opercule du microperfuseur.	Cette deuxième insertion a pour but d'injecter le médicament.
17. Injecter lentement le médicament.	Une injection lente réduit la douleur et le traumatisme des tissus sous-cutanés.
18. Retirer l'aiguille de l'opercule et jeter la seringue avec aiguille dans un contenant biorisque sans la recapuchonner. 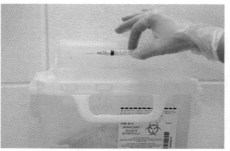	Recapuchonner l'aiguille augmente le risque de piqûre accidentelle.
19. Retirer les gants et les jeter à la poubelle.	Jeter les gants à la poubelle évite la propagation de microorganismes pathogènes.

Étapes postexécutoires	Justifications
20. ÉVALUATION Demeurer auprès du client durant trois à cinq minutes après l'injection et relever toute réaction indésirable ou allergique.	Une réaction anaphylactique grave se caractérise par une dyspnée, avec respiration sifflante et collapsus cardiovasculaire.
21. Vérifier si le client éprouve une sensation de douleur, de brûlure, d'engourdissement ou de démangeaison au site d'injection.	Certains médicaments peuvent irriter les tissus et incommoder le client.
22. ÉVALUATION Inspecter régulièrement le site d'insertion du microperfuseur.	Une inspection régulière prévient les complications.
23. Effectuer les étapes postexécutoires communes décrites au début de cette section (pages 128 et 129).	

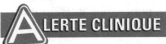 **ALERTE CLINIQUE**   Il faut éviter l'immersion du site pendant le bain. En présence de signe d'infection, d'œdème, d'écoulement purulent, d'odeur fétide ou de saignement au site d'insertion, on doit retirer le microperfuseur et aviser le médecin traitant et l'infirmière responsable du client.

 Éléments à consigner dans les notes d'évolution rédigées par l'infirmière

- La date et l'heure de l'installation, le calibre du microperfuseur et le site d'insertion.
- Le nom du médicament et la dose administrée.
- La réaction du client et sa collaboration.
- Toute réaction anormale ou indésirable (p. ex., la présence de prurit, de la douleur, l'apparition de sang) survenue à la suite des soins. **Il faut également transmettre cette donnée au médecin traitant et à l'infirmière responsable du client.**

Exemple

2010-04-30   10:00   Microperfuseur à aillettes n° 25 installé région sous-clavière gauche. Morphine 2 mg S.C. injectée. Client n'est pas incommodé par le microperfuseur et ne présente aucune réaction indésirable.

Notes personnelles

_____

_____

_____

_____

_____

_____

_____

_____

_____

_____

_____

_____

MS 5.11 — Préparation de un ou de deux types d'insuline et administration par voie sous-cutanée

 Vidéo

BUT

Maintenir un taux de glucose sanguin dans les valeurs normales.

NOTIONS DE BASE

L'administration d'insuline par voie sous-cutanée constitue une intervention invasive qui doit être effectuée dans le respect rigoureux des principes d'asepsie. La préparation d'insuline doit toujours être vérifiée par deux infirmières. Si deux types d'insuline doivent être mélangés dans la même seringue, la vérification doit être faite pour chacune des deux préparations. L'accumulation d'insuline dans les tissus sous-cutanés peut provoquer de la lipodystrophie, d'où l'importance d'effectuer une rotation des sites d'injection. La fiole d'insuline, une fois ouverte, garde ses propriétés pendant un mois. Les réserves d'insuline doivent être conservées au réfrigérateur. Les seringues préparées d'avance doivent aussi être conservées au réfrigérateur. Cependant, la durée de conservation varie d'un type d'insuline à l'autre. Il faut consulter les recommandations du fabricant à ce sujet.

MATÉRIEL

- Seringue à insuline avec aiguille
- Tampons d'alcool 70 %
- Fioles d'insuline
- Feuille d'administration des médicaments (FADM)

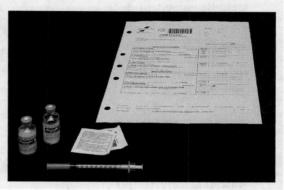

Étapes préexécutoires	Justifications
1. **Effectuer les étapes préexécutoires communes décrites au début de cette section (pages 126 à 128).**	
2. Mesurer la glycémie capillaire ▶ MS 4.6 .	
3. Selon le résultat de la glycémie, vérifier l'ordonnance médicale ou le protocole d'administration d'insuline, afin de connaître la dose d'insuline à administrer.	L'insuline est administrée selon un protocole préétabli par l'endocrinologue.
4. Vérifier au dossier du client l'heure de la dernière administration d'insuline.	Cette vérification prévient les erreurs d'administration.

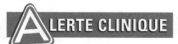 ALERTE CLINIQUE La dose d'insuline à administrer doit toujours être vérifiée par deux infirmières afin d'éviter toute erreur d'administration.

5. Effectuer l'étape 6 ou 7, selon le cas.

▶ 6. Préparer et administrer un type d'insuline.

▶ 7. Préparer et administrer deux types d'insuline.

Étapes exécutoires	Justifications

6. Préparer et administrer un type d'insuline.

6.1 Retirer l'insuline du réfrigérateur et comparer son étiquette avec l'ordonnance médicale ou la FADM. 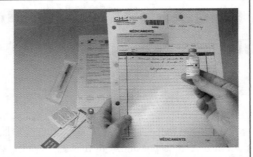	Cette comparaison permet de vérifier qu'il s'agit bien de l'insuline prescrite.
6.2 Inscrire sur une étiquette le nom du client, le type d'insuline et la dose préparée, ainsi que vos initiales.	L'étiquette permettra de connaître le contenu de la seringue.
6.3 Si l'on utilise une nouvelle fiole, en retirer le capuchon protecteur afin d'exposer l'opercule de caoutchouc stérile en évitant de le contaminer. 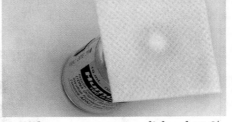 En cas de doute ou s'il s'agit d'une fiole multidose déjà ouverte, désinfecter soigneusement la surface de l'opercule avec un tampon d'alcool 70 %. Laisser sécher pendant au moins 30 secondes avant de prélever le médicament.	La fiole est munie d'un capuchon protecteur qui prévient la contamination de l'opercule en caoutchouc. Le capuchon ne peut être remis en place une fois le sceau retiré. Au moment d'une première utilisation, si la stérilité a été préservée, il n'est pas nécessaire de désinfecter la surface de l'opercule. Un délai minimal de 30 secondes est nécessaire pour que l'alcool produise son effet aseptisant.

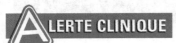 **ALERTE CLINIQUE** Il est essentiel de toujours inscrire sur la fiole d'insuline la date de son ouverture. Il faut la jeter lorsque la durée d'utilisation recommandée par le pharmacien est dépassée.

6.4 Au moyen d'une seringue à insuline, injecter dans la fiole un volume d'air égal à la dose d'insuline à prélever. 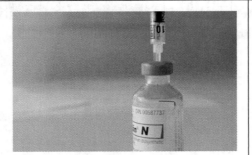	La pression positive créée dans la fiole facilitera l'aspiration de l'insuline.
6.5 Retourner la fiole en maintenant la pointe de l'aiguille immergée dans l'insuline et prélever le nombre d'unités prescrites. 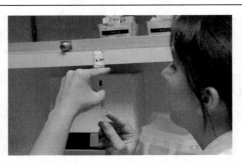 Retirer l'aiguille de la fiole d'insuline et expulser les bulles d'air de la seringue.	Le fait de maintenir immergée la pointe de l'aiguille évite d'aspirer de l'air dans la seringue.

Étapes exécutoires	Justifications
6.6 Remettre le capuchon protecteur sur l'aiguille de façon sécuritaire, sans la contaminer en évitant qu'elle touche le pourtour du capuchon, et apposer l'étiquette sur la seringue.	Le capuchon protecteur assure la stérilité de l'aiguille. L'étiquette aide à assurer l'administration du bon médicament au bon client.
6.7 Vérifier le nombre d'unités prélevé et demander à une autre infirmière de le vérifier également. Passer à l'étape 8.	
7. Préparer et administrer deux types d'insuline.	
7.1 Retirer les deux types d'insuline du réfrigérateur et comparer leur étiquette respective avec l'ordonnance médicale ou avec la FADM.	Cette comparaison permet de vérifier qu'il s'agit bien des insulines prescrites.
7.2 Pour chaque type d'insuline, inscrire sur une étiquette le nom du client, le type d'insuline et la dose préparée, ainsi que vos initiales.	L'étiquette permettra de connaître le contenu de la seringue.
7.3 Si l'on utilise une nouvelle fiole, en retirer le capuchon protecteur afin d'exposer l'opercule de caoutchouc stérile en évitant de le contaminer pendant la manipulation. En cas de doute ou s'il s'agit d'une fiole multidose déjà ouverte, désinfecter soigneusement la surface de l'opercule avec un tampon d'alcool 70 %. Laisser sécher pendant au moins 30 secondes avant de prélever le médicament.	La fiole est munie d'un capuchon protecteur qui prévient la contamination de l'opercule en caoutchouc. Le capuchon ne peut être remis en place une fois le sceau retiré. Au moment d'une première utilisation, si la stérilité a été préservée, il n'est pas nécessaire de désinfecter la surface de l'opercule. Un délai minimal de 30 secondes est nécessaire pour que l'alcool produise son effet aseptisant.
7.4 Au moyen d'une seringue à insuline avec aiguille, injecter dans la fiole d'insuline à action intermédiaire ou prolongée (solution trouble) un volume d'air égal à la dose à prélever. Éviter que le biseau de l'aiguille ne touche la solution.	La pression positive ainsi créée dans la fiole facilitera l'aspiration de l'insuline.

Étapes exécutoires	Justifications
7.5 Retirer l'aiguille de la fiole d'insuline trouble en maintenant le piston.	Maintenir le piston évite l'aspiration d'air pendant le retrait de l'aiguille.
7.6 Avec la même seringue, injecter dans la fiole d'insuline à action rapide (solution limpide) un volume d'air égal à la dose d'insuline à prélever. Retourner la fiole en maintenant la pointe de l'aiguille immergée dans l'insuline et prélever le nombre d'unités prescrites.	La pression positive créée dans la fiole facilitera l'aspiration de l'insuline.
7.7 Retirer l'aiguille de la fiole d'insuline à action rapide (limpide) et expulser les bulles d'air de la seringue. Vérifier le nombre d'unités prélevées et demander à une autre infirmière de le vérifier également.	Le nombre d'unités prélevées doit respecter l'ordonnance médicale.

ALERTE CLINIQUE Comme la préparation d'insuline exige une double vérification, il faut faire vérifier la dose par une autre infirmière avant d'y ajouter le deuxième type d'insuline.

7.8 Remettre l'aiguille dans la fiole d'insuline à action intermédiaire ou prolongée (solution trouble) et prélever le nombre d'unités prescrites.	
7.9 Retirer l'aiguille de la fiole d'insuline trouble et expulser les bulles d'air de la seringue. Vérifier le nombre d'unités prélevées.	Le nombre total d'unités prélevées doit correspondre au nombre total d'unités prescrites.
7.10 Remettre le capuchon protecteur sur l'aiguille de façon sécuritaire, sans la contaminer en évitant qu'elle touche le pourtour du capuchon. Apposer l'étiquette sur la seringue. Faire vérifier la dose par une autre infirmière.	Le capuchon protecteur assure la stérilité de l'aiguille. L'étiquette aide à assurer l'administration du bon médicament au bon client.

Étapes exécutoires	Justifications
7.11 Administrer le mélange des deux types d'insuline dans les cinq minutes suivant sa préparation.	L'insuline à action rapide a tendance à se fixer à l'insuline à action intermédiaire ou lente, ce qui atténue son action.

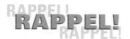 **RAPPEL!** L'insuline à action rapide peut être mélangée à n'importe quel type d'insuline, mais il est important de la prélever avant l'insuline à action intermédiaire ou prolongée afin de préserver l'intégrité de la fiole d'insuline rapide et de ne pas modifier la vitesse d'action de l'insuline rapide. Au moment du mélange de deux insulines à action intermédiaire ou prolongée, on peut prélever en premier l'une ou l'autre des insulines.

Étapes exécutoires	Justifications
8. Se rendre au chevet du client et faire l'injection en suivant les principes d'administration des injections sous-cutanées ▶ **MS 5.9, étapes 5, 7, 12** . Alterner les sites d'injection. 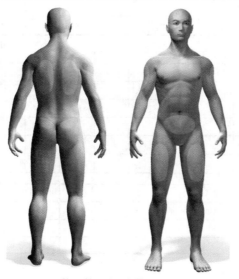 **Sites d'injection de l'insuline**	L'accumulation d'insuline dans les tissus sous-cutanés peut provoquer de la lipodystrophie, d'où l'importance d'effectuer une rotation des sites d'injection.

RAPPEL! Avant d'administrer un médicament au client, on doit vérifier son identité en lui demandant de se nommer (ou en le nommant par son nom) et vérifier son bracelet d'identité. Cette double vérification permet d'éviter une erreur d'identification dans le cas où le client est confus.

Étapes exécutoires	Justifications
9. Jeter la seringue avec aiguille dans un contenant biorisque sans la recapuchonner.	Recapuchonner l'aiguille augmente le risque de piqûre accidentelle.
10. Inscrire sur la feuille de suivi diabétique la date et l'heure de l'administration, ainsi que la quantité d'insuline administrée et le site d'administration.	

Étapes postexécutoires	Justifications
11. ÉVALUATION Évaluer la réaction du client au médicament en tenant compte du pic d'action de l'insuline. Refaire une mesure de la glycémie capillaire au besoin.	Ces observations permettent de déterminer l'efficacité du médicament.
12. Effectuer les étapes postexécutoires communes décrites au début de cette section (pages 128 et 129).	

Éléments à consigner dans les notes d'évolution rédigées par l'infirmière

■ La réaction du client et sa collaboration.
■ Toute réaction anormale. **Il faut également signaler cette donnée au médecin traitant et à l'infirmière responsable du client.**

Exemple

2010-03-01 08:00 S'informe du résultat de sa glycémie et de la dose d'insuline administrée.
08:30 S'alimente au déjeuner.
11:00 Aucun signe d'hypoglycémie le matin.

FEUILLE DE SUIVI DIABÉTIQUE																
	GLYCÉMIE PAR GLYCOMÈTRE											HEURE	HYPOGLYCÉMIANTS ORAUX, INSULINE S.C. OU POMPE À INSULINE	SITE	INITIALES	
DATE		Nuit	À jeun	p.c. déj.	a.c. dîner	p.c. dîner	a.c. souper	p.c. souper	h.s.	Autre					Inf.	Vér.
2010-03-01	Heure	07:00										08:00	Insuline Humulin R 4 unités + Humulin N 16 unités S.C.	B.D.	S.P.	C.L.
	Résultat	10.1														

SIGNATURE	INITIALES	SIGNATURE	INITIALES	SIGNATURE	INITIALES
Sylvain Poulin, inf.	S.P.	Carole Lemire, inf.	C.L.		

Notes personnelles

_____
_____
_____
_____
_____
_____
_____
_____
_____
_____
_____
_____
_____
_____
_____
_____
_____
_____

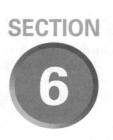

Étapes préexécutoires et postexécutoires communes de la section 6

Ces étapes constituent les considérations et les actions préexécutoires et postexécutoires communes aux méthodes liées à la fonction respiratoire. Elles assurent l'application appropriée des principes de soins et sont regroupées en début de section afin d'alléger le texte de chacune des méthodes.

Étapes préexécutoires communes	Justifications
1. Effectuer les étapes préexécutoires générales décrites au début du guide (pages 1 et 2).	
2. Vérifier l'ordonnance médicale afin de connaître la concentration d'oxygène (O_2) à administrer.	Une ordonnance médicale individuelle ou collective est requise pour l'administration d'O_2.
3. Mesurer la saturation pulsatile du sang en oxygène (SpO_2) du client ▶ MS 4.4 .	Cette mesure permet de vérifier que la saturation en oxygène est adéquate.
4. Vérifier les résultats antérieurs de la SpO_2 inscrits au dossier du client.	Les résultats antérieurs servent de référence. L'infirmière peut les comparer avec les nouveaux résultats et constater, le cas échéant, une modification de l'état de santé du client.
5. ÉVALUATION Procéder à l'examen clinique des principales fonctions respiratoires du client ▶ MS 4.3 dans le but de déceler : • tout signe ou symptôme associé à l'hypoxie : cyanose des lèvres, des extrémités ou des lobes d'oreilles, tachypnée, agitation, somnolence, teint grisâtre, tirage sous-costal et sous-sternal, utilisation des muscles accessoires ; • les signes d'hypercapnie ; • les manifestations cliniques d'une obstruction des voies respiratoires supérieures ou inférieures : bruits audibles à l'oreille ou à l'auscultation, sécrétions nasales ou buccales, signes d'hypoxie ; • la nécessité d'effectuer une aspiration des sécrétions.	Une hypoxie non traitée peut entraîner des arythmies cardiaques, parfois mortelles. L'hypercapnie entraîne une élévation de la fréquence et de l'amplitude respiratoires et une augmentation des céphalées. Les sécrétions présentes dans les voies respiratoires diminuent l'efficacité des échanges gazeux.
6. ÉVALUATION Évaluer les facteurs pouvant influer sur le fonctionnement des voies respiratoires, notamment : • l'hydratation ;	Une hydratation trop importante augmente le volume des sécrétions, alors que la déshydratation en provoque l'épaississement.

Section 6

Étapes préexécutoires communes	Justifications
• l'humidité ;	Un environnement humide aide à liquéfier les sécrétions, ce qui facilite leur expectoration. Un environnement sec favorise la production de sécrétions, rendant leur expectoration plus difficile.
• l'infection ;	L'infection provoque l'épaississement des sécrétions, les rendant souvent difficiles à expectorer.
• l'altération des structures anatomiques.	L'altération des structures anatomiques (p. ex., une cloison nasale déviée, une fracture des os du visage, une tumeur compressive) peut perturber l'élimination naturelle des sécrétions.
7. Déterminer le type de matériel à utiliser : lunette nasale, masque Ventimask^MD, masque à effet Venturi, masque avec réservoir, tente faciale, collier trachéal.	Le matériel utilisé doit être adapté à l'état de santé du client afin d'assurer les meilleurs résultats possible. Il doit aussi être conforme à l'ordonnance médicale.

Étapes postexécutoires communes	Justifications
1. Effectuer les étapes postexécutoires générales décrites au début du guide (pages 3 et 4).	
2. ÉVALUATION Réévaluer l'état respiratoire du client de 15 à 30 minutes après le début du traitement.	Cette vérification assure le suivi clinique de la condition respiratoire du client et permet de constater l'effet thérapeutique du traitement.
3. Aviser le médecin si le client présente une SpO_2 inférieure à la valeur recommandée. Régler à nouveau le débit de l'O_2 en fonction des recommandations du médecin.	Le taux d'O_2 dans le sang doit être maintenu entre 95 et 100 % si le client n'a pas d'antécédents de maladies pulmonaires chroniques.

Notes personnelles

_____

_____

_____

_____

_____

_____

_____

_____

MS 6.1

Aspiration des sécrétions

Vidéo

- **Sécrétions nasopharyngées**
- **Sécrétions oropharyngées**

BUT

Dégager les voies respiratoires supérieures des sécrétions que le client est incapable d'éliminer par lui-même.

Effectuer un prélèvement de sécrétions nasopharyngées ou oropharyngées à des fins d'analyse.

MATÉRIEL

- Cathéters à aspiration stériles de taille appropriée.
  - Adulte : de 12 à 18 Fr
  - Enfant : de 8 à 10 Fr
  - Nourrisson : de 5 à 8 Fr
- Cathéter à succion rigide pour aspiration buccale
- Solution de rinçage (environ 100 ml de solution physiologique ou d'eau stérile, ou, à domicile, d'eau du robinet)

- Gants stériles ou gants non stériles, selon le protocole
- Contenant stérile
- Tubulure de raccord
- Piqué jetable
- Appareil d'aspiration portatif ou mural
- Masque et lunettes de protection ou visière, au besoin

NOTIONS DE BASE

L'aspiration mécanique des sécrétions du nasopharynx ou de l'oropharynx est justifiée pour le client présentant :

- une respiration embarrassée avec incapacité d'expectorer ses sécrétions ;
- des sécrétions qui obstruent ses voies respiratoires et qui provoquent des signes de détresse respiratoire ;
- une dyspnée accompagnée de crépitants rudes et de cyanose ;
- une baisse de la saturation pulsatile du sang en oxygène (SpO_2).

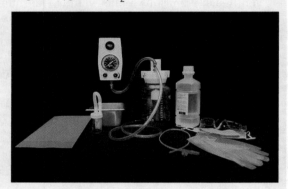

Étapes préexécutoires	Justifications
1. Effectuer les étapes préexécutoires communes décrites au début de cette section (pages 186 et 187).	
2. ÉVALUATION Évaluer la capacité du client à expectorer et à effectuer des exercices respiratoires ou de toux.	Cette évaluation permet de déterminer la nécessité de procéder à l'aspiration des voies du client.

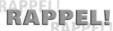 **RAPPEL!** L'aspiration des sécrétions est une expérience traumatisante. Elle augmente le risque de transmission de microorganismes pathogènes et peut causer des lésions aux muqueuses des voies respiratoires.

3. Informer le client du déroulement de la procédure. L'aviser que l'aspiration pourrait provoquer un haut-le-cœur et déclencher un réflexe de toux ou d'éternuements.	Informer le client favorise sa collaboration et le prévient des sensations désagréables ou des malaises qu'il pourrait subir.

Étapes préexécutoires	Justifications
4. Aider le client à prendre une position confortable. a) Personne consciente ayant le réflexe de déglutition : position semi-Fowler ou Fowler, la tête tournée de côté pour une aspiration buccale ou en hyperextension pour une aspiration nasopharyngée. b) Personne inconsciente ou personne ayant des problèmes de déglutition : position de décubitus latéral ou semi-Fowler.	Ces positions facilitent l'insertion du cathéter et favorisent le drainage des sécrétions.

Étapes exécutoires	Justifications
5. Déposer un piqué jetable sur le thorax du client.	Le piqué évite de souiller les vêtements du client.
6. Mettre un masque et des lunettes de protection ou une visière. Si l'intervention concerne un client à risque ou en isolement, mettre aussi une blouse.	Ces précautions protègent l'infirmière des éclaboussures de liquides biologiques du client et des projections de gouttelettes.
7. Ouvrir le contenant stérile et la bouteille de solution de rinçage. Déposer les bouchons à l'envers sur une surface propre.	Déposer les bouchons à l'envers en préserve la stérilité.
8. Verser environ 100 ml de solution dans le contenant stérile.	La solution de rinçage servira à nettoyer le cathéter à aspiration.
9. Ouvrir l'emballage du cathéter à aspiration de façon aseptique et le laisser dans l'enveloppe.	Laisser le cathéter dans son emballage en préserve la stérilité.
10. En présence d'oxygénothérapie, consulter l'ordonnance médicale ou le protocole en vigueur afin de vérifier s'il faut augmenter le débit d'oxygène (O_2). S'il y a lieu, retirer l'appareil à oxygène. Demander au client d'inspirer profondément.	Ces mesures réduisent l'hypoxémie consécutive à l'aspiration.
11. Mettre des gants non stériles.	La méthode de soins peut être exécutée selon une technique stérile ou propre selon le protocole en vigueur.
12. Ajointer l'embout rigide du cathéter et le tube de l'appareil à aspiration.	

Étapes exécutoires	Justifications
13. Régler la pression d'aspiration de l'appareil selon l'âge du client. a) Adulte : de 100 à 150 mm Hg. b) Enfant de 5 ans et plus : de 100 à 120 mm Hg. c) Enfant de moins de 5 ans : de 80 à 100 mm Hg. d) Nourrisson : de 60 à 80 mm Hg.	Le réglage de la pression permet d'assurer une aspiration conforme aux besoins du client. Ce réglage ne doit jamais être fait pendant l'aspiration des sécrétions du client.
14. Avec la main dominante, retirer le cathéter de son enveloppe et l'enrouler dans la main en évitant de toucher aux 10 derniers centimètres de son extrémité.	Ne pas toucher aux 10 derniers centimètres du cathéter évite de les contaminer.
15. Tremper l'extrémité du cathéter dans la solution de rinçage et aspirer un peu de solution.	Mouiller le cathéter le lubrifie, facilite son introduction et évite que les sécrétions adhèrent à la paroi intérieure au moment de l'aspiration.
16. Placer le pouce de la main non dominante sur l'orifice du cathéter à aspiration.	Le pouce ainsi placé agit comme commutateur pour actionner l'aspiration. La main non dominante est alors considérée comme contaminée, car les sécrétions aspirées touchent le pouce.
17. Effectuer l'étape 18 ou 19, selon le cas. ▶ **18.** Aspirer des sécrétions nasopharyngées. ▶ **19.** Aspirer des sécrétions oropharyngées.	
18. Aspirer des sécrétions nasopharyngées.	
18.1 Sans aspirer et en utilisant la main dominante, introduire le cathéter le long du plancher de la cavité nasale jusqu'au pharynx à une profondeur d'environ 15 cm (de 8 à 12 cm chez l'enfant). Si le client déglutit ou présente un réflexe nauséeux, cesser d'introduire le cathéter et le retirer partiellement. Attendre quelques secondes et le réintroduire. S'il y a résistance au moment de l'introduction du cathéter, le retirer et l'insérer dans l'autre narine.	Si la personne déglutit ou a un réflexe nauséeux au moment de l'insertion, le cathéter risque de pénétrer dans l'œsophage.

Étapes exécutoires	Justifications
18.2 Aspirer de façon intermittente pendant 10 à 15 secondes (de 5 à 7 secondes chez l'enfant) en retirant le cathéter lentement, dans un mouvement rotatif effectué avec le pouce et l'index de la main dominante pendant que le pouce de l'autre main bloque l'orifice du cathéter par intermittence.	L'aspiration intermittente et le mouvement rotatif du cathéter à aspiration préviennent les lésions des muqueuses. Une aspiration de plus de 15 secondes peut causer une hypoxémie chez le client.
18.3 Demander au client de tousser s'il en est capable.	La toux permet de dégager davantage les sécrétions des voies respiratoires.
18.4 Aspirer une petite quantité de solution de rinçage. Passer à l'étape 20.	La solution de rinçage nettoie le cathéter et accroît l'efficacité des aspirations suivantes.

⚠️ **ALERTE CLINIQUE**   Il ne faut jamais procéder à l'aspiration pendant l'insertion du cathéter, car cela augmente le risque de lésion des muqueuses et peut provoquer une hypoxie consécutive à l'aspiration de l'O_2 présent dans les voies respiratoires.

19. Aspirer des sécrétions oropharyngées.	
19.1 Insérer le cathéter à aspiration à embout rigide dans la bouche en suivant la ligne gingivale jusqu'au pharynx. Ne pas laisser l'embout d'aspiration s'accoler à la muqueuse buccale. Déplacer l'embout dans la bouche et aspirer autour des gencives, sous la langue et dans la cavité pharyngée. Si le client tousse, cesser l'aspiration et attendre quelques secondes avant de la reprendre. Demander au client de tousser. 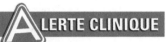	Le cathéter permet une aspiration continue. Le fait de tousser au moment de l'aspiration peut provoquer des lésions de la muqueuse buccale. La toux amène les sécrétions des voies respiratoires inférieures vers la bouche, où elles seront aspirées.
19.2 Rincer le cathéter dans la solution de rinçage et répéter l'aspiration au besoin.	La solution nettoie le cathéter et accroît l'efficacité des aspirations suivantes.
20. Disjoindre le cathéter à aspiration du tube d'aspiration et le jeter dans un sac à déchets biomédicaux. Rincer le tube de raccord par aspiration de solution de rinçage.	Jeter le cathéter dans un tel sac diminue le risque de propagation de microorganismes pathogènes.
21. Jeter la solution de rinçage. **a)** Si le contenant est à usage unique, le jeter. **b)** Si le contenant est réutilisable, le rincer et le déposer à l'endroit prévu pour qu'il soit stérilisé.	Au moment du rinçage du cathéter à aspiration, les microorganismes pathogènes contenus dans les sécrétions du client ont contaminé la solution.
22. Retirer les gants, le masque et les lunettes ou la visière et, le cas échéant, la blouse et les jeter dans un sac à déchets biomédicaux.	Jeter ces articles dans un tel sac diminue le risque de propagation de microorganismes pathogènes.

Étapes postexécutoires	Justifications
23. Effectuer les étapes postexécutoires communes décrites au début de cette section (page 187).	
24. Apporter au chevet du client le matériel stérile requis pour la prochaine aspiration.	Cette précaution permet d'être prêt à dégager rapidement les voies du client en cas de besoin.

 ## Éléments à consigner dans les notes d'évolution rédigées par l'infirmière

- L'évaluation de l'état respiratoire justifiant l'aspiration des sécrétions.
- La date et l'heure d'exécution de la méthode.
- Le type d'aspiration.
- La description des caractéristiques des sécrétions aspirées.
- La réévaluation de l'état respiratoire après l'aspiration.

Exemple

2010-03-10   14:00   *Crépitants rudes à la face antérieure des deux poumons, R à 30/min. Aspiration des sécrétions par tube endotrachéal: sécrétions jaunâtres, épaisses.*

15:00   *R embarrassée malgré aspiration faite trois fois en une heure. Crépitants rudes.*

Notes personnelles

_____

_____

_____

_____

_____

_____

_____

_____

_____

_____

_____

_____

_____

_____

_____

_____

_____

_____

_____

_____

MS 6.2

Alimentation en oxygène : oxygénothérapie

- **Lunette nasale**
- **Masque Ventimask^MD**
- **Masque à effet Venturi**
- **Masque avec réservoir**
- **Tente faciale**
- **Collier trachéal**

BUT

Administrer de l'oxygène (O_2) à une concentration et à une pression supérieures à celles de l'air ambiant afin de traiter ou de prévenir l'hypoxémie ou de rééquilibrer la pression partielle en oxygène dans le sang (PaO_2).

NOTIONS DE BASE

L'oxygénothérapie sert à répondre aux besoins en oxygène d'un client dont les résultats des tests de laboratoire (gaz du sang artériel ou veineux) ou de saturation (SpO_2) indiquent une oxygénation déficiente. Par ailleurs, compte tenu du fait que l'oxygène peut alimenter et aggraver une combustion, l'oxygénothérapie requiert certaines précautions quant au risque de feu, d'où l'interdiction de fumer ou d'utiliser des substances volatiles (dissolvant de vernis à ongles, fixatif à cheveux) ou des tissus produisant de l'électricité statique à proximité du client.

Lorsqu'il est humidifié, l'oxygène administré au client prévient le dessèchement des muqueuses et favorise la liquéfaction des sécrétions.

MATÉRIEL

- Lunette nasale, masque (Ventimask^MD, à effet Venturi ou avec réservoir), tente faciale ou collier trachéal
- Rallonge
- Bouteille d'eau stérile et adaptateur

- Lubrifiant hydrosoluble, au besoin
- Débitmètre d'oxygène
- Source d'oxygène

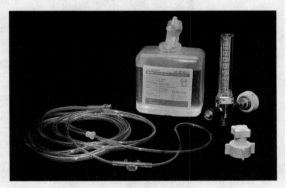

Principaux dispositifs d'oxygénothérapie

Dispositif	Caractérisques
Lunette nasale	Concentration d'O_2 maximale de 40 % ou 6 L/min. Risque de dessèchement des muqueuses nasales si le taux dépasse 5 L/min. Risque de lésion de la peau au niveau des narines et des oreilles. Se déplace facilement. Peut être laissé en place pendant les repas.
Masque facial (Ventimask^MD)	Concentration d'O_2 variant de 28 à 100 %. Administration d'un taux élevé d'humidité (avec nébuliseur). À retirer pendant les repas.

Principaux dispositifs d'oxygénothérapie (*suite*)

Dispositif	Caractérisques
Masque à effet Venturi	Concentration d'O_2 précise pouvant être réglée de 24 à 60 % selon les besoins du client. Administration d'un taux élevé d'humidité (avec nébulisateur). À retirer pendant les repas.
Masque facial avec réservoir	Concentration d'O_2 variant de 80 à 100 %. Administration d'un taux élevé d'humidité (avec nébulisateur). À retirer pendant les repas.
Tente faciale	Concentration d'O_2 imprécise pouvant varier de 30 à 100 %. Administration d'un taux élevé d'humidité (avec nébulisateur). Peut servir de substitut au masque. Se déplace facilement.
Collier trachéal	Concentration d'O_2 variant de 24 à 100 %. Administration d'un taux élevé d'humidité (avec nébulisateur). Risque d'écoulement de l'eau de condensation du tube annelé vers la trachéostomie. Risque d'infection au niveau de la trachéostomie par les sécrétions accumulées dans le collier.
Barbotteur	Concentration d'O_2 variant de 28 à 100 %. À utiliser chez l'adulte si le débit d'O_2 est supérieur à 4 L/minute. Peut s'utiliser en tout temps chez l'enfant.
Nébulisateur avec régulateur Venturi	Concentration d'O_2 de 28 à 100 %. Administration d'un taux d'humidité supérieur à 50 %. Ne pas utiliser avec les lunettes nasales.

Étapes préexécutoires	Justifications
1. Effectuer les étapes préexécutoires communes décrites au début de cette section (pages 186 et 187).	

Étapes exécutoires	Justifications
2. Fixer le débitmètre à la source d'O_2 murale ou à une bouteille d'O_2.	
3. Visser l'adaptateur sur la bouteille d'eau jusqu'à ce qu'elle soit perforée.	

Étapes exécutoires		Justifications
4. Relier la bouteille d'eau au débitmètre.		Le débitmètre permet de régler le nombre de litres d'O_2 par minute provenant de la prise murale.
5. Effectuer l'étape 6, 7, 8, 9, 10 ou 11, selon le cas. ▶ **6.** Administrer de l'oxygène par lunette nasale. ▶ **7.** Administrer de l'oxygène par masque Ventimask^{MD}. ▶ **8.** Administrer de l'oxygène par masque à effet Venturi. ▶ **9.** Administrer de l'oxygène par masque avec réservoir. ▶ **10.** Administrer de l'oxygène par tente faciale. ▶ **11.** Administrer de l'oxygène par collier trachéal.		
6. Administrer de l'oxygène par lunette nasale.		
6.1 Relier une des extrémités du tube d'O_2 à la lunette nasale et l'autre à la bouteille d'eau. Une rallonge peut être utilisée au besoin.	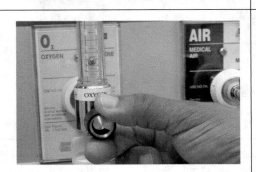	Le tube d'O_2 conduit l'O_2 de la source murale et de la bouteille d'eau à la lunette nasale. L'utilisation d'une rallonge permet au client de bouger sans exercer de traction sur la lunette nasale.
6.2 Régler le cadran du débit-mètre selon le nombre de litres d'O_2 prescrit par minute.		Ce réglage permet d'administrer la quantité d'O_2 prescrite.
6.3 S'assurer que les narines du client sont libres de sécrétions. Au besoin, lui demander de se moucher avant d'installer la lunette nasale.		La présence de sécrétions peut diminuer la transmission d'O_2 vers les voies respiratoires.

MS 6.2

6.4 Insérer chacune des branches de distribution d'O$_2$ dans les narines du client, la courbure orientée vers le bas.

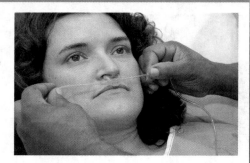

6.5 Passer la tubulure autour des oreilles du client et la ramener sous le maxillaire inférieur.

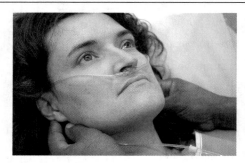

La stabiliser au moyen de la bague d'ajustement.

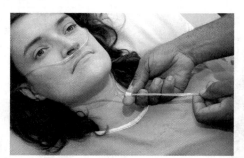

Une tubulure bien ajustée prévient les fuites d'O$_2$, assure une meilleure distribution et évite le risque de strangulation.

6.6 Fixer le tube d'O$_2$ aux vêtements du client en laissant suffisamment de jeu pour lui assurer une certaine mobilité.

Passer à l'étape 12.

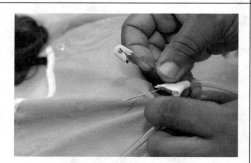

Laisser du jeu au tube permet au client de bouger sans risquer de déplacer la canule et évite de créer une pression à l'intérieur des narines.

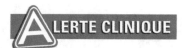

ALERTE CLINIQUE Il faut surveiller l'intégrité de la peau des oreilles, des joues et des narines chez les clients dont la peau est fragile et qui utilisent une lunette nasale pendant de longues périodes. L'infirmière peut appliquer un lubrifiant hydrosoluble à titre curatif ou préventif.

7. Administrer de l'oxygène par masque Ventimask^{MD}.

7.1 Relier une des extrémités du tube annelé au masque et l'autre à la bouteille d'eau.	Le tube annelé conduit l'O$_2$ de la source murale et de la bouteille d'eau au masque.

Étapes exécutoires	Justifications
7.2 Régler le cadran du débit-mètre selon le nombre de litres d'O$_2$ prescrit par minute. Régler le cadran de la bouteille d'eau selon le pourcentage de concentration correspondant. 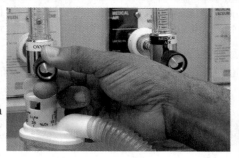	Ce réglage permet l'administration de l'O$_2$ selon le nombre de litres par minute ou le pourcentage prescrit par le médecin.
7.3 Placer le masque sur le visage du client en lui couvrant d'abord le nez, puis la bouche. Ajuster le masque à l'aide du pince-nez et placer l'élastique autour de la tête. 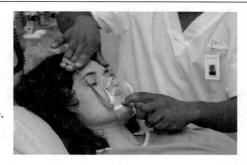	Un masque bien ajusté ne laisse pas s'échapper d'O$_2$ par le haut et assure l'administration du pourcentage d'O$_2$ prescrit.
7.4 S'assurer que le tube annelé n'est ni coudé ni obstrué. Passer à l'étape 12.	Un tube coudé ou obstrué peut nuire à l'administration de l'O$_2$.

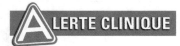 **LERTE CLINIQUE** Afin de réduire le risque de propagation de microorganismes pathogènes dans l'environnement, il est important de drainer régulièrement l'eau qui se dépose par condensation dans le tube annelé.

8. Administrer de l'oxygène par masque à effet Venturi.	
8.1 Relier l'extrémité du tube annelé au masque.	Le tube annelé conduit l'O$_2$ du régulateur de débit (appareil Venturi) au masque.
8.2 Choisir le régulateur de débit prescrit et le fixer au tube annelé. Laisser les autres régulateurs de débit au chevet du client. 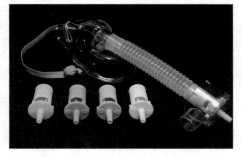	Le régulateur de débit doit répondre aux besoins du client et respecter l'ordonnance médicale. Les autres régulateurs pourront être utilisés ultérieurement si le médecin modifie la concentration d'O$_2$ à administrer.

Couleur	Débit	Concentration d'O$_2$
Bleu	4 L/min	24 %
Jaune	4 L/min	28 %
Blanc	6 L/min	31 %
Vert	8 L/min	35 %
Rose	8 L/min	40 %
Orange	12 L/min	50 %

MS 6.2

Étapes exécutoires	Justifications
8.3 Relier une des extrémités du tube d'O$_2$ au régulateur de débit (appareil Venturi) et l'autre à la bouteille d'eau.	Le tube d'O$_2$ conduit l'O$_2$ de la source murale et de la bouteille d'eau au régulateur de débit et au masque.
8.4 Placer le masque sur le visage du client en lui couvrant d'abord le nez puis la bouche. Ajuster le masque à l'aide du pince-nez et placer l'élastique autour de la tête.	Un masque bien ajusté ne laisse pas s'échapper d'O$_2$ par le haut et assure l'administration du pourcentage d'O$_2$ prescrit.
8.5 Fixer le tube aux vêtements du client en laissant suffisamment de jeu pour lui assurer une certaine mobilité. Passer à l'étape 12.	Laisser du jeu au tube permet au client de bouger sans risquer de déplacer le masque.
9. Administrer de l'oxygène par masque avec réservoir.	
9.1 Relier l'extrémité du tube d'O$_2$ au masque et l'autre à la bouteille d'eau.	Le tube d'O$_2$ conduit l'O$_2$ de la source murale au masque.
9.2 Régler le cadran du débitmètre selon le nombre de litres prescrit par minute ou le pourcentage d'O$_2$.	La concentration de l'O$_2$ administré varie de 80 à 100 % selon le rythme respiratoire et le volume pulmonaire courant du client.
9.3 Placer le masque sur le visage du client en lui couvrant d'abord le nez, puis la bouche. Ajuster le masque à l'aide du pince-nez et placer l'élastique autour de la tête. S'assurer que la poche-réservoir et la valve antireflux sont alignées avec le masque. Passer à l'étape 12.	Un masque bien ajusté ne laisse pas s'échapper d'O$_2$ par le haut et assure l'administration du pourcentage d'O$_2$ prescrit. La valve antireflux située entre le masque et la poche-réservoir permet à l'air contenu dans celle-ci de traverser le masque lorsque le client inhale, mais empêche l'air expiré de retourner dans la poche-réservoir.
10. Administrer de l'oxygène par tente faciale.	
10.1 Relier une des extrémités du tube annelé à la tente faciale et l'autre à la bouteille d'eau.	Le tube annelé conduit l'O$_2$ de la source murale et de la bouteille d'eau jusqu'à la tente faciale.
10.2 Régler le cadran du débitmètre selon le nombre de litres d'O$_2$ prescrit par minute. Régler le cadran de la bouteille d'eau selon le pourcentage de concentration correspondant.	Ce réglage permet l'administration de l'O$_2$ selon le nombre de litres par minute ou le pourcentage prescrit par le médecin.

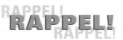

RAPPEL! La concentration de l'oxygène administré par tente faciale est imprécise, compte tenu du fait que celle-ci offre une surface d'ouverture importante. La tente faciale est cependant très efficace pour l'administration d'humidité.

Étapes exécutoires	Justifications
10.3 Déposer la tente faciale sur le visage du client et placer l'élastique autour de la tête.	Une tente faciale bien ajustée assure une meilleure distribution de l'O_2 et une précision optimale d'administration du pourcentage d'O_2 que requiert l'état du client.
10.4 S'assurer que le tube annelé n'est ni coudé ni obstrué. Passer à l'étape 12.	Un tube coudé ou obstrué pourrait nuire à l'administration de l'O_2.
11. Administrer de l'oxygène par collier trachéal.	
11.1 Insérer une des extrémités du tube annelé dans le collier trachéal et l'autre dans le nébuliseur.	Le tube annelé conduit l'O_2 de la source murale à la trachéostomie.
11.2 Régler le cadran du débitmètre selon le nombre de litres d'O_2 prescrit par minute. Régler le cadran de la bouteille d'eau selon le pourcentage de concentration correspondant.	
11.3 Placer délicatement le collier trachéal sur la trachéostomie du client.	Le collier assure la distribution de l'O_2 humidifié dans la trachéostomie.
11.4 Ajuster l'attache élastique derrière le cou du client. S'assurer que le collier trachéal est bien placé et qu'il n'exerce aucune pression sur le cou du client.	Un bon ajustement maintient le collier sur la trachéostomie et évite une fuite d'O_2.
11.5 Vérifier que le tube annelé n'est pas coudé ni obstrué et que le collier trachéal n'est pas obstrué par les draps, les vêtements ni par un autre objet.	Une obstruction du tube ou du collier pourrait nuire à l'administration de l'O_2.
Étapes postexécutoires	Justifications
12. Effectuer les étapes postexécutoires communes décrites au début de cette section (page 187).	
13. Vérifier le système d'administration de l'O_2 en place au début de chaque quart de travail.	Cette vérification permet de s'assurer du bon fonctionnement du système.
14. Vérifier régulièrement (au moins toutes les huit heures) la bonne mise en place de la lunette nasale, du masque, de la tente faciale ou du collier trachéal et la quantité d'eau dans la bouteille. Changer la bouteille d'eau dès qu'il reste moins de 3 à 4 cm à l'intérieur.	Ces vérifications assurent une oxygénothérapie efficace tout en prévenant l'assèchement des muqueuses.

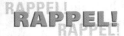

Il est important de toujours fermer le débitmètre à oxygène au moment des changements de bouteille d'eau stérile afin d'éviter la propagation d'oxygène dans l'air ambiant.

15. Nettoyer au besoin la lunette nasale, le masque, la tente faciale, le collier trachéal, les adaptateurs et le tube annelé et les changer toutes les 24 à 72 heures selon le protocole en vigueur dans l'établissement.	Nettoyer et changer le matériel régulièrement permet d'enlever les sécrétions et l'eau qui s'y accumulent par condensation. Cela réduit le risque de prolifération bactérienne et d'infection respiratoire.
16. Vérifier si le débit d'O_2 correspond à l'ordonnance médicale toutes les huit heures.	Cette vérification assure le respect du débit prescrit.

 Éléments à consigner dans les notes d'évolution rédigées par l'infirmière

■ La date et l'heure de l'exécution de l'oxygénothérapie.
■ Le débit de l'oxygène administré.
■ L'évaluation de l'état respiratoire du client.
■ La réaction du client et sa collaboration.
■ Toute autre donnée relative à la fonction d'oxygénation (coloration des téguments, température des extrémités, saturométrie et autres).

Exemple

2010-04-15   09:45   *R embarrassée à 32/min. Mains froides et moites, non cyanosées, saturation à 90 %.*
                     Dit se sentir anxieux à cause de sa difficulté à respirer. O_2 à 2 L/min avec collier trachéal.
            10:00   *Dit se sentir plus calme. Saturation à 93 %, R à 24/min.*

Notes personnelles

_____
_____
_____
_____
_____
_____
_____
_____
_____
_____
_____
_____
_____
_____
_____

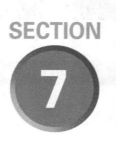

SECTION

7

Méthodes liées à la fonction digestive

Étapes préexécutoires et postexécutoires communes de la section 7

Ces étapes constituent les considérations et les actions préexécutoires et postexécutoires communes aux méthodes liées à la fonction digestive. Elles assurent l'application appropriée des principes de soins et sont regroupées en début de section afin d'alléger le texte de chacune des méthodes.

Principales sondes disponibles

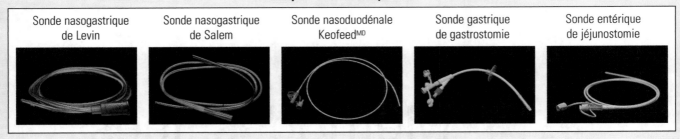

| Sonde nasogastrique de Levin | Sonde nasogastrique de Salem | Sonde nasoduodénale Keofeed^{MD} | Sonde gastrique de gastrostomie | Sonde entérique de jéjunostomie |

Étapes préexécutoires communes	Justifications
1. Effectuer les étapes préexécutoires générales décrites au début du guide (pages 1 et 2).	
2. **ÉVALUATION** Évaluer la fonction digestive du client. Noter la présence ou l'absence de bruits intestinaux, de distension abdominale, de douleur ou de nausées.	L'absence de bruits intestinaux peut indiquer une diminution ou un arrêt du péristaltisme, ce qui constitue une contre-indication au gavage, le tube digestif ne pouvant alors pas digérer ni absorber les nutriments. Les données recueillies serviront de référence au moment de la prochaine évaluation.

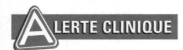 Il faut aviser le médecin si aucun bruit intestinal n'est perçu ou si le degré de douleur abdominale augmente. Un iléus, une péritonite ou une obstruction intestinale complète pourraient être la cause d'une absence de bruits intestinaux.

3. **ÉVALUATION** S'informer si le client a déjà eu une fracture ou une chirurgie nasale ou s'il a une déviation de la cloison nasale.	L'installation de la sonde nasogastrique ou nasoduodénale est plus difficile en présence d'une déviation de la cloison nasale ou d'un précédent trauma au nez.
Si l'état du client le permet, boucher en alternance une de ses narines et lui demander de respirer par une seule narine.	Le choix de la narine se fait en fonction de sa perméabilité à l'air et de l'état des muqueuses nasales.

Section 7

Étapes préexécutoires communes	Justifications
4. ÉVALUATION Évaluer la capacité du client à collaborer et à comprendre la procédure.	L'insertion de la sonde se fait plus aisément si le client comprend la procédure et s'il peut exécuter les directives données.

⚠ ALERTE CLINIQUE Si le client ne peut pas collaborer, il faut demander l'aide d'une autre personne.

5. Installer le client en position Fowler ou semi-Fowler. Si cela est impossible, l'installer en position de décubitus latéral droit.	Une inclinaison de 30° correspond au niveau minimal requis pour prévenir le risque de bronchoaspiration.

Étapes postexécutoires communes	Justifications
1. Effectuer les étapes postexécutoires générales décrites au début du guide (pages 3 et 4).	
2. ÉVALUATION Après la mise en place de la sonde, inspecter régulièrement l'état des narines et de l'oropharynx afin de déceler tout signe d'irritation.	Il est possible que la narine et l'oropharynx aient été irrités au moment de l'insertion. Une fois en place, le tube exerce une pression constante sur la surface de contact à l'intérieur de la narine, ce qui augmente le risque d'atteinte à l'intégrité de la muqueuse nasale.
3. Effectuer régulièrement les soins de la bouche ▶ **MS 2.2** et des narines.	Ces soins assurent au client une bonne hygiène des muqueuses buccale et nasale et préservent leur intégrité.
4. ÉVALUATION Réévaluer régulièrement les fonctions respiratoire et digestive du client.	Une mauvaise position de la sonde nasogastrique peut entraîner des problèmes respiratoires (p. ex., de la dyspnée) et digestifs (p. ex., des nausées ou des ballonnements).
5. ÉVALUATION Vérifier régulièrement si le système draine efficacement les liquides.	Un léger sifflement confirme l'efficacité du drainage.
6. Inscrire, au bilan des ingesta et des excreta, les quantités de liquide utilisées pour irriguer la sonde et administrer les médicaments, et la quantité de liquide aspirée.	Consigner ces quantités contribue à une évaluation précise du drainage.

Section 7

MS 7.1 Installation d'une sonde nasogastrique ou nasoduodénale

Vidéo

BUT

Assurer une décompression de l'estomac ou de l'intestin par le drainage des liquides et des gaz.

Permettre l'alimentation par voie gastroentérale, le lavage gastrique, l'administration de médicaments ou le prélèvement d'échantillons de liquide gastrique à des fins d'analyse.

NOTIONS DE BASE

Le choix de la mise en place d'une sonde nasogastrique ou nasoduodénale dépend du type de traitement prescrit. Les sondes de Levin et de Salem servent à drainer le liquide gastrique ou l'air contenu dans l'estomac. La sonde de Levin peut aussi servir au gavage. En présence de reflux ou d'autres problèmes gastriques, la sonde nasoduodénale permet d'effectuer le gavage directement dans le duodénum.

MATÉRIEL

- Sonde nasogastrique ou nasoduodénale de la bonne taille

Sonde nasogastrique	
Enfant	de 5 à 8 Fr
Adulte	de 12 à 18 Fr
Sonde nasoduodénale	
Enfant et adulte	de 8 à 12 Fr

- Seringue à irrigation du bon calibre

Seringue à irrigation	
Enfant	de 10 à 30 ml
Adulte	de 20 à 50 ml

- Appareil d'aspiration mural ou portatif et tubulure de rallonge

- Ruban adhésif hypoallergénique de coton ou dispositif de fixation pour sonde nasogastrique ou nasoduodénale
- Verre d'eau et paille
- Récipient avec eau du robinet ou eau stérile
- Lubrifiant hydrosoluble
- Sac de drainage
- Serviette ou piqué jetable
- Mouchoirs de papier
- Gants non stériles
- Lampe de poche
- Abaisse-langue
- Pince hémostatique ou épingle de sûreté

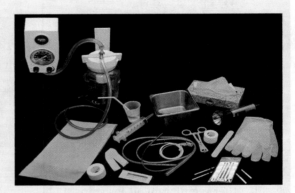

- Ruban adhésif ou marqueur permanent
- Contenant stérile, si l'on doit effectuer un prélèvement
- Bâtonnets à pH
- Contenant pour le test de pH

Étapes préexécutoires	Justifications
1. Effectuer les étapes préexécutoires communes décrites au début de cette section (pages 202 et 203).	

Étapes exécutoires	Justifications
2. Placer la serviette ou le piqué sur la poitrine du client.	La serviette ou le piqué évite de souiller les vêtements du client.
Placer les mouchoirs de papier à portée de la main ou en donner un au client.	L'insertion de la sonde nasogastrique ou nasoduodénale peut provoquer un larmoiement chez le client.

Étapes exécutoires	Justifications

3. Déterminer la longueur de sonde à insérer : mesurer la distance entre le bout du nez et le lobe d'oreille et l'ajouter à la distance entre le lobe et l'appendice xiphoïde.

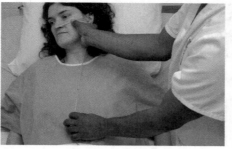

Cette mesure permet d'obtenir la bonne distance pour atteindre soit l'estomac, soit l'intestin.

a) Sonde nasogastrique : ajouter 1,5 cm afin que la sonde pénètre dans l'estomac.

b) Sonde nasoduodénale : ajouter de 20 à 30 cm, afin qu'elle pénètre dans l'intestin.

Apposer un ruban adhésif ou faire une marque à l'encre permanente sur la sonde afin d'indiquer la longueur à insérer.

Le ruban adhésif ou la marque indiquera à l'infirmière l'endroit où cesser d'insérer la sonde.

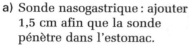 **LERTE CLINIQUE** Les sondes nasoduodénales de type Keofeed^MD ou Corpac^MD sont fabriquées en matériaux souples. Il faut s'assurer que le guide (mandrin) est bien en place au moment de la pose de ces sondes, sans quoi leur insertion est impossible.

---

4. Ouvrir l'emballage du dispositif de fixation ou préparer un ruban adhésif d'une longueur d'environ 5 cm.

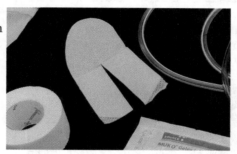

---

5. Mettre des gans non stériles.

Le port de gants évite les contacts directs avec les liquides gastriques du client et la transmission de microorganismes pathogènes.

---

6. Lubrifier l'extrémité de la sonde avec du lubrifiant hydrosoluble ou avec de l'eau.

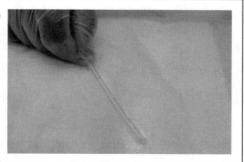

La lubrification facilite l'insertion de la sonde à travers la fosse nasale et fait en sorte que le client soit moins incommodé. Dès que la sonde dépasse les cornets, les lubrifiants naturels aident à diminuer la résistance.

---

7. Aviser le client avant de commencer la procédure.

Convenir avec lui d'un signe qu'il pourra faire pour indiquer qu'il est incommodé par la sonde ou qu'il a de la difficulté à respirer.

Ces précautions permettent d'être à l'écoute des besoins du client et de s'assurer de sa collaboration.

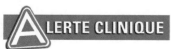 **LERTE CLINIQUE** Il faut toujours demander de l'assistance lorsque le client est désorienté, agité ou incapable de collaborer, afin de diminuer les risques de blessure.

Étapes exécutoires	Justifications
8. Placer la main non dominante sous le cou du client et lui demander de basculer la tête vers l'arrière. 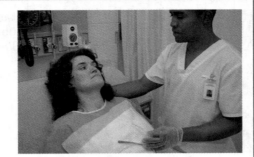	Cette position diminue la courbure naturelle des fosses nasales et facilite l'insertion de la sonde.
9. Insérer la sonde dans la narine choisie en la dirigeant vers l'arrière-gorge selon la courbe naturelle de la fosse nasale. Pousser doucement la sonde au-delà du rhinopharynx. 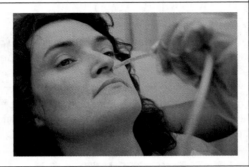	
10. Une fois le rhinopharynx traversé, interrompre temporairement l'insertion de la sonde pour permettre au client de se détendre et de s'essuyer les yeux en cas de larmoiement.	
11. Dès que la sonde a atteint l'oropharynx, le client sent sa présence dans sa gorge. Lui demander alors d'abaisser le menton vers son thorax. 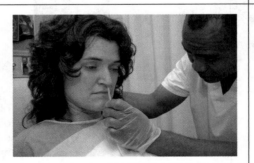	Une légère flexion de la nuque facilite la fermeture du larynx et l'ouverture de l'œsophage.
12. Donner un verre d'eau et une paille au client, sauf s'il est contre-indiqué qu'il boive. Lui demander d'avaler un peu d'eau ou simplement de déglutir. Insérer la sonde d'environ 5 cm à chaque déglutition.	Le fait d'avaler de l'eau ou de la salive facilite l'insertion de la sonde et réduit les mouvements de nausées. La déglutition ferme l'épiglotte sur le larynx et prévient l'insertion du tube dans la trachée. L'eau sera ultérieurement aspirée.

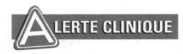 En cas de résistance, on ne doit pas forcer l'insertion de la sonde afin d'éviter les traumatismes aux tissus et aux muqueuses. Si le client tousse, s'étouffe ou devient cyanosé, il faut cesser immédiatement l'insertion et retirer légèrement la sonde. On doit alors laisser le client se reposer quelques minutes et reprendre l'insertion de la sonde.

13. Lorsque la sonde a été introduite à la profondeur prédéterminée, la fixer sur le nez temporairement avec un ruban adhésif hypoallergénique.	Fixer la sonde évite qu'elle se déplace.

Étapes exécutoires	Justifications
14. Vérifier l'emplacement de la sonde.	L'emplacement de la sonde doit être vérifié avant toute administration de liquide, certains clients (p. ex., inconscients, confus, avec réflexes altérés) pourraient ne manifester aucune réaction advenant l'introduction accidentelle de la sonde dans les voies respiratoires. L'administration de liquide dans cette situation entraînerait des problèmes respiratoires graves.

ALERTE CLINIQUE Il ne faut administrer aucun liquide dans une sonde nasoduodénale avant d'avoir vérifié l'exactitude de son emplacement dans le duodénum au moyen d'une radiographie.

Étapes exécutoires	Justifications
14.1 Vérifier si le client est capable de parler.	Le client sera dans l'impossibilité de parler si la sonde touche ses cordes vocales, ce qu'il faut éviter.
14.2 Regarder le fond de la gorge à l'aide d'un abaisse-langue et d'une lampe de poche. Si la sonde est enroulée dans l'arrière-gorge, retirer la sonde jusqu'au rhinopharynx et la réintroduire.	
14.3 Aspirer du liquide gastrique avec une seringue à irrigation.	L'aspiration de liquide verdâtre, ambré ou brunâtre confirme l'emplacement de la sonde dans l'estomac.
14.4 Effectuer un prélèvement de liquide gastrique et en déterminer le pH. Pour ce faire, déposer une goutte du liquide prélevé sur un papier pH et comparer la couleur obtenue avec le tableau ci-dessous.	Le test de pH constitue la façon la plus précise de s'assurer que la sonde est bien placée. Le pH du liquide gastrique est acide et varie de 1 à 5 ; celui des sécrétions respiratoires est alcalin, donc supérieur à 7. Il est à noter que le gavage augmente le pH.

Couleur	rouge	orange	jaune	vert	bleu clair	bleu foncé
pH	1	3	5	7	9	11

Un pH de 5 ou moins indique que le tube est placé dans l'estomac.

RAPPEL! En ce qui concerne la vérification du positionnement de la sonde nasogastrique avant chaque administration de liquide, l'AQESSS recommande de toujours vérifier deux des trois éléments suivants : la couleur du liquide aspiré, le pH du liquide aspiré et la portion externe du tube en se référant à la marque faite sur le tube avant l'insertion.

ALERTE CLINIQUE La vérification de l'emplacement de la sonde par immersion est à proscrire, car si la sonde est insérée dans les voies respiratoires, le client pourrait aspirer de l'eau. L'auscultation de l'injection d'air dans l'estomac est aussi à déconseiller. Une sonde introduite accidentellement dans les poumons, le pharynx ou l'œsophage peut émettre un son similaire à celui de l'air qui pénètre dans l'estomac.

Étapes exécutoires	Justifications
15. À la suite de la vérification de l'emplacement de la sonde, en fermer l'extrémité au moyen d'une pince hémostatique ou d'un bouchon et la raccorder au sac de drainage ou à un appareil d'aspiration.	Fermer l'extrémité de la sonde évite l'entrée d'air dans l'estomac ou l'intestin. La vidange gastrique se fait par gravité dans le sac de drainage lorsque la sonde est en drainage libre.

Étapes exécutoires		Justifications
16. Fixer la sonde sur le nez du client selon une des deux méthodes suivantes. a) Utiliser le dispositif de fixation. b) Couper un morceau de ruban adhésif hypoallergénique de 5 cm de long et le diviser en deux jusqu'à sa moitié, dans le sens de la longueur. Fixer l'extrémité non séparée du ruban sur la voûte du nez du client. Entourer la sonde, à la sortie du nez, avec chacune des deux parties de l'autre extrémité.		La fixation stabilise la sonde et évite son déplacement. Elle permet au client de bouger sans exercer de traction sur la sonde, les tractions pouvant causer des traumatismes à la muqueuse nasale et de la nécrose tissulaire.
17. Attacher l'extrémité de la sonde à la chemise d'hôpital du client au moyen d'une pince hémostatique ou d'une épingle de sûreté fixée à un ruban adhésif.		Cette précaution réduit la traction sur la narine lorsque le client bouge et évite le déplacement ou le retrait accidentel de la sonde.
18. Maintenir la tête du lit à un angle minimal de 30°, à moins d'indication contraire.		L'inclinaison contribue à prévenir le reflux œsophagien et à réduire au minimum l'irritation provoquée par le tube contre le pharynx postérieur.
19. Aviser le client, qu'avec le temps, il sera moins incommodé par la présence du tube.		Cette explication aide le client à s'adapter à un stimulus sensoriel continu et diminue son anxiété.

RAPPEL! L'aspiration intermittente à faible puissance des liquides de l'estomac est la méthode la plus efficace pour vider le contenu gastrique et éviter la distension par les gaz et les liquides.

20. Régler l'aspiration intermittente au niveau faible (*Low*) ou au niveau prescrit.		Une aspiration trop forte peut irriter la muqueuse de l'estomac.
21. Retirer les gants et les jeter dans un sac à déchets biomédicaux.		Jeter les gants dans un tel sac évite la propagation de microorganismes pathogènes.

Étapes postexécutoires	Justifications
22. Effectuer les étapes postexécutoires communes décrites au début de cette section (page 203).	

Éléments à consigner dans les notes d'évolution rédigées par l'infirmière

- La date et l'heure de l'installation.
- Le type et le calibre de la sonde et la narine dans laquelle la sonde est installée.
- La tolérance du client à la procédure, s'il y a lieu.
- Les caractéristiques du liquide gastrique.
- La confirmation de l'emplacement de la sonde nasoduodénale par radiographie, le cas échéant.
- La vérification de l'emplacement de la sonde gastrique par test de pH.
- Toute réaction anormale. **Il faut également transmettre cette donnée au médecin traitant et à l'infirmière responsable du client.**

Exemple

Client a)   *2010-03-25*   *18:20*   *Sonde nasogastrique Levin n° 14 installée dans la narine droite, en drainage libre. Draine 200 ml de liquide gastrique verdâtre. Aucune plainte ou nausée.*

Client b)   *2010-03-25*   *12:45*   *Sonde nasogastrique Levin n° 16 installée dans la narine gauche. Client bouge beaucoup au moment de l'installation, cherche constamment à repousser mes mains. Sonde reliée à la tubulure de l'appareil à aspiration gastrique; draine 150 ml de liquide brunâtre. Client calme après l'installation.*

                       13:10   *Client en radiologie pour confirmer l'emplacement de la sonde dans l'estomac.*

▶ CHAPITRE 34
Promouvoir une alimentation adéquate

 MS 7.2

Irrigation d'une sonde nasogastrique ou nasoduodénale

BUT

Maintenir la perméabilité de la sonde nasogastrique ou nasoduodénale afin d'assurer son efficacité.

MATÉRIEL

- Eau potable, solution stérile (irrigation dans l'intestin) ou solution d'irrigation prescrite
- Gants non stériles
- Seringue à irrigation pour sonde nasogastrique ou nasoduodénale de 60 ml (adulte) ou de 20 ml (enfant)

- Tampons d'alcool 70 %
- Pince hémostatique
- Serviette ou piqué jetable
- Contenant à irrigation

NOTIONS DE BASE

La procédure d'irrigation d'une sonde nasogastrique ou nasoduodénale doit respecter l'ordonnance médicale ou le protocole de l'établissement en ce qui concerne le type et la fréquence d'irrigation et la quantité de solution à utiliser.

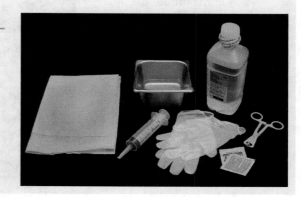

Étapes préexécutoires	Justifications
1. **Effectuer les étapes préexécutoires communes décrites au début de cette section (pages 202 et 203).**	

Étapes préexécutoires	Justifications
2. S'assurer que la solution d'irrigation est à la température ambiante.	Une solution trop froide ou trop chaude peut occasionner des spasmes gastriques.
3. S'assurer de l'emplacement adéquat de la sonde en vérifiant la marque faite sur celle-ci avant son insertion. Au besoin, replacer la sonde à la profondeur indiquée avant de procéder à l'irrigation.	Cette vérification prévient l'administration de solution d'irrigation dans l'œsophage ou dans les voies respiratoires.

Étapes exécutoires	Justifications
4. Mettre des gants non stériles et placer un piqué ou une serviette sur le thorax du client, au besoin.	Le port de gants évite les contacts directs avec les liquides gastriques du client et la transmission de microorganismes pathogènes. Le piqué ou la serviette évite de souiller la literie et les vêtements du client en cas de déversement accidentel de la solution d'irrigation.
5. Verser la solution dans le contenant à irrigation. Prélever la quantité de solution indiquée ci-dessous. **a)** Nourrisson : de 1 à 3 ml. **b)** Enfant : de 5 à 15 ml. **c)** Adulte : de 15 à 30 ml.	La quantité de solution à prélever peut varier selon l'ordonnance médicale, le calibre de la sonde et l'âge du client.
6. Fermer le système en procédant comme suit. **a)** Système sans robinet d'irrigation : • Clamper la sonde à l'aide d'une pince hémostatique et la disjoindre du tube de raccordement de l'appareil à aspiration. 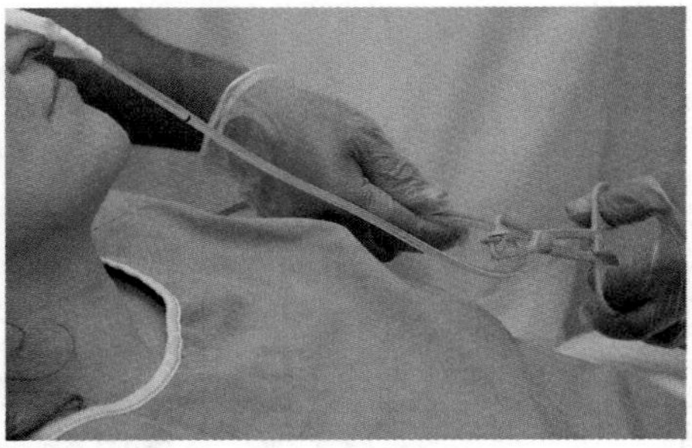 • Tenir le tube de raccordement de la main non dominante ou le déposer sur un piqué.	Clamper la sonde évite l'introduction d'air dans le circuit.
b) Système avec robinet d'irrigation : • Fermer l'appareil à aspiration et clamper le tube de drainage. • Tenir le raccord sonde-tube de la main non dominante ou le déposer sur un piqué. 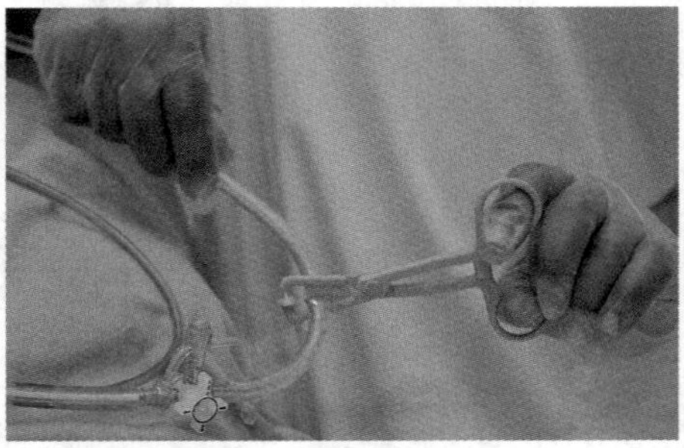	Fermer l'appareil et clamper le tube évitent l'introduction d'air dans le circuit.
7. Désinfecter l'embout de la sonde avec un tampon d'alcool 70 %. Laisser sécher au moins 30 secondes.	Un délai minimal de 30 secondes est nécessaire pour que l'alcool produise son effet aseptisant.

Étapes exécutoires		Justifications

8. Ajointer la seringue comme suit.

   a) Système sans robinet d'irrigation :

   Ajointer la seringue d'irrigation à la sonde.

   Retirer la pince hémostatique.

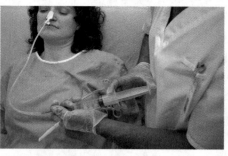

   b) Système avec robinet d'irrigation :

   Ajointer la seringue à la voie d'irrigation et ouvrir le robinet.

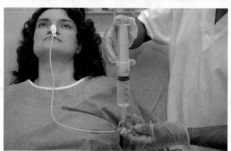

Retirer la pince après avoir ajointé la seringue à la sonde prévient l'introduction d'air dans le circuit.

---

9. Tenir la seringue pointe dirigée vers le sol et injecter lentement la solution sans exercer une trop forte pression.

Une pression trop forte peut irriter la muqueuse gastrique.

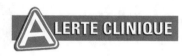

Il ne faut pas introduire d'eau dans la prise d'air (embout bleu de la sonde de Salem), sauf pour en vérifier l'étanchéité. Le cas échéant, on doit faire suivre l'introduction d'eau d'une injection de 20 ml d'air et s'assurer que la prise fonctionne de façon adéquate. La prise d'air doit être maintenue en tout temps vers le haut, au-dessus du niveau de l'estomac du client, afin d'éviter que le liquide gastrique s'écoule par gravité.

---

10. S'il y a résistance au moment de l'irrigation, s'assurer que la sonde n'est pas coudée : demander au client de se tourner sur le côté gauche, puis bouger délicatement la sonde.

    Aviser le médecin si la résistance persiste.

Cette manœuvre dégage l'extrémité de la sonde de la paroi gastrique dans le cas où elle y serait appuyée.

---

11. Rétablir le drainage ou le gavage comme suit.

    a) Système sans robinet d'irrigation :

    Ajointer la sonde au tube d'aspiration et régler l'appareil au degré d'aspiration prescrit.

    b) Système avec robinet d'irrigation :

    Fermer la voie d'irrigation et retirer la seringue.

    Déclamper le tube d'aspiration et régler l'appareil au degré d'aspiration prescrit.

Étapes postexécutoires		Justifications

12. S'assurer du retour du liquide d'irrigation et de la reprise du drainage une fois l'aspiration rebranchée.

    Si aucun liquide n'est drainé, répéter l'irrigation ou replacer la sonde afin que le drainage soit efficace.

Étapes postexécutoires	Justifications
13. Mesurer le volume de liquide introduit de même que celui aspiré.	Cette mesure permet de vérifier l'efficacité du système d'aspiration.
14. Disposer du liquide selon le protocole en vigueur dans l'établissement.	Jeter le liquide de manière appropriée évite la propagation de microorganismes pathogènes.
15. Retirer les gants et les jeter à la poubelle.	Jeter les gants à la poubelle évite la propagation de microorganismes pathogènes.
16. Effectuer les étapes postexécutoires communes décrites au début de cette section (page 203).	

 Éléments à consigner dans les notes d'évolution rédigées par l'infirmière

- La date et l'heure de l'irrigation.
- Le type de solution utilisé.
- Les caractéristiques du contenu drainé par la sonde nasogastrique de même que le volume d'irrigation et de drainage (à inscrire aussi sur le bilan des ingesta et des excreta à chaque quart de travail).
- Toute réaction anormale du client. **Il faut également transmettre cette donnée au médecin traitant et à l'infirmière responsable du client.**

> **Exemple**
> *2010-03-09   10:00   Sonde nasogastrique Levin irriguée à l'eau potable; draine 100 ml de liquide verdâtre clair. Client se dit soulagé et moins ballonné.*

▶ CHAPITRE 25
Administrer les médicaments de manière sécuritaire

 MS 7.3

Administration d'un médicament par sonde nasogastrique ou nasoduodénale

- **Médicament en comprimé**
- **Médicament liquide**
- **Médicament en gélule**
- **Médicament en capsule**

BUT	NOTIONS DE BASE
Administrer un médicament dans l'estomac ou dans le duodénum.	L'administration de médicaments s'effectue par sonde nasogastrique ou nasoduodénale lorsque la voie orale est non fonctionnelle ou inaccessible. Il est recommandé d'irriguer la sonde avant et après l'administration de médicaments et entre l'administration de différents médicaments donnés à la même heure. La sonde nasogastrique peut être irriguée avec de l'eau potable car le milieu acide de l'estomac détruit la plupart des bactéries, réduisant ainsi le risque d'infection. La sonde nasoduodénale doit être irriguée avec une solution stérile.

MATÉRIEL

- Feuille d'administration des médicaments (FADM)
- Eau potable ou eau stérile, selon le cas
- Serviette ou piqué jetable
- Gants non stériles
- Médicament prescrit
- Mortier et pilon, au besoin
- Tampons d'alcool 70 %

- Pince hémostatique
- Plateau à médicaments
- Seringue à irrigation et contenant à irrigation
- Godet à médicament gradué en plastique
- Seringue et aiguille (calibre 18-20), si on administre des gélules à contenu liquide

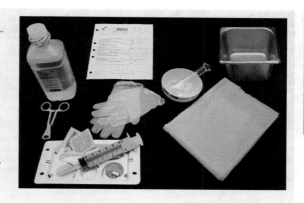

Étapes préexécutoires	Justifications
1. Effectuer les étapes préexécutoires communes décrites au début de cette section (pages 202 et 203).	
2. Vérifier l'ordonnance médicale.	Sa vérification permet de s'assurer que l'ordonnance a été remplie correctement.
3. Prendre les médicaments du client (casier à médicaments de la pharmacie ou chariot à médicaments) et comparer les étiquettes avec l'ordonnance et la feuille d'administration des médicaments (FADM).	Cette vérification réduit le risque d'erreurs.
4. Calculer la dose de médicament à administrer.	Calculer la dose inscrite sur la FADM réduit le risque d'erreurs.
5. Appliquer les bons principes d'administration des médicaments, communément appelés les « 5 bons », pour chaque médicament : <ul><li>le bon médicament,</li><li>à la bonne dose,</li><li>au bon client,</li><li>par la bonne voie d'administration,</li><li>au bon moment.</li></ul>	Le respect des « 5 bons » est recommandé afin d'assurer l'administration sécuritaire et adéquate d'un médicament. La consignation adéquate et précise de l'administration des médicaments prévient les erreurs.

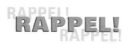 À ces « 5 bons », plusieurs infirmières en ajoutent un sixième et un septième. Le 6e « bon » correspond à une bonne documentation (exactitude de l'inscription de l'administration du médicament sur la FADM ou au dossier du client) et le 7e, à une bonne surveillance des effets attendus et des effets secondaires des médicaments administrés.

6. Vérifier la date d'expiration de chaque médicament. Ne pas administrer un médicament dont la date d'expiration est dépassée.	Un médicament périmé peut être instable sur le plan chimique, ne pas être efficace ou avoir des effets non thérapeutiques, voire nuisibles.

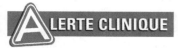 La vérification des « 5 bons » doit se faire trois fois :
1) au moment de la préparation du médicament ;
2) lorsque le contenant du médicament est rangé à sa place ;
3) au moment de l'administration du médicament au client.

Étapes préexécutoires	Justifications
7. S'assurer de connaître l'effet thérapeutique prévu du médicament, sa classe, son action, ses effets secondaires, ses éventuelles interactions avec d'autres médicaments et les éléments à surveiller à la suite de son administration (pharmacodynamie).	Cette vérification permet d'administrer le médicament de façon sécuritaire et de surveiller les réactions du client au traitement, de même que l'apparition d'effets secondaires indésirables.
8. Vérifier les antécédents médicaux du client ainsi que ses allergies médicamenteuses et alimentaires dans son dossier ou dans le plan de soins et de traitements infirmiers (PSTI) ou le plan thérapeutique infirmier (PTI).	Cette vérification permet une administration sécuritaire des médicaments.
Vérifier également si le client porte un bracelet indiquant ses allergies.	Il ne faut jamais administrer un médicament pour lequel le client présente une allergie.
9. Expliquer au client le but, l'action et les effets indésirables possibles de chacun de ses médicaments.	Le client a le droit d'être informé au sujet des médicaments qu'on lui administre.
L'encourager à poser des questions sur ce qu'il ne comprend pas.	
Adapter l'enseignement à son degré de compréhension.	Adapter son enseignement facilite la compréhension du client.
10. Effectuer l'étape 11, 12, 13 ou 14, selon le cas. ▶ 11. Préparer un médicament en comprimé. ▶ 12. Préparer un médicament liquide. ▶ 13. Préparer un médicament en gélule. ▶ 14. Préparer un médicament en capsule.	
11. Préparer un médicament en comprimé.	
11.1 Triturer le médicament à administrer avec un mortier et un pilon. Déposer la poudre obtenue dans un contenant à médicament gradué en plastique. Ajouter 30 ml d'eau potable pour diluer la poudre. Si on utilise une sonde nasoduodénale, utiliser de l'eau stérile. Passer à l'étape 15.	Le médicament dilué pourra aisément être prélevé à l'aide d'une seringue à irrigation, ce qui en facilitera l'administration.

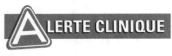

Il faut vérifier auprès du pharmacien si les comprimés peuvent être écrasés. Certains médicaments ne peuvent être triturés, car cela influe sur leur principe actif et altère leur efficacité. Il est important de ne pas briser la couche protectrice des comprimés dont l'enrobage est entérosoluble.

Si plus d'un médicament doit être administré à la même heure, il faut préparer chaque médicament dans un contenant différent et les administrer séparément afin d'éviter toute interaction chimique entre eux. On doit également rincer la sonde avec 5 ml d'eau entre chaque administration de médicament.

12. Préparer un médicament liquide.	
12.1 Verser la quantité de médicament requise dans un godet gradué en plastique.	L'utilisation du godet gradué facilite le prélèvement du médicament au moyen d'une seringue à irrigation.

Étapes préexécutoires	Justifications
12.2 Diluer les solutions médicamenteuses hypertoniques ou visqueuses avec 30 ml d'eau potable. Si on utilise une sonde nasoduodénale, utiliser de l'eau stérile. Passer à l'étape 15.	Les solutions médicamenteuses hypertoniques entraînent souvent une diarrhée osmotique causée par un véhicule à base de sorbitol. La dilution de ces produits aide à résister à l'hyperosmolalité.
13. Préparer un médicament en gélule.	
13.1 Prélever le liquide avec une seringue ou perforer l'enveloppe gélatineuse et la comprimer pour en extraire le médicament. Le mettre dans un contenant à médicament gradué en plastique et ajouter 30 ml d'eau potable. Si on utilise une sonde nasoduodénale, utiliser de l'eau stérile. Passer à l'étape 15.	Comme le contenu d'une gélule est souvent visqueux et que sa quantité est minime, l'aspirer avec une seringue munie d'une aiguille, de calibre 18-20, facilite la manœuvre.
14. Préparer un médicament en capsule.	
14.1 Ouvrir la capsule et déposer la poudre dans un contenant à médicament gradué en plastique. Ajouter 30 ml d'eau potable pour diluer la poudre. Si on utilise une sonde nasoduodénale, utiliser de l'eau stérile.	Le médicament dilué pourra aisément être prélevé à l'aide d'une seringue à irrigation, ce qui en facilitera l'administration.

Étapes exécutoires	Justifications
15. Déposer la préparation dans le plateau à médicaments.	Le plateau permet le transport sécuritaire du médicament.
16. Apporter les médicaments au client à l'heure prescrite.	Administrer les médicaments dans un délai ne dépassant pas 30 minutes avant ou après l'heure prescrite maximise l'effet théra-peutique recherché.
17. Demander au client son nom et sa date de naissance. Comparer ces renseignements avec ceux inscrits sur son bracelet d'identité et sur la FADM.	Le bracelet d'identité constitue la source la plus fiable pour l'iden-tification de la personne. Vérifier le nom du client uniquement de façon orale est déconseillé en raison du risque d'erreur.
18. Installer le client en position Fowler ou semi-Fowler.	Ces positions diminuent le risque de bronchoaspiration dans le cas où le client a un réflexe nauséeux et que la sonde est clampée.
19. Mettre des gants non stériles.	Le port de gants évite les contacts directs avec les liquides gastriques du client et la transmission de microorganismes pathogènes.

Étapes exécutoires	Justifications
20. Placer une serviette ou un piqué sous le raccord de la sonde et du tube d'aspiration ou de gavage.	La serviette ou le piqué protège les vêtements du client et la literie des éclaboussures ou de l'écoulement de liquides gastriques au moment de l'ouverture du circuit.
21. Vérifier l'emplacement ▶ **MS 7.1, étape 14** et la perméabilité de la sonde ▶ **MS 7.2** . Ne rien administrer si la perméabilité de la sonde est douteuse.	

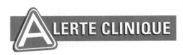

Si un gavage est en cours, il faut irriguer la sonde avec 30 ml d'eau potable (stérile si l'on utilise une sonde nasoduodénale) avant d'administrer un médicament. Comme les gavages sont de consistance relativement épaisse, une sonde mal rincée pourrait s'obstruer au moment de l'administration du médicament.

Étapes exécutoires	Justifications
22. Prélever le médicament en l'aspirant au moyen de la seringue à irrigation. 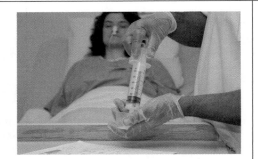	
23. Fermer le système d'aspiration ou de gavage comme suit. a) Système sans robinet d'irrigation : 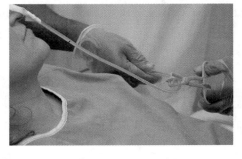 Clamper la sonde à l'aide d'une pince hémostatique. La disjoindre du tube de raccordement de l'appareil à aspiration. Tenir le tube d'aspiration de la main non dominante ou déposer l'extrémité du tube sur le piqué jetable, au besoin. b) Système avec robinet d'irrigation : 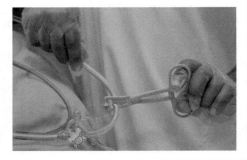 Fermer l'appareil à aspiration et clamper le tube d'aspiration. Tenir le raccord sonde-tube de la main non dominante ou le déposer sur un piqué.	Clamper la sonde évite l'introduction d'air dans le circuit. Fermer l'appareil et clamper le tube évitent l'introduction d'air dans le circuit.

24. Ajointer la seringue comme suit.

   a) Système sans robinet d'irrigation :

     Ajointer la seringue d'irrigation à l'orifice de sortie de la sonde.

     Retirer la pince hémostatique.

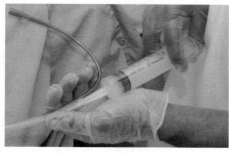

   b) Système avec robinet d'irrigation :

     Ajointer la seringue à la voie d'irrigation et ouvrir le robinet.

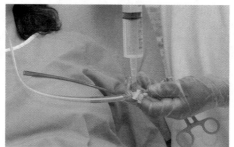

25. Tenir la seringue pointe dirigée vers le sol et injecter lentement le médicament sans exercer une trop forte pression en respectant le degré de tolérance du client. 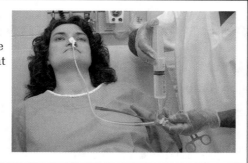	Une injection trop rapide peut incommoder le client. Par contre, à un rythme d'injection trop lent, le médicament sédimente et peut bloquer la sonde. Une pression trop forte pourrait irriter la muqueuse gastrique.

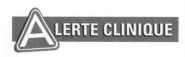

Il faut clamper la sonde ou fermer le robinet à chaque ouverture du système afin d'éviter que l'air entre dans l'estomac, ce qui pourrait le distendre. Lorsqu'un gavage est en cours et que le ou les médicaments à administrer sont incompatibles avec ce dernier, il faut cesser le gavage pendant deux heures, administrer chaque médicament séparément, irriguer la sonde avec 5 ml d'eau, puis attendre deux heures avant de reprendre le gavage.

26. Irriguer la sonde avec 30 ml d'eau potable. Si on utilise une sonde nasoduodénale, utiliser de l'eau stérile.	L'irrigation fait pénétrer tout le médicament dans l'estomac ou dans le duodénum et rince la sonde.
27. Attendre de 30 à 60 minutes avant de remettre le système d'aspiration en fonction.	Ce délai permet au corps d'absorber le médicament. Si le système d'aspiration est ouvert immédiatement après l'administration du médicament, celui-ci sera aspiré.
28. Retirer les gants et les jeter dans un sac à déchets biomédicaux.	Jeter les gants dans un tel sac évite la propagation de microorganismes pathogènes.

Étapes postexécutoires	Justifications
29. Effectuer les étapes postexécutoires communes décrites au début de cette section (page 203).	

Éléments à consigner dans les notes d'évolution rédigées par l'infirmière

- La date et l'heure de l'administration du médicament.
- Le nom du médicament, la dose administrée et la voie d'administration.
- La réaction du client et sa collaboration.
- Toute réaction anormale du client. **Il faut également transmettre cette donnée au médecin traitant et à l'infirmière responsable du client.**

Exemple

2010-03-25 10:15 *Administration d'amoxicilline 250 mg par sonde nasogastrique.*
         10:30 *Client se plaint de nausées 15 min après l'administration.*

RAPPEL!

L'enregistrement de la médication au dossier est une obligation juridique (Règlement sur l'organisation et l'administration des établissements, S-5, r. 3.01, art. 53, par. 3.1, art. 55, par. 6.1 et art. 56, par. 5.1) et doit comprendre le nom du médicament, la dose administrée, ainsi que la voie, la date et l'heure d'administration.

▶ CHAPITRE 34
Promouvoir une alimentation adéquate

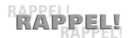

Administration d'un gavage : alimentation entérale

- **Gavage à la seringue (bolus)**
- **Gavage à l'aide d'une pompe**

BUT

Fournir un apport nutritionnel adéquat à un client incapable de s'alimenter par voie orale.

NOTIONS DE BASE

Lorsque le client est dans l'impossibilité de s'alimenter, l'infirmière peut lui administrer une préparation nutritive au moyen d'une sonde nasogastrique, nasoduodénale, de gastrostomie ou de jéjunostomie. Cette préparation prescrite fournit au client une nutrition entérale répondant à ses besoins en glucides, en lipides, en protéines, en minéraux et en vitamines. Un gavage peut être administré au moyen d'une pompe ou d'une seringue (par bolus) de façon intermittente ou continue. Il est recommandé de ne jamais préparer de gavage pour une période de plus de quatre à six heures à la fois, afin d'éviter que des bactéries se développent dans la préparation. Il est normal que le client nourri par gavage ait des selles molles. Cependant, plus de trois selles diarrhéiques par 24 heures (syndrome de chasse) constituent un signe d'intolérance.

MATÉRIEL

- Sac ou bouteille de gavage jetable et tubulure adaptée
- Étiquettes d'identification
- Seringue à irrigation
- Eau potable, eau stérile ou solution d'irrigation, selon l'ordonnance ou le protocole de l'établissement
- Stéthoscope

- Tampons d'alcool 70 %
- Pompe à perfusion
- Préparation alimentaire prescrite (en bouteille ou en conserve)
- Bouchon ou pince hémostatique
- Gants non stériles
- Serviette ou piqué jetable
- Contenant de 250 à 500 ml

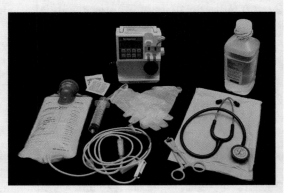

Étapes préexécutoires	Justifications
1. Effectuer les étapes préexécutoires communes décrites au début de cette section (pages 202 et 203).	
2. Vérifier l'ordonnance médicale concernant le gavage : type et quantité de préparation à administrer, fréquence d'administration (intermittente ou continue).	La préparation est prescrite selon les besoins énergétiques du client.
Consulter les résultats des analyses de laboratoire servant à l'évaluation nutritionnelle. Tenir compte de la masse corporelle du client.	Les résultats des analyses et la masse corporelle du client constituent de bons indicateurs de son état nutritionnel et permettent d'adapter l'ordonnance à ses besoins.
3. Mettre des gants non stériles.	Le port de gants évite les contacts directs avec les liquides gastriques du client et la transmission de microorganismes pathogènes.
Avant chaque gavage	
4. Vérifier les éléments suivants.	Il est contre-indiqué de procéder à un gavage dans une sonde dont l'emplacement et la perméabilité n'ont pas été vérifiés (risque important de bronchoaspiration).
a) Sonde nasogastrique : l'emplacement ▶ **MS 7.1, étape 14** et la perméabilité de la sonde ▶ **MS 7.2** .	La présence de liquide gastrique jaunâtre ou verdâtre indique que l'extrémité distale de la sonde nasogastrique se trouve dans l'estomac.
b) Sonde de gastrostomie : la perméabilité de la sonde ▶ **MS 7.2** .	
c) Sonde nasoduodénale : l'emplacement de la sonde ▶ **MS 7.1, étape 14** .	La présence de liquide intestinal indique que l'extrémité de la sonde se trouve dans le duodénum ou le jéjunum. Si le pH est acide, que le résidu aspiré ressemble à du liquide gastrique ou qu'il y en a plus de 10 ml, il est possible que la sonde se soit déplacée vers l'estomac.
5. En présence d'une sonde de gastrostomie ou de jéjunostomie, évaluer l'état de la peau péristomiale.	Cette évaluation permet de détecter toute irritation ou rougeur causées par les enzymes des liquides pouvant s'écouler par la stomie.

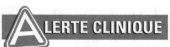 **ALERTE CLINIQUE** Les petites sondes d'alimentation peuvent être introduites accidentellement dans les bronches sans provoquer de manifestations respiratoires apparentes, surtout chez un client dont les réflexes pharyngé (nauséeux) et de toux sont diminués.

Étapes exécutoires	Justifications
6. Préparer le gavage comme suit :	
Si la préparation est au réfrigérateur, la sortir une heure avant son administration.	Les préparations froides peuvent provoquer des crampes, de la diarrhée ou des malaises digestifs.
Bien agiter la préparation.	

Étapes préexécutoires	Justifications
7. Vérifier la date d'expiration sur le contenant de la préparation.	La durée de conservation d'une préparation nutritive varie selon sa composition. Une préparation périmée perd de sa valeur nutritive et est sujette à la prolifération bactérienne.

Administration du gavage

8. Effectuer l'étape 9 ou 10, selon le cas. ▶ **9.** Procéder à un gavage à la seringue (bolus). ▶ **10.** Procéder à un gavage à l'aide d'une pompe.	
9. Procéder à un gavage à la seringue (bolus).	On recommande parfois de commencer l'alimentation par un bolus à la seringue afin d'évaluer la tolérance du client à la préparation.

Étapes exécutoires	Justifications
9.1 Remplir la seringue avec la préparation et l'ajointer à la sonde.	
9.2 Désinfecter l'embout de la sonde avec un tampon d'alcool 70 % et laisser sécher au moins 30 secondes.	Un délai minimal de 30 secondes est nécessaire pour que l'alcool produise son effet aseptisant.
9.3 Injecter lentement le gavage sans exercer une trop forte pression sur le piston. Reprendre la procédure jusqu'à l'administration complète de la préparation prescrite, sauf si le client manifeste des signes d'intolérance. Le cas échéant, en aviser le médecin.	Une administration trop rapide peut provoquer de la distension abdominale, de la diarrhée et des nausées (syndrome de chasse). La préparation doit être administrée en totalité pour donner le résultat thérapeutique prévu.

⚠ ALERTE CLINIQUE Il est important de clamper la sonde avec une pince hémostatique à chaque retrait de seringue pour un nouveau remplissage. Cette manœuvre évite le reflux de la préparation et empêche l'air de pénétrer dans l'estomac ou dans l'intestin, ce qui provoquerait de la distension.

9.4 Irriguer la sonde avec 30 ml d'eau potable. Si on utilise une sonde nasoduodénale, utiliser de l'eau stérile. Passer à l'étape 11.	L'irrigation permet de nettoyer la lumière de la sonde de la préparation administrée.
10. Procéder à un gavage à l'aide d'une pompe.	L'alimentation continue ou intermittente se fait généralement au moyen d'une pompe à gavage.
10.1 Utiliser le contenant scellé fourni par le service d'alimentation et y adapter la tubulure spécialement conçue à cet effet.	

10.2 Suspendre la bouteille ou le sac à la tige à perfusion et faire le vide d'air jusqu'à la chambre compte-gouttes.

Cette manœuvre évite d'injecter de l'air dans le tube digestif, ce qui pourrait occasionner de la distension abdominale et des sensations désagréables au client.

10.3 Comprimer la chambre compte-gouttes et la relâcher pour la remplir jusqu'à la ligne de démarcation (environ la moitié).

Le relâchement de la pression produit un effet de succion, permettant au liquide d'entrer dans la chambre compte-gouttes. L'orifice de stillation ne doit jamais être submergé afin que l'on puisse calibrer le débit de la perfusion.

10.4 Procéder au vide d'air du reste de la tubulure et ajointer celle-ci à la pompe.

10.5 Inscrire sur deux étiquettes la date et l'heure de l'installation, ainsi que vos initiales. En coller une sur le contenant de préparation et l'autre sur la tubulure.

Les étiquettes indiquent au personnel depuis quand le contenant et la tubulure sont en place, ce qui permet de prévoir la date et l'heure de leur remplacement (qui se fait généralement toutes les 24 heures).

10.6 Désinfecter l'embout de la sonde avec un tampon d'alcool 70 % et laisser sécher au moins 30 secondes.

Un délai minimal de 30 secondes est nécessaire pour que l'alcool produise son effet aseptisant.

10.7 Ajointer la tubulure à la sonde.

Régler la pompe selon le débit prescrit par l'ordonnance médicale.

Étapes exécutoires	Justifications
10.8 Effectuer un test de résidu gastrique ▶ **MS 7.5** selon le protocole en vigueur dans l'établissement ou l'ordonnance médicale ou si le client présente des crampes abdominales, des nausées ou des vomissements.	La mesure du résidu gastrique renseigne sur le degré d'absorption de la préparation et sur la tolérance du client à la nutrition par gavage.
10.9 Irriguer la sonde avec 30 ml d'eau potable à température ambiante après chaque administration. Si on utilise une sonde nasoduodénale, utiliser de l'eau stérile. Si la préparation est administrée de façon continue, rincer la tubulure toutes les quatre heures ou selon le protocole en vigueur dans l'établissement.	Irriguer la sonde permet de nettoyer la lumière de celle-ci de la préparation administrée. Rincer la tubulure permet de maintenir la perméabilité de la sonde.
11. Fermer l'extrémité de la sonde avec le bouchon spécialement conçu à cet effet. 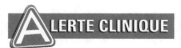	Fermer la sonde évite l'entrée d'air dans l'estomac et le reflux du contenu gastrique.
12. Retirer les gants et les jeter à la poubelle.	Jeter les gants à la poubelle évite la propagation de microorganismes pathogènes.

Étapes postexécutoires	Justifications
13. Aviser le client qu'il doit rester en position assise ou semi-assise ou se coucher sur le côté droit avec la tête légèrement surélevée (au moins à 30°) pour la durée du gavage et pour les 15 à 30 minutes suivantes. Lui demander d'éviter tout mouvement qui pourrait exercer une pression sur l'abdomen pendant cette période.	Ces positions favorisent le passage de la préparation de l'estomac au duodénum et diminuent le risque d'aspiration bronchique tout en facilitant la digestion.

 ALERTE CLINIQUE Le client nourri par gavage doit être pesé tous les jours, à jeun. La prise de poids progressive indique une amélioration de l'état nutritionnel. Cependant, si la prise de poids est trop rapide, par exemple plus de 1 kg en 24 heures, il faut être attentif aux signes de rétention liquidienne.

14. Effectuer les étapes postexécutoires communes décrites au début de cette section (page 203).	

📁 Éléments à consigner dans les notes d'évolution rédigées par l'infirmière

- La date et l'heure de l'installation du système de gavage.
- La quantité et le type de préparation nutritive administrée et la durée de l'administration.
- La réaction du client et sa collaboration.
- Toute réaction anormale du client à l'alimentation par sonde, s'il y a lieu, et les mesures prises dans un tel cas.
  Il faut également transmettre ces données au médecin traitant et à l'infirmière responsable du client.

Exemple

Client a)   2010-03-01   12:00   *Préparation Ensure pleine force 400 ml administrée par sonde nasogastrique en 30 min.*

Client b)   2010-03-01   17:30   *Gavage Flexical 350 ml par sonde nasogastrique. Client se plaint de douleurs abdominales 10 min après le début de l'administration. Gavage arrêté durant 10 min, puis repris à 17:50. Toléré par la suite. Préparation administrée en 45 min.*

Client c)   2010-03-01   20:35   *Préparation Ensure ½ force 500 ml en administration continue avec pompe à un débit de 40 ml/h.*

▶ CHAPITRE 34
Promouvoir une alimentation adéquate

Test de résidu gastrique

BUT

Évaluer la vitesse de digestion ou d'absorption de l'alimentation entérale.

NOTIONS DE BASE

La quantité de liquide recueillie par prélèvement gastrique varie en fonction de la vitesse de la vidange gastrique. Il peut être contre-indiqué de faire un test de résidu gastrique à la suite d'une chirurgie de l'estomac ; il convient de consulter l'ordonnance médicale à ce sujet. On ne doit pas prélever de résidu gastrique chez le client porteur d'une sonde nasoduodénale ou d'une autre sonde qui ne se trouve pas dans l'estomac.

MATÉRIEL

- Contenant gradué
- Eau potable
- Gants non stériles
- Seringue à irrigation
- Tampons d'alcool 70 %
- Serviette ou piqué jetable
- Haricot ou autre contenant
- Pince hémostatique

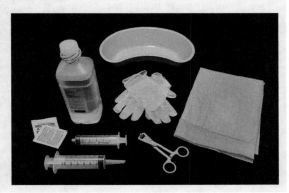

Étapes préexécutoires	Justifications
1. **Effectuer les étapes préexécutoires communes décrites au début de cette section (pages 202 et 203).**	
2. Dans le cas d'un client porteur d'une sonde de type Salem, fermer la prise d'air avant de procéder au prélèvement de résidu gastrique.	Fermer la prise d'air évite le reflux de liquide gastrique dans celle-ci.

Étapes exécutoires	Justifications
3. Mettre des gants non stériles.	Le port de gants évite les contacts directs avec les liquides gastriques du client et la transmission de microorganismes pathogènes.

Étapes exécutoires	Justifications
4. Placer une serviette ou un piqué sous le raccord de la sonde nasogastrique et de la tubulure de gavage ou de drainage.	La serviette ou le piqué évite de souiller les vêtements du client et la literie s'il y a débordement.
5. Interrompre le fonctionnement de la pompe à gavage. 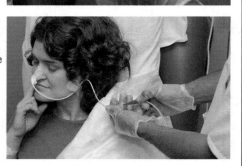 Pour le client porteur d'une sonde de Levin, clamper la sonde à l'aide d'une pince hémostatique. 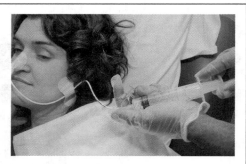 Disjoindre la tubulure du système de gavage ou de drainage. Désinfecter l'embout de la sonde avec un tampon d'alcool 70 %. Laisser sécher au moins 30 secondes. Y adapter la seringue à irrigation.	L'arrêt de la pompe évitera l'écoulement de la préparation de gavage lorsque la tubulure du système sera disjointe de la sonde. Clamper la sonde diminue le risque d'écoulement de liquide en provenance du tube digestif. Un délai minimal de 30 secondes est nécessaire pour que l'alcool produise son effet aseptisant.
6. Aspirer le liquide gastrique et le rejeter dans le haricot ou dans autre contenant. 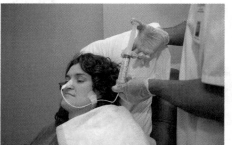 Répéter la manœuvre jusqu'au retrait complet du contenu gastrique. Calculer le volume total du résidu retiré.	Recueillir la totalité du résidu permet d'évaluer la qualité de l'absorption de la préparation de gavage.
7. Selon le cas, effectuer l'étape a) ou b). a) Si le volume du résidu gastrique est inférieur à 150 ml ou à deux fois le débit horaire (adulte) ou inférieur au quart de la quantité horaire (enfant), réadministrer le résidu et reprendre le gavage. Passer à l'étape 9. b) Si le volume du résidu gastrique est supérieur à 150 ml ou à deux fois le débit horaire (adulte) ou supérieur au quart de la quantité horaire (enfant), réadministrer le résidu et ne pas reprendre le gavage. En aviser l'équipe traitante (diététiste, médecin ou infirmière clinicienne). Si aucun professionnel n'est joignable, irriguer la sonde avec 30 ml d'eau potable.	Comme le résidu gastrique est riche en électrolytes et en nutriments, le réadministrer évite de perturber l'équilibre électrolytique. Un volume supérieur aux quantités recommandées indique un ralentissement de la vidange gastrique ou un trouble d'absorption. La décision de reprendre le gavage appartient à l'équipe traitante.

Étapes exécutoires	Justifications
8. Refaire un test de résidu gastrique quatre heures après l'arrêt du gavage. Selon le cas, effectuer l'étape a) ou b).	Un résidu qui correspond aux quantités recommandées indique une vidange gastrique et une absorption normales.
a) Si le volume du résidu gastrique est inférieur à 100 ml ou à deux fois le débit horaire (adulte) ou inférieur au quart de la quantité administrée (enfant), réadministrer le résidu et reprendre le gavage selon le débit prescrit. En aviser l'équipe traitante. Passer à l'étape 9.	L'équipe traitante évaluera la possibilité d'administrer un agent prokinétique, tel le chlorhydrate de métoclopramide ou le maléate de dompéridone.
b) Si le volume du résidu gastrique demeure égal ou supérieur à 100 ml ou à deux fois le débit horaire (adulte) ou supérieur au quart de la quantité administrée (enfant), réadministrer le résidu, ne pas reprendre le gavage et en aviser l'équipe traitante. Irriguer la sonde avec 30 ml d'eau potable. Si l'équipe traitante est injoignable, refaire un test de résidu gastrique toutes les quatre heures en respectant les étapes précédentes.	L'irrigation de la sonde assure sa perméabilité lorsque le gavage est temporairement arrêté.

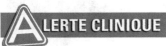 Il ne faut pas réinjecter un résidu qui contient du sang, des particules ou des sécrétions considérées comme anormales. Dans ce cas, il est important de ne pas reprendre le gavage et d'en aviser l'équipe traitante.

9. Désinfecter l'embout de la sonde avec un tampon d'alcool 70 %. Laisser sécher au moins 30 secondes. Ajointer la sonde à la tubulure du système de gavage et reprendre le gavage selon le débit prescrit.	Un délai minimal de 30 secondes est nécessaire pour que l'alcool produise son effet aseptisant.
10. Retirer les gants et les jeter dans un sac à déchets biomédicaux.	Jeter les gants dans un tel sac évite la propagation de microorganismes pathogènes.

Étapes postexécutoires	Justifications
11. Effectuer les étapes postexécutoires communes décrites au début de cette section (page 203).	

 ## Éléments à consigner dans les notes d'évolution rédigées par l'infirmière

- La date et l'heure de la mesure du résidu gastrique.
- La quantité de liquide retiré et son aspect, ainsi que la quantité de liquide réinjecté, le cas échéant.
- La réaction du client et sa collaboration.
- Toute réaction anormale. **Il faut également transmettre cette donnée au médecin traitant et à l'infirmière responsable du client.**

Exemple

Client a)   2010-02-25   11:15   Résidu gastrique de 10 ml, avec présence de grumeaux. Résidu réinjecté.
Préparation Ensure ½ force 500 ml administrée en 35 min.
Client b)   2010-02-25   17:30   Résidu gastrique de 200 ml, avec filaments sanguins. Résidu non réinjecté.
Client accuse légères nausées. Gavage non repris.
17:50   Dr Gendron avisé.
20:30   Résidu gastrique de 160 ml, absence de sang. 60 ml réinjectés.
Aucune plainte de nausées. Gavage non repris.

MS 7.6

MS 7.6

Retrait d'une sonde nasogastrique ou nasoduodénale

BUT

Retirer une sonde nasogastrique ou nasoduodénale lorsque son utilisation n'est plus nécessaire.

NOTIONS DE BASE

Il est important d'évaluer la fonction digestive du client (examen clinique abdominal) avant de procéder au retrait d'une sonde nasogastrique ou nasoduodénale. Les sondes doivent toujours être clampées quelques heures avant leur retrait. L'absence de bruits intestinaux ou la présence de distension abdominale, de douleur ou de nausées constituent des contre-indications au retrait de la sonde.

MATÉRIEL

- Piqué jetable
- Gants non stériles
- Mouchoirs de papier
- Pince hémostatique

- Seringue à irrigation avec embout de 60 ml (adulte) ou de 20 ml (enfant)
- Eau stérile ou eau potable, selon le cas

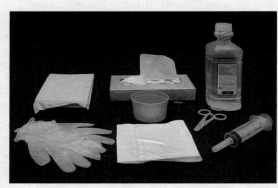

Étapes préexécutoires	Justifications
1. **Effectuer les étapes préexécutoires communes décrites au début de cette section (pages 202 et 203).**	

Étapes exécutoires	Justifications
2. Mettre des gants non stériles.	Le port de gants évite les contacts directs avec les liquides gastriques du client et la transmission de microorganismes pathogènes.
3. Fermer l'appareil d'aspiration ou la pompe à gavage.	
4. Procéder à l'irrigation de la sonde ▶ MS 7.2 .	L'irrigation élimine le liquide gastrique présent dans la sonde ce qui évite d'irriter les muqueuses de l'œsophage au moment du retrait.
5. Clamper la sonde à l'aide d'une pince hémostatique ou en la coudant avec la main.	Clamper la sonde prévient l'introduction d'air dans l'estomac au moment de la disjonction de l'appareil d'aspiration ou de la pompe à gavage et évite que le contenu de la sonde s'écoule au moment de son retrait.

Étapes exécutoires	Justifications
6. Disjoindre la sonde du tube la reliant au système d'aspiration ou de gavage. Retirer délicatement le dispositif de fixation de la sonde apposé sur le nez du client.	Disjoindre la sonde du système en facilite le retrait.
7. Donner un mouchoir de papier au client. Déposer un piqué sur son thorax.	Le client voudra peut-être nettoyer ses fosses nasales des sécrétions accumulées. Le piqué évite de souiller les vêtements du client et la literie.
8. Demander au client d'incliner la tête vers l'avant, de prendre une bonne inspiration et de retenir son souffle.	L'inclinaison de la tête vers l'avant ferme la glotte. Retenir son souffle protège également le client d'une potentielle aspiration bronchique.
9. Saisir la serviette ou le piqué de la main non dominante et la placer sous la sonde près du menton du client.	
10. Retirer la sonde de façon constante et rapide en l'enroulant autour de la paume de la main dominante. Prendre l'extrémité de la sonde dans la serviette ou le piqué. Enlever le gant de la main dominante en le retournant sur la sonde.	Retirer la sonde de façon continue réduit le traumatisme causé aux muqueuses et fait en sorte que le client soit moins incommodé. L'utilisation de la serviette ou du piqué évite l'écoulement des sécrétions et du mucus présents sur la sonde.
11. Retirer l'autre gant et jeter les deux gants avec la sonde et le piqué dans un sac à déchets biomédicaux.	Jeter les gants, la sonde et le piqué dans un tel sac évite la propagation de microorganismes pathogènes.
12. Offrir au client de se moucher.	Le mouchage élimine les sécrétions causées par le retrait de la sonde et contribue au bien-être du client.
13. Permettre au client de boire, sauf si cela est contre-indiqué. Si les liquides sont permis, commencer par quelques cubes de glace, puis augmenter progressivement suivant la tolérance du client.	Selon l'ordonnance médicale, le client peut être soumis à une diète absolue (N.P.O.) durant 24 heures.

MS 7.6

Étapes postexécutoires	Justifications
14. Effectuer les étapes postexécutoires communes décrites au début de cette section (page 203).	

 Éléments à consigner dans les notes d'évolution rédigées par l'infirmière

- La date et l'heure du retrait de la sonde.
- Les caractéristiques du contenu drainé par la sonde nasogastrique ou nasoduodénale si celle-ci est reliée à un système d'aspiration.
- La quantité de liquide drainé (à inscrire aussi sur la feuille de bilan des ingesta et des excreta à chaque quart de travail).
- L'état de la peau de la narine ainsi que les mesures prises en cas de particularités.
- La réaction du client et sa collaboration.

Exemple

2010-03-25   10:45   Sonde nasogastrique a drainé 150 ml de liquide verdâtre visqueux contenant des grumeaux brunâtres. Retrait de la sonde. Aucune nausée; client avisé qu'il peut boire. Muqueuses sèches au pourtour de la narine droite. Application de lubrifiant. Client assure son hygiène buccale.

Notes personnelles

_____

_____

_____

_____

_____

_____

_____

_____

_____

_____

_____

_____

_____

_____

_____

_____

_____

_____

_____

SECTION

8

Méthodes liées aux fonctions d'élimination

Étapes préexécutoires et postexécutoires communes de la section 8

Ces étapes constituent les considérations et les actions préexécutoires et postexécutoires communes aux méthodes liées aux fonctions d'élimination. Elles assurent l'application appropriée des principes de soins et sont regroupées en début de section afin d'alléger le texte de chacune des méthodes.

Étapes préexécutoires communes	Justifications
1. Effectuer les étapes préexécutoires générales décrites au début du guide (pages 1 et 2).	
2. Placer le lit à la hauteur recommandée selon les principes de déplacement sécuritaire des bénéficiaires (PDSB).	Placer le lit à la hauteur recommandée permet de respecter les principes de mécanique corporelle pour l'infirmière et assure la sécurité du client.
Baisser la ridelle de votre côté et laisser l'autre relevée.	Cela permet un accès plus direct au client et prévient le risque de chute du côté opposé.
3. Vérifier l'heure de la dernière miction du client.	Cette vérification permet de savoir si la vessie peut contenir de l'urine.
4. **ÉVALUATION** Évaluer la capacité du client à se déplacer et prendre en compte ses restrictions physiques, le cas échéant.	Cette évaluation permet de prévoir l'aide nécessaire, au besoin.
5. **ÉVALUATION** Évaluer la capacité du client à comprendre la procédure et à y collaborer.	Cette évaluation détermine le degré d'autonomie du client quant à la procédure ou, le cas échéant, l'aide qui devra lui être apportée.
6. Donner l'enseignement au client au sujet du prélèvement d'urine (mi-jet) et de selles.	Cet enseignement permet au client de comprendre la procédure et ce qui est attendu de lui.
7. **ÉVALUATION** Procéder à l'examen clinique abdominal du client. Évaluer la présence ou l'absence de bruits intestinaux, de distension abdominale, de constipation, de douleur ou de nausées.	Les données recueillies pourront servir de référence pour une évaluation ultérieure de la fonction digestive du client.

Section 8

Étapes postexécutoires communes	Justifications
1. **Effectuer les étapes postexécutoires générales décrites au début du guide (pages 3 et 4).**	
2. Offrir au client de l'aide pour procéder à ses soins d'hygiène périnéaux ou lui apporter le matériel pour qu'il puisse le faire lui-même.	Cette précaution assure une hygiène adéquate de la région périnéale, ce qui diminue le risque d'irritation de la peau causée par l'urine ou les matières fécales.
3. Offrir au client de se laver les mains.	Se laver les mains évite la transmission des microorganismes pathogènes contenus dans les matières fécales ou l'urine.
4. **ÉVALUATION** Si cela n'a pas été fait, évaluer les caractéristiques et la quantité de l'urine ou des selles, si possible.	Cette évaluation permet d'anticiper un problème d'élimination (p. ex., de la rétention urinaire, une infection, de la constipation, de la diarrhée) et de consigner l'élimination intestinale ou vésicale du client.
5. Rapporter au médecin traitant ou à l'infirmière responsable du client toute observation anormale, telle l'apparition de douleur, de spasmes vésicaux, et la présence de sang ou de débris tissulaires dans les selles ou dans l'urine.	Ces observations aident le médecin à suivre l'évolution de l'état du client et le guide dans le choix d'un traitement approprié.

Notes personnelles

_____

_____

_____

_____

_____

_____

_____

_____

_____

_____

_____

_____

_____

_____

_____

_____

Section 8

MS 8.1

Installation du bassin de lit

- **Installation du bassin de lit à un client alité**
- **Installation du bassin de lit à un client alité à mobilité réduite**

BUT

Permettre au client alité de satisfaire ses besoins d'élimination.

NOTIONS DE BASE

Le bassin de lit est utilisé lorsque le client ne peut se lever. Avant de procéder à son installation, il est important de vérifier la capacité de collaboration du client de manière à prévoir l'aide nécessaire, au besoin. Il faut éviter de laisser le bassin de lit en place plus de 10 à 15 minutes afin de préserver l'intégrité de la peau du client.

MATÉRIEL

- Bassin de lit ordinaire ou orthopédique
- Gants non stériles
- Papier hygiénique
- Serviette, débarbouillette et savon, au besoin
- Piqué jetable

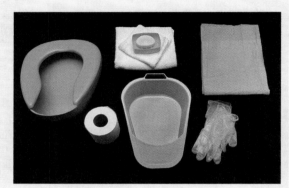

Étapes préexécutoires	Justifications
1. **Effectuer les étapes préexécutoires communes décrites au début de cette section (page 230).**	
2. Réchauffer le bassin de lit en le rinçant à l'eau chaude. Si c'est impossible, aviser le client que le bassin est froid.	Un bassin de lit tiède est plus agréable pour le client.
3. Mettre des gants non stériles.	Le port de gants évite les contacts directs avec les liquides biologiques du client et la transmission de microorganismes pathogènes.

Étapes exécutoires	Justifications
4. Effectuer l'étape 5 ou 6, selon le cas. ▶ 5. Installer le bassin de lit à un client alité. ▶ 6. Installer le bassin de lit à un client alité à mobilité réduite.	
5. Installer le bassin de lit à un client alité.	
5.1 Abaisser la tête du lit complètement (ou le plus bas possible, selon la tolérance du client).	Un lit à plat facilite la mise en place du bassin.

Étapes exécutoires		Justifications
5.2 Demander au client de fléchir les genoux.	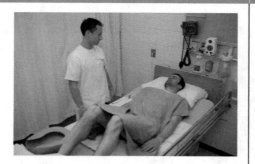	Le client aura plus de force pour soulever son bassin, ce qui facilitera la mise en place du bassin de lit.

RAPPEL! Il est important de respecter les principes de déplacement sécuritaire des bénéficiaires (PDSB) au moment de l'installation du bassin de lit ▶ MS 3.1 .

5.3 Placer la paume d'une main sous le sacrum du client, appuyer le coude sur le matelas et s'en servir comme levier. Demander au client de pousser avec ses pieds pour soulever ses fesses.	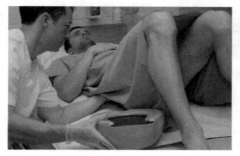	Cette position diminue le risque de blessure au dos pour l'infirmière. Ce mouvement soulève le bassin du client et réduit l'effort que doit fournir l'infirmière pour mettre en place le bassin de lit.
5.4 Avec l'autre main, glisser le bassin de lit sous les fesses du client, la partie ouverte du bassin vers le pied du lit.	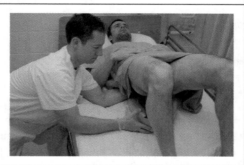	La partie la plus basse du bassin de lit se trouve ainsi sous les fesses du client, ce qui est moins inconfortable pour lui.
5.5 Installer le client en position semi-Fowler, Fowler ou Fowler haute, selon sa tolérance.		Ces positions favorisent l'élimination.
5.6 Mettre la cloche d'appel et le papier hygiénique près du client. S'il faut mesurer l'urine, avertir le client de ne pas jeter le papier hygiénique dans le bassin de lit. Remonter la ridelle. Laisser le client seul (sauf si son état ne le permet pas).		La cloche permet au client de demander de l'aide, au besoin. Remonter la ridelle réduit le risque de chute. Laisser le client seul respecte son intimité au moment de l'élimination.
5.7 Lorsque le client a terminé, placer la paume de la main sous son sacrum, appuyer le coude sur le matelas et s'en servir comme levier. Demander au client de pousser avec ses pieds pour soulever ses fesses, puis retirer le bassin de lit en le tenant fermement pendant la manœuvre. Passer à l'étape 7.		Cette position diminue le risque de blessure au dos pour l'infirmière. Ce mouvement soulève le bassin du client et réduit l'effort que doit fournir l'infirmière pour retirer le bassin de lit.

MS 8.1

6. Installer le bassin de lit à un client alité à mobilité réduite.

Étapes exécutoires	Justifications
6.1 Abaisser la tête du lit complètement ou le plus possible, selon la tolérance du client, puis l'aider à s'installer en position de décubitus latéral, dos à vous.	Cette position facilite la mise en place du bassin de lit.
6.2 Appuyer fermement le bassin de lit contre les fesses du client et le matelas, la partie ouverte vers les pieds du client.	En appuyant ainsi le bassin de lit, il sera plus facile de le mettre en place sous les fesses du client lorsque ce dernier reprendra la position de décubitus dorsal.
6.3 Tenir fermement le bassin de lit d'une main et placer l'autre sur la crête iliaque du client. Demander au client de revenir en position dorsale en roulant sur le bassin de lit. Si le client est incapable de se retourner seul, demander l'aide d'un autre intervenant.	Tenir le bassin de lit ainsi évite qu'il se déplace pendant le changement de position. L'un des intervenants tient le bassin de lit à deux mains pendant que l'autre aide le client à se tourner sur le dos.

⚠ **ALERTE CLINIQUE** Il est important d'éviter de forcer en installant le bassin sous les fesses du client afin de diminuer le risque de blessure au dos de l'intervenant et du client. On doit consulter les principes de déplacements sécuritaires d'un bénéficiaire (PDSB) à cet effet.

6.4 Installer le client en position semi-Fowler, Fowler ou Fowler haute, selon sa tolérance.	Ces positions favorisent l'élimination.
6.5 Au besoin, placer une serviette roulée ou un oreiller sous la cambrure lombaire du client.	Ce soutien améliore le confort du client.

Étapes exécutoires	Justifications
6.6 Placer la cloche d'appel et le papier hygiénique près du client.	La cloche permet au client de demander de l'aide, au besoin.
Remonter la ridelle.	Remonter la ridelle réduit le risque de chute.
Laisser le client seul (sauf si son état ne le permet pas).	Laisser le client seul respecte son intimité au moment de l'élimination.
6.7 Lorsque le client a terminé, abaisser la ridelle et la tête du lit.	Un lit à plat facilite le retrait du bassin de lit.
Lui demander de se tourner sur le côté, dos à vous, en s'aidant avec la ridelle du lit.	
Retirer le bassin en le tenant bien pendant la manœuvre.	Tenir le bassin évite qu'il se renverse.
7. Couvrir le bassin de lit d'un piqué jetable, aller le vider dans la toilette, le laver avec un savon antibactérien et le rincer à l'eau ou le porter directement au lave-bassin.	L'utilisation du lave-bassin, lorsque celui-ci est disponible, demeure la meilleure façon d'éliminer complètement les microorganismes pathogènes, car le jet de vapeur désinfecte le bassin de lit.
Si l'on emploie un bassin jetable, le jeter dans un sac à déchets biomédicaux.	Jeter le bassin jetable dans un tel sac évite la propagation de microorganismes pathogènes.
8. Retirer les gants et les jeter dans un sac à déchets biomédicaux.	Jeter les gants dans un tel sac évite la propagation de microorganismes pathogènes.

Étapes postexécutoires	Justifications
9. Effectuer les étapes postexécutoires communes décrites au début de cette section (page 231).	

 ## Éléments à consigner dans les notes d'évolution rédigées par l'infirmière

■ Toute anomalie observée quant aux caractéristiques de l'urine ou des selles (p. ex., la présence de sang, de mucus). **Il faut également transmettre cette donnée au médecin traitant et à l'infirmière responsable du client.**

Exemple

2010-04-09   09:00   Examen clinique abdominal fait : bruits intestinaux dans les quatre cadrans, abdomen souple.
Client dit évacuer des gaz (flatuosités). Installation du bassin de lit. Client collabore
en soulevant ses fesses.
09:10   Petite selle formée, de consistance molle. Client installé en décubitus latéral droit par la suite.

Notes personnelles

_____

_____

_____

_____

MS 8.2

Prélèvement d'un échantillon d'urine

- **Prélèvement par mi-jet chez la femme**
- **Prélèvement par mi-jet chez une femme alitée**
- **Prélèvement par mi-jet chez l'homme**
- **Prélèvement chez un client porteur d'une sonde vésicale**

BUT

Obtenir un échantillon d'urine à des fins d'analyse ou de culture.

NOTIONS DE BASE

Il n'est pas nécessaire de recueillir les échantillons d'urine aux fins d'analyse biochimique de façon stérile. Par contre, les échantillons prélevés à des fins d'analyse et de culture microbiologiques, pour recherche de bactéries et antibiogramme, doivent l'être afin d'éviter que la flore résidente au pourtour du méat urinaire les contamine. Le prélèvement d'urine s'effectue pendant une miction naturelle ou au moyen d'un cathétérisme. Certaines analyses, notamment les cultures, se font de préférence sur la première miction du matin.

MATÉRIEL

Prélèvement par mi-jet

- Savon antiseptique, débarbouillette et serviette
- Tampons d'alcool 70 %
- Contenant stérile (pour culture ou antibiogramme) ou non stérile (pour analyse sommaire)
- Serviettes antiseptiques
- Gants non stériles

- Bassin de lit (pour une femme) ou urinoir (pour un homme) avec contenant stérile, si le client ne peut se déplacer
- Requête d'analyse et étiquette de prélèvement remplies
- Sac biorisque à fermeture à glissière (de type Ziploc^MD)

Prélèvement chez un client porteur d'une sonde vésicale

- Seringue de 20 ml
- Aiguille de calibre 20 pour une sonde sans bague de prélèvement
- Pince hémostatique
- Tampon d'alcool 70 %
- Requête d'analyse et étiquette de prélèvement remplies

- Serviettes antiseptiques
- Contenant stérile (pour culture ou antibiogramme) ou non stérile (pour analyse sommaire)
- Gants non stériles
- Sac biorisque à fermeture à glissière (de type Ziploc^MD)

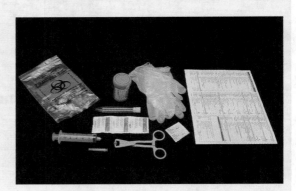

Étapes préexécutoires	Justifications
1. **Effectuer les étapes préexécutoires communes décrites au début de cette section (page 230).**	
2. ÉVALUATION Vérifier les éléments suivants :	
• l'équilibre du client ;	Cette vérification détermine le degré d'autonomie du client et l'aide qui devra lui être apportée, le cas échéant.
• la compréhension du client quant aux raisons justifiant le prélèvement de son urine au milieu de la miction.	Cette vérification permet de s'assurer que le client comprend la procédure et ce qui est attendu de lui.

Étapes préexécutoires	Justifications
3. Demander au client de boire une demi-heure avant le prélèvement, sauf si cela est contre-indiqué.	Boire permet au client de remplir sa vessie.
4. Mettre des gants non stériles.	Le port de gants évite les contacts directs avec l'urine du client et la transmission de microorganismes pathogènes.
5. Placer le contenant à prélèvement stérile à portée de la main. S'assurer qu'il est bien scellé. Dévisser le couvercle sans en toucher l'intérieur et le déposer du côté extérieur sur une surface propre.	Le contenant doit être accessible sans risque de contamination. Si l'on touche accidentellement l'intérieur du contenant stérile ou du couvercle, il faut les considérer comme contaminés et prendre un nouveau contenant.

Étapes exécutoires	Justifications
6. Demander au client de nettoyer sa région génitale à l'eau et au savon. Au besoin, aider le client ou le faire à sa place ▶ **MS 2.1, étape 21** . Une fois les soins d'hygiène terminés, retirer les gants et les jeter dans un sac à déchets biomédicaux. Mettre de nouveaux gants non stériles.	Le client peut préférer se laver lui-même, ce qui est moins embarrassant et respecte sa pudeur. Jeter les gants dans un tel sac évite la propagation de microorganismes pathogènes.
7. Effectuer l'étape 8, 9, 10 ou 11, selon le cas. ▶ **8.** Prélever un échantillon d'urine par mi-jet chez la femme. ▶ **9.** Prélever un échantillon d'urine par mi-jet chez une femme alitée. ▶ **10.** Prélever un échantillon d'urine par mi-jet chez l'homme. ▶ **11.** Prélever un échantillon d'urine chez un client porteur d'une sonde vésicale.	
8. Prélever un échantillon d'urine par mi-jet chez la femme.	
8.1 Demander à la cliente d'écarter les petites lèvres avec la main non dominante et de nettoyer la région vestibulaire avec une serviette antiseptique, du méat urinaire vers l'anus. Lui demander de garder les lèvres écartées pendant qu'elle effectue le prélèvement.	Le nettoyage de la région du méat urinaire évite la contamination de l'échantillon d'urine par la flore résidente de la région vestibulaire.

Étapes exécutoires	Justifications
8.2 Demander à la cliente d'amorcer sa miction dans la toilette et de l'arrêter après quelques millilitres. 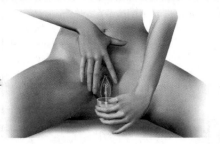 Lui dire de placer le contenant stérile sous le méat urinaire, sans toucher l'intérieur du contenant et de reprendre sa miction jusqu'à l'obtention d'au moins 30 ml d'urine. Passer à l'étape 12.	Comme les premiers millilitres d'urine contiennent des micro-organismes provenant de la partie distale de l'urètre et du méat urinaire, il ne faut pas qu'ils se retrouvent dans le prélèvement, car cela pourrait fausser le résultat.

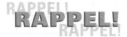

RAPPEL! On doit indiquer sur la requête d'analyse si la cliente a ses règles. Le sang menstruel et les débris qu'il contient modifient le résultat de l'analyse.

9. Prélever un échantillon d'urine par mi-jet chez une femme alitée.	
9.1 Installer la cliente sur le bassin de lit ▶ **MS 8.1** .	Le bassin évite de souiller la literie.
9.2 Écarter les petites lèvres de la cliente à l'aide du pouce et de l'index de la main non dominante. 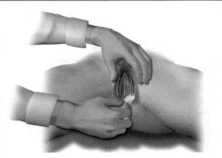 Avec la main dominante, nettoyer la région vestibulaire au moyen d'une serviette antiseptique, du méat urinaire vers l'anus.	Écarter les lèvres permet de voir le vestibule et l'orifice du vagin.
9.3 Maintenir les petites lèvres de la cliente écartées et lui demander d'amorcer la miction dans le bassin de lit. 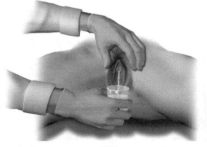 Après quelques millilitres, demander à la cliente de retenir sa miction et glisser le contenant stérile sous le méat urinaire. Dire à la cliente de reprendre sa miction et recueillir au moins 30 ml d'urine.	Comme les premiers millilitres d'urine contiennent des micro-organismes provenant de la partie distale de l'urètre et du méat urinaire, ils ne doivent pas se retrouver dans le prélèvement, car cela pourrait fausser le résultat.
9.4 Retirer le contenant, relâcher les petites lèvres et laisser la cliente terminer sa miction dans le bassin de lit. Passer à l'étape 12.	

MS 8.2

10. Prélever un échantillon d'urine par mi-jet chez l'homme.

10.1 Demander au client de saisir son pénis avec sa main non dominante et de nettoyer son gland avec une serviette antiseptique en effectuant un mouvement circulaire du méat vers la base du gland. L'aider au besoin.	Aseptiser la région du méat urinaire évite que la flore résidente du gland contamine l'échantillon d'urine.

RAPPEL ! Chez les hommes non circoncis, le prépuce doit être rétracté avant la désinfection.

10.2 Demander au client d'amorcer sa miction dans la toilette (ou dans un urinoir non stérile pour le client ne pouvant se déplacer) et d'arrêter après quelques millilitres. Avertir le client que le gland ne doit pas toucher l'urinoir. Le cas échéant, refaire la désinfection du gland. Lui dire de tenir le contenant stérile sous le méat urinaire et de reprendre la miction jusqu'à l'obtention d'au moins 30 ml d'urine. Tenir le contenant stérile pour le client au besoin.	Comme les premiers millilitres d'urine contiennent des micro-organismes provenant de la partie distale de l'urètre et du méat urinaire, ils ne doivent pas se retrouver dans le prélèvement, car cela pourrait fausser le résultat.
10.3 Retirer le contenant stérile et laisser le client terminer sa miction dans la toilette ou dans l'urinoir. Passer à l'étape 12.	

11. Prélever un échantillon d'urine chez un client porteur d'une sonde vésicale.

11.1 Avant de procéder au prélèvement, clamper la sonde sous la bague de prélèvement (ou la jonction sonde-tubulure en l'absence de bague) à l'aide d'une pince hémostatique pendant de 20 à 30 minutes maximum.	Le clampage de la sonde permet l'accumulation d'urine dans la vessie et dans la partie supérieure de la tubulure de drainage.

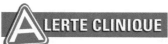 **LERTE CLINIQUE** Il ne faut jamais clamper la sonde vésicale durant plus de 30 minutes. Ce délai permet de prélever une urine n'ayant pas séjourné pendant une longue période dans la vessie et d'éviter que le client soit incommodé par la distension de sa vessie.

11.2 Procéder à la désinfection de la bague de prélèvement ou de la branche du cathéter, selon le cas.

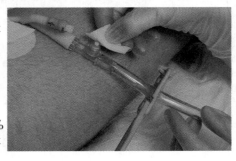

La désinfection de la bague ou de la branche évite de contaminer le prélèvement par des bactéries qui s'y trouveraient.

a) **Bague de prélèvement :** désinfecter la bague de prélèvement avec un tampon d'alcool 70 % et laisser sécher pendant au moins 30 secondes.

Un délai minimal de 30 secondes est nécessaire pour que l'alcool produise son effet aseptisant.

b) **Branche du cathéter :** en l'absence d'une bague de prélèvement, désinfecter la branche du cathéter raccordée à la tubulure de drainage avec un tampon d'alcool 70 % et laisser sécher pendant au moins 30 secondes.

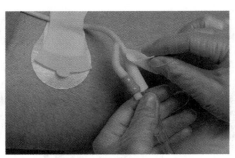

Un délai minimal de 30 secondes est nécessaire pour que l'alcool produise son effet aseptisant.

11.3 Prélever l'échantillon d'urine en procédant comme suit.

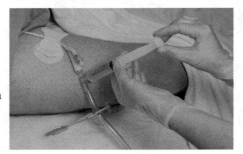

Le prélèvement doit être fait à partir d'urine provenant directement de la vessie, car l'urine contenue dans le sac est stagnante et peut contenir plus de microorganismes pathogènes, ce qui fausserait le résultat.

a) Avec une seringue sans aiguille : ajointer la seringue de 20 ml à la bague de prélèvement.

Aspirer la quantité d'urine requise pour le test (au moins 30 ml).

Retirer la seringue.

b) Avec une seringue avec aiguille : insérer l'aiguille dans la branche désinfectée du cathéter dans un angle de 30° à 45° en pointant vers la vessie.

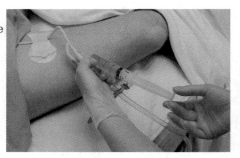

Aspirer la quantité d'urine requise pour le test (au moins 30 ml).

Retirer l'aiguille.

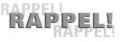 **RAPPEL!** Il faut éviter d'ouvrir le circuit afin de prévenir tout risque de contamination.

Étapes exécutoires	Justifications
11.4 Verser la quantité requise dans le contenant à prélèvement.	
11.5 Retirer la pince hémostatique.	Le retrait de la pince permet la reprise du drainage urinaire.
12. Visser solidement le couvercle du contenant à prélèvement.	Un couvercle hermétiquement fermé évite les fuites d'urine.

Étapes postexécutoires	Justifications
13. Nettoyer l'extérieur du contenant de toute trace d'urine avec une solution antiseptique et le déposer dans un sac de plastique biorisque pour prélèvements.	Ces précautions préviennent le risque de transmission de microorganismes pathogènes à d'autres personnes.
14. Retirer les gants et les jeter dans un sac à déchets biomédicaux.	Jeter les gants dans un tel sac évite la propagation de microorganismes pathogènes.
15. Coller l'étiquette d'identification sur l'échantillon et y joindre la requête d'analyse.	Cela évite toute erreur.
16. Envoyer rapidement l'échantillon au laboratoire ou le mettre immédiatement au froid. Les délais maximums sont de 2 heures pour un échantillon gardé à la température ambiante et de 24 heures pour un échantillon conservé au réfrigérateur.	Un envoi rapide au laboratoire diminue la prolifération des bactéries dans l'urine.

RAPPEL! Il faut analyser les prélèvements le plus rapidement possible afin d'obtenir les meilleurs résultats.

17. Effectuer les étapes postexécutoires communes décrites au début de cette section (page 231).	

Éléments à consigner dans les notes d'évolution rédigées par l'infirmière

- La date et l'heure du prélèvement.
- La méthode de prélèvement.
- La réaction du client et sa collaboration.

Exemple

2010-04-09 14:00 Sonde vésicale clampée.
14:20 Prélèvement d'urine fait par la bague de prélèvement de la sonde pour analyse sommaire
et culture d'urine.

MS 8.3

Installation d'un condom urinaire

MS 8.3

BUT

Assurer le drainage vésical chez un client incontinent non porteur d'une sonde vésicale.

NOTIONS DE BASE

Le condom urinaire (ou étui pénien) est utilisé chez le client souffrant d'incontinence. Il doit être changé tous les jours afin de procéder aux soins d'hygiène des organes génitaux et d'éviter toute atteinte à l'intégrité de la peau. Le condom urinaire comporte peu de risques d'infection comparativement à la sonde vésicale.

MATÉRIEL

- Condom urinaire en latex (de taille appropriée)
- Bande adhésive élastique
- Ensemble de drainage ou sac à la cuisse
- Bassine, savon antiseptique, débarbouillette et serviette
- Gants non stériles
- Ciseaux

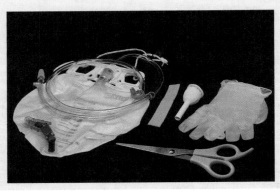

Étapes préexécutoires	Justifications
1. Effectuer les étapes préexécutoires communes décrites au début de cette section (page 230).	
2. **ÉVALUATION** Évaluer les habitudes d'élimination urinaire du client et sa capacité à maîtriser ses mictions.	Cette évaluation vise la pertinence d'installer ou non un condom urinaire. Certains clients ne sont incontinents que la nuit.
3. **ÉVALUATION** Évaluer la capacité du client à collaborer. Lui donner les renseignements pertinents concernant l'utilisation du condom urinaire. Choisir la taille de condom appropriée au client.	Le client peut apprendre comment installer lui-même le condom urinaire. L'information concernant la taille figure sur l'emballage.
4. Préparer le sac à la cuisse ou le sac de drainage comme suit. **a)** Sac à la cuisse : fermer la pince de vidange du sac et déposer celui-ci sur le lit. **b)** Sac de drainage : fermer la pince de vidange du sac. Fixer le sac au cadre du lit. Insérer la tubulure de drainage entre le cadre du lit et la ridelle. Déposer la tubulure sur le lit.	Cette préparation permet d'avoir accès rapidement au matériel de drainage une fois le condom urinaire mis en place. Fixer le sac au lit évite qu'il traine par terre.

Étapes exécutoires	Justifications
5. Installer le client en position de décubitus dorsal. Demander de l'aide au besoin.	Cette position facilite l'accès aux organes génitaux.
6. Plier les draps de façon à ne découvrir que les organes génitaux.	Découvrir uniquement la partie du corps nécessaire respecte la pudeur du client.
7. Mettre des gants non stériles.	Le port de gants évite les contacts directs avec les liquides biologiques du client et la transmission de microorganismes pathogènes.
8. Examiner l'état de la peau du pénis et du gland. Vérifier la présence d'œdème, de lésions cutanées ou de rougeur. Le cas échéant, traiter la région jusqu'à ce qu'elle retrouve son aspect normal, et attendre 24 heures avant de mettre le condom urinaire. Utiliser un protecteur cutané au besoin.	La rougeur peut indiquer une inflammation importante des tissus ou une réaction au matériel du condom ou à l'humidité provoquée par le port de celui-ci. Le protecteur cutané protège les tissus péniens.

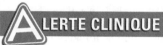 **LERTE CLINIQUE** Il est important de demander au client s'il est allergique au latex. Dans l'affirmative, il est recommandé de ne pas installer de condom urinaire.

9. Procéder aux soins d'hygiène des organes génitaux ▶ **MS 2.1, étape 21** . Bien sécher la peau.	Le condom urinaire se déroule plus facilement sur une peau sèche.
10. Couper les poils à la base du pénis. Ne pas utiliser de rasoir à lames, mais plutôt une tondeuse électrique ou des ciseaux.	Les poils peuvent adhérer au condom ou à la bande adhésive. Le rasoir à lames peut provoquer des microlésions et favoriser l'infection.
11. Tenir le pénis de la main non dominante. De l'autre main, placer le condom urinaire sur le gland, puis le dérouler doucement sur le pénis. S'assurer que l'espace entre le gland et le réservoir au bout du condom est minimal, sinon le condom peut s'enrouler sur lui-même et l'urine ne pourra pas s'écouler dans le sac de drainage.	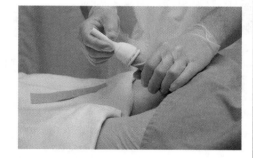 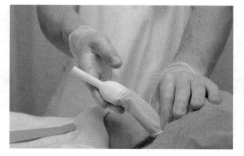

Étapes exécutoires		Justifications
12. Enrouler une bande adhésive élastique en spirale autour du pénis sur le condom.	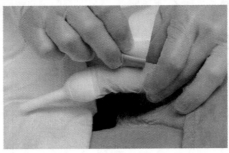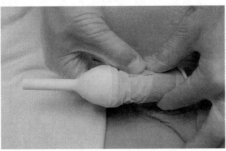	La bande adhésive renforce l'adhésion du condom. Certains modèles de condom urinaire sont autoadhésifs. Dans ce cas, suivre les directives du fabricant.

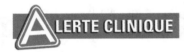 Les tours d'enroulement de la bande adhésive ne doivent pas se chevaucher en raison du risque d'étranglement du corps pénien. Aussi, il ne faut pas utiliser de rubans autres que ceux fournis par les fabricants, car ils pourraient ne pas avoir l'élasticité nécessaire pour s'enrouler en spirale, ce qui entraverait la circulation sanguine dans le pénis.

13. Ajointer la tubulure de drainage à l'extrémité du condom urinaire et s'assurer qu'elle n'est pas coudée.	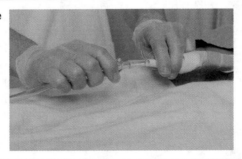	Une tubulure coudée empêcherait l'urine de s'écouler librement et entraînerait de la rétention urinaire.
14. Le cas échéant, fixer le sac collecteur d'urine à la cuisse.	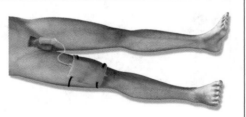	Fixer le sac évite qu'il ne se déplace.
15. Retirer les gants et les jeter dans un sac à déchets biomédicaux.		Jeter les gants dans un tel sac évite la propagation de microorganismes pathogènes.

Étapes postexécutoires	Justifications
16. Demander au client de signaler toute sensation de malaise dans la région du pénis (p. ex., un engourdissement, de la froideur, une congestion).	Cette information permet d'évaluer si la circulation sanguine est entravée dans la région du pénis.

Étapes postexécutoires	Justifications
17. ÉVALUATION Inspecter le pénis 30 minutes après la mise en place du condom urinaire et au moins une fois par quart de travail par la suite.	Un condom urinaire mal installé peut causer des fuites d'urine, de l'œdème, incommoder le client et entraver la circulation sanguine dans le pénis.
18. Effectuer les étapes postexécutoires communes décrites au début de cette section (page 231).	
19. Enlever le condom urinaire au moins une fois par jour, au moment des soins d'hygiène, et le changer. Observer la peau du pénis et noter la présence de signes d'irritation ou de lésions, le cas échéant.	Cet examen permet d'évaluer si le condom ou l'urine causent de l'irritation ou si la bande adhésive est trop serrée.

 Éléments à consigner dans les notes d'évolution rédigées par l'infirmière

- La date et l'heure de l'installation.
- L'état de la peau du pénis et les habitudes de miction du client.
- La réaction du client et sa collaboration.

Exemple

2010-04-09 21:00 *Mise en place d'un condom urinaire avec sac à la cuisse.*
　　　　　 23:30 *Draine 225 ml d'urine trouble et nauséabonde.*

▶ **CHAPITRE 35**
Traiter les problèmes d'élimination urinaire

▶ **CHAPITRE 24**
Agir pour la prévention et le contrôle des infections

 MS 8.4

Cathétérisme vésical et installation d'une sonde vésicale à ballonnet (à demeure)

 Vidéo

BUT

Assurer un drainage constant ou intermittent de l'urine chez un client inapte à maîtriser ses mictions.

Évaluer la diurèse horaire d'un client instable sur le plan hémodynamique.

Recueillir un échantillon d'urine stérile à des fins d'analyse.

NOTIONS DE BASE

La sonde vésicale est installée de façon temporaire ou à demeure pour une période plus ou moins longue. Le calibre de la sonde est fonction de l'âge et du sexe de la personne (enfant, homme ou femme).

MATÉRIEL

- Gants stériles
- Deux champs stériles, dont un fenestré
- Lubrifiant hydrosoluble (enveloppe à usage unique)
- Solution antiseptique (Proviodine^MD ou autre)
- Cinq tampons d'ouate stériles
- Pinces stériles
- Seringue de 10 ml remplie d'eau stérile pour gonfler le ballonnet de la sonde

- Contenant pour recueillir l'urine (habituellement le plateau à cathétérisme)
- Sonde vésicale de calibre et de type appropriés
- Sac collecteur d'urine muni d'attaches, si l'on installe une sonde à ballonnet
- Dispositif pour fixer la sonde urinaire à la cuisse
- Piqué plastifié jetable

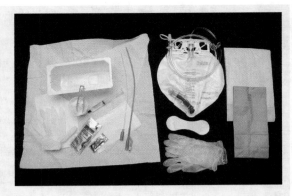

- Sac à déchets (en plastique, de préférence, ou en papier, selon le milieu)

Étapes préexécutoires	Justifications
1. **Effectuer les étapes préexécutoires communes décrites au début de cette section (page 230).**	
2. **ÉVALUATION** Vérifier les éléments suivants :	
• la présence d'un globe vésical ;	Si le client n'a pas uriné depuis plusieurs heures, l'examen physique abdominal permet de détecter la présence d'un globe vésical soit à la palpation, soit à la percussion de la région suspubienne ou à l'aide d'un appareil d'imagerie de la vessie (*bladder scan*).
• la présence de problèmes pouvant nuire à l'insertion d'une sonde (p. ex., l'hypertrophie de la prostate chez l'homme). Dans ce cas, il est nécessaire d'aviser le médecin afin qu'il prescrive une sonde de type Tiemann, Couvelaire ou autre ;	L'hypertrophie de la prostate peut provoquer l'occlusion partielle de l'urètre, ce qui empêcherait la sonde d'être insérée jusque dans la vessie.
• la présence d'allergies (iode, diachylon, latex). En cas d'allergie, utiliser une solution de rechange telle que le gluconate de chlorhexidine (Hibitane Skin Cleanser^MD ou ORO-Clense^MD) ;	La povidone iodée (Proviodine^MD), solution souvent utilisée pour désinfecter les voies urinaires, contient de l'iode.
• la présence d'érythème ou de rougeurs dans la région périnéale ;	La présence d'érythème ou de rougeurs demande de procéder avec délicatesse aux soins d'hygiène précédant l'installation de la sonde afin de ne pas augmenter l'irritation.
• la présence d'un écoulement ou d'une odeur nauséabonde provenant de la région périnéale.	La présence d'une odeur nauséabonde est souvent un signe d'infection. Les soins d'hygiène doivent alors être faits avec une attention accrue afin d'éviter la transmission de microorganismes pathogènes de la flore transitoire vers les voies urinaires au moment de l'installation de la sonde.

Étapes préexécutoires		Justifications

3. Déterminer la taille du cathéter à utiliser en fonction de l'âge et du sexe du client.

Âge ou sexe	Taille
Enfant de 3 à 8 ans	6 à 8 Fr
Enfant de plus de 8 ans	8 à 10 Fr
Femme	10 à 14 Fr
Homme	14 à 18 Fr

Le choix de la taille du cathéter à utiliser est fonction de l'âge et du sexe de la personne.

Selon la situation clinique, le médecin peut prescrire une sonde de calibre différent de celui indiqué dans le tableau ci-contre.

Étapes exécutoires	Justifications

4. Aider le client à prendre la position appropriée.

a) Femme : position gynécologique (décubitus dorsal, genoux fléchis et orientés vers l'extérieur).

Cette position dégage la vulve et facilite l'accès à la région vestibulaire.

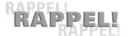

Les jambes peuvent être appuyées sur des oreillers, ce qui permet de réduire la tension musculaire et d'augmenter le confort de la cliente.

b) Homme : décubitus dorsal, cuisses légèrement écartées.

Cette position dégage les organes génitaux et en facilite l'accès.

5. Ouvrir l'emballage du système de drainage. Fermer la pince de vidange du sac.

Fixer le sac collecteur au cadre du lit, près du pied de lit, et insérer la tubulure de drainage entre le matelas et la ridelle.

Déposer la tubulure sur le lit.

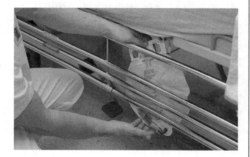

Cette préparation permet d'ajointer rapidement la sonde urinaire à la tubulure du sac collecteur. Fixer le sac au lit évite qu'il traine par terre.

6. Fixer le sac à déchets avec du ruban adhésif à un endroit que l'on peut atteindre sans risque de contamination du matériel (table de travail ou pied du lit).

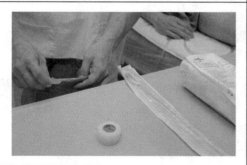

Cette précaution permet de jeter le matériel contaminé au fur et à mesure sans contaminer le matériel stérile.

7. Glisser un piqué plastifié sous les fesses du client.

L'utilisation du piqué évite de souiller les draps pendant la procédure.

8. Découvrir uniquement les organes génitaux.

Découvrir uniquement la partie du corps nécessaire respecte la pudeur du client.

9. Dans le cas d'une femme, éclairer au moyen de la lampe de chevet la région périnéale, au besoin.

Cela permet de mieux voir le méat urinaire.

MS 8.4

10. Ouvrir l'emballage extérieur de la sonde et le fixer à la table de chevet sans contaminer l'emballage intérieur.

Ouvrir le plateau à cathétérisme en évitant d'en contaminer le contenu ▶ **MS 1.3**.

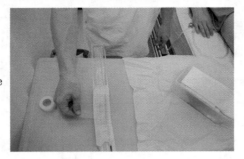

Fixer l'emballage extérieur à la table facilite l'extraction de la sonde de l'emballage intérieur le moment venu.

L'asepsie rigoureuse évite d'introduire des microorganismes pathogènes dans la vessie.

À noter que le matériel contenu dans le plateau est disposé selon l'ordre d'utilisation.

11. Saisir le premier champ stérile par un coin sans le contaminer.

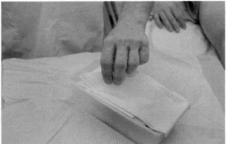

Le champ stérile peut être manipulé par son pourtour (2,5 cm).

Le déplier et le déposer sur le lit entre les cuisses du client, puis en ramener le bord supérieur sous ses fesses.

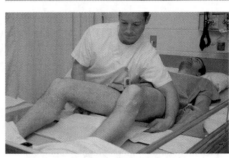

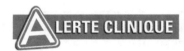
LERTE CLINIQUE Il est important de maintenir la stérilité du champ, car ce dernier peut être utilisé pour y déposer le matériel contenu dans le plateau à cathétérisme. Une asepsie rigoureuse évite de contaminer le matériel pendant sa manipulation.

12. Mettre des gants stériles ▶ **MS 1.2**.

Le port de gants stériles permet de manipuler le matériel stérile sans le contaminer.

13. Verser la solution antiseptique sur les tampons d'ouate stériles déposés dans le contenant prévu à cet effet.

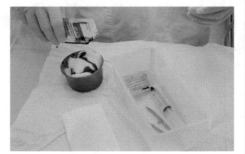

Ces tampons serviront à désinfecter les organes génitaux.

Étapes exécutoires	Justifications
14. Ouvrir l'enveloppe de lubrifiant et vider son contenu sur le champ stérile s'il est plastifié ou dans le plateau s'il ne l'est pas. 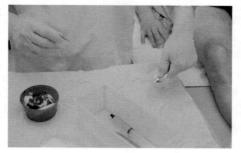	
15. Saisir la seringue remplie d'eau stérile, retirer son capuchon et la placer sur le champ stérile.	La seringue servira à gonfler le ballonnet de la sonde.
16. Saisir l'emballage de la sonde et l'en extraire sans la contaminer. En cas de contamination de la sonde, la jeter et en prendre une nouvelle. 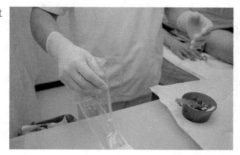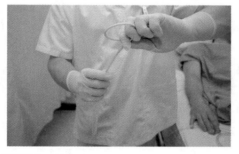	
17. Dans le cas d'une sonde à demeure, vérifier l'intégrité du ballonnet de la sonde en procédant comme suit : • injecter l'eau de la seringue dans la branche de la sonde réservée au ballonnet ; • gonfler puis dégonfler le ballonnet. S'il est défectueux, jeter la sonde et reprendre la procédure. 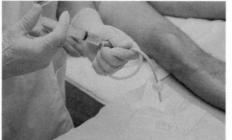	Cette vérification permet de vérifier si le ballonnet est défectueux avant de procéder à l'insertion de la sonde. Le ballonnet doit gonfler uniformément autour de la sonde. Un ballonnet défectueux gonfle unilatéralement.
18. Lubrifier la sonde sur une longueur de 5 à 7 cm pour une femme et sur une longueur de 15 à 20 cm pour un homme. La déposer dans le plateau stérile. 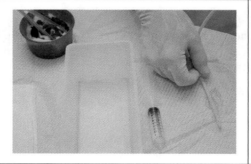	Une sonde lubrifiée s'insère plus facilement et prévient l'irritation et le traumatisme de la muqueuse urétrale. L'urètre de l'homme est plus long (≈ 20 cm) que celui de la femme (≈ 4 cm).

MS 8.4

19. Couvrir le périnée du client ou de la cliente avec le champ stérile fenestré en laissant les organes génitaux à découvert.

L'utilisation de ce champ peut être facultatif chez une femme.

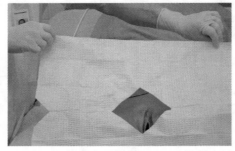
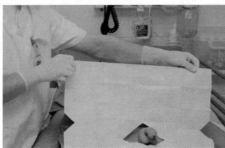

L'utilisation de ce champ augmente la surface de travail stérile.

L'utilisation de ce champ chez une femme agitée ou obèse n'est pas recommandée en raison du risque de contamination du matériel stérile.

---

20. Déposer le plateau stérile et son contenu sur le champ stérile, entre les cuisses de la cliente ou du client.

Rapprocher le matériel permet d'y accéder facilement au moment de l'intervention.

---

21. Effectuer l'étape 22 ou 23, selon le cas.

▶ 22. Désinfecter le méat urinaire de la femme.

▶ 23. Désinfecter le méat urinaire de l'homme.

La désinfection du méat urinaire est importante, car elle évite la transmission des microorganismes pathogènes de la région périnéale à la vessie.

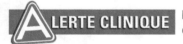 **LERTE CLINIQUE** La main non dominante en contact avec la peau des grandes lèvres ou avec le pénis est considérée comme contaminée. On ne doit pas l'utiliser pour manipuler le matériel stérile.

---

22. Désinfecter le méat urinaire de la femme.

22.1 De la main non dominante, écarter doucement les lèvres vaginales avec l'index et le pouce en remontant vers le mont de Vénus, de façon à exposer le méat urinaire.

Maintenir les lèvres écartées au cours de la procédure.

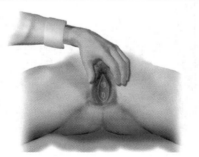

Écarter les lèvres de cette façon permet de bien voir le méat urinaire et prévient sa contamination pendant la procédure.

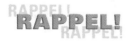 **RAPPEL!** Si l'on relâche accidentellement les lèvres pendant la procédure, il faut recommencer la désinfection.

Étapes exécutoires	Justifications

22.2 De la main dominante stérile, saisir la pince et prendre un des cinq tampons imbibés de solution antiseptique.

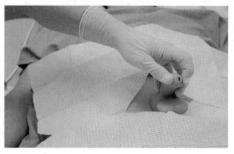

Procéder à la désinfection de haut en bas, du clitoris vers l'anus.

Commencer par les grandes lèvres, poursuivre par les petites lèvres et terminer par le méat urinaire.

Répéter l'opération cinq fois en changeant de tampon chaque fois.

Passer à l'étape 24.

Justification: L'utilisation d'un tampon différent pour chaque mouvement prévient la transmission de microorganismes pathogènes. La désinfection s'effectue de la région la moins contaminée vers la région la plus contaminée.

---

23. Désinfecter le méat urinaire de l'homme.

23.1 De la main non dominante, prendre le pénis juste au-dessous du gland.

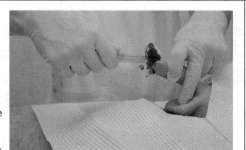

Si l'homme n'est pas circoncis, rétracter le prépuce.

Délicatement, avec le pouce et l'index, faire une légère pression au bout du gland pour écarter le méat urinaire.

Maintenir le méat écarté au cours de l'intervention.

Justification: Le gland doit être bien dégagé pour offrir une bonne vue du méat urinaire.

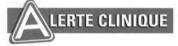 **ALERTE CLINIQUE** — S'il y a résistance, on ne doit pas rétracter le prépuce, car il y a risque d'étranglement à la base du gland (paraphimosis).

23.2 De la main dominante stérile, prendre avec la pince un tampon imbibé de solution antiseptique et désinfecter le méat.

Procéder par mouvements circulaires, du méat urinaire jusqu'à la base du gland.

Répéter l'opération trois fois en changeant de tampon chaque fois.

Justification: La main dominante reste stérile.

La désinfection permet d'éliminer les microorganismes pathogènes autour du méat urinaire et se fait de la partie la moins contaminée vers la plus contaminée.

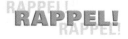 **RAPPEL!** — Si l'on relâche accidentellement le prépuce ou le pénis pendant la procédure, il faut recommencer la désinfection.

MS 8.4

24. Effectuer l'étape 25 ou 26, selon le cas.

▶ **25.** Introduire la sonde chez la femme.

▶ **26.** Introduire la sonde chez l'homme.

25. Introduire la sonde chez la femme.

25.1 De la main dominante, prendre la sonde à environ 6 à 8 cm de l'extrémité à insérer dans l'urètre. Laisser l'autre extrémité dans le plateau.

25.2 Demander à la cliente de pousser légèrement comme si elle allait uriner et introduire lentement la sonde dans le méat urinaire en maintenant les lèvres écartées.	Le fait que la cliente pousse décontracte le sphincter externe, ce qui facilite l'introduction de la sonde.
25.3 Introduire la sonde sur une longueur de 5 à 7,5 cm ou jusqu'à ce que l'urine apparaisse. L'insérer de 2,5 à 5 cm supplémentaires, sans forcer.	L'urètre de la femme est court. L'apparition de l'urine indique que l'extrémité de la sonde est dans la vessie. Insérer la sonde un peu plus loin permet de gonfler le ballonnet dans la vessie plutôt que dans l'urètre.
25.4 Relâcher les lèvres et bien tenir la sonde de la main non dominante. Placer l'extrémité la sonde au-dessus du contenant.	Une contraction de la vessie ou du sphincter peut provoquer l'expulsion accidentelle de la sonde. Le contenant recueille l'urine qui s'écoule de la vessie.
25.5 Effectuer l'étape a) ou b), selon le cas. a) Sonde à ballonnet : gonfler le ballonnet avec la quantité recommandée par le fabricant, puis exercer une légère traction sur la sonde. Laisser la vessie se vider complètement, sauf en présence de restriction concernant la vidange de la vessie ou d'ordonnance médicale particulière à ce sujet. b) Cathétérisme vésical : laisser la vessie se vider complètement, sauf en présence de restriction concernant la vidange de la vessie ou d'ordonnance médicale particulière à ce sujet, puis retirer la sonde. Passer à l'étape 27.	Le ballonnet gonflé maintient la sonde en place. Le fait que la sonde demeure en place confirme que le ballonnet est suffisamment gonflé. Il est à noter que la capacité vésicale se situe généralement entre 800 et 1 000 ml.

Étapes exécutoires	Justifications

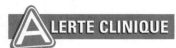 **ALERTE CLINIQUE** En présence de résistance ou de douleur au moment du gonflement du ballonnet, il faut arrêter de gonfler et pousser la sonde un peu plus loin pour atteindre la vessie, puis reprendre le gonflement.

26. Introduire la sonde chez l'homme.

26.1 De la main dominante, prendre la sonde à environ 6 à 8 cm de l'extrémité à insérer dans l'urètre. Tenir l'autre extrémité de la sonde enroulée lâchement dans la main dominante ou la laisser dans le contenant stérile. 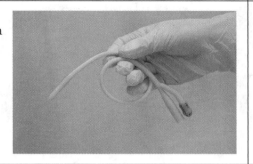	Ces manœuvres visent à éviter la contamination de la sonde et à faciliter sa manipulation.
26.2 De la main non dominante, saisir le pénis et le tenir perpendiculairement au corps du client.	Cette position permet de redresser le canal urétral et facilite ainsi l'insertion de la sonde.
26.3 Demander au client de forcer comme s'il allait uriner et introduire lentement la sonde dans le méat urinaire jusqu'à sentir une légère résistance. Appuyer alors fermement la sonde contre le sphincter sans forcer. Attendre quelques secondes pour permettre au sphincter de se relâcher et introduire doucement la sonde. 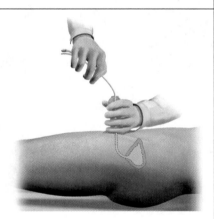	Il est normal de sentir une certaine résistance au niveau du sphincter prostatique.
26.4 Abaisser le pénis à un angle d'environ 60° et continuer à introduire la sonde sur une longueur de 17 à 22 cm, ou jusqu'à ce que l'urine s'écoule. 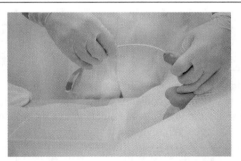	L'urètre de l'homme adulte est long. L'écoulement d'urine indique que l'extrémité de la sonde est dans la vessie.
Lorsque l'urine apparaît, insérer la sonde de 2,5 à 5 cm supplémentaires. 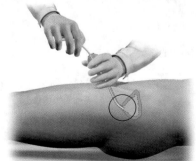	Insérer la sonde un peu plus profondément permet de gonfler le ballonnet dans la vessie plutôt que dans l'urètre.

Étapes exécutoires	Justifications

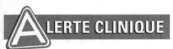

LERTE CLINIQUE En présence de résistance, il faut retirer la sonde et en aviser le médecin. On ne doit jamais forcer son insertion.

26.5 Baisser complètement le pénis et bien tenir la sonde. Placer l'extrémité de la sonde au-dessus du contenant. 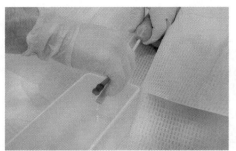	Une contraction de la vessie ou du sphincter peut provoquer l'expulsion accidentelle de la sonde. Le contenant recueille l'urine qui s'écoule de la vessie.
26.6 Effectuer l'étape a) ou b), selon le cas. a) Sonde à ballonnet : gonfler le ballonnet avec la quantité recommandée par le fabricant, puis exercer une légère traction sur la sonde. Laisser la vessie se vider complètement, sauf en 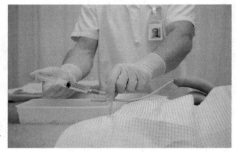 présence de restriction concernant la vidange de la vessie ou d'ordonnance médicale particulière à ce sujet. b) Cathétérisme vésical : laisser la vessie se vider complètement, sauf en présence de restriction concernant la vidange de la vessie ou d'ordonnance médicale particulière à ce sujet, puis retirer la sonde.	Le ballonnet gonflé maintient la sonde en place. Le fait que la sonde demeure en place confirme que le ballonnet est suffisamment gonflé. Il est à noter que la capacité vésicale se situe généralement entre 800 et 1 000 ml.
26.7 Remonter le prépuce sur le gland.	Le paraphimosis peut se produire après un cathétérisme si le prépuce n'est pas replacé sur le gland.
27. Prélever un échantillon d'urine aux fins d'analyse selon le protocole ou l'ordonnance médicale ▶ **MS 8.2, étape 11** .	

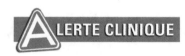

LERTE CLINIQUE Il est important de surveiller l'état du client. Si un changement des signes vitaux survient, il faut arrêter temporairement l'écoulement de l'urine en clampant le tube relié au sac collecteur avec une pince hémostatique ou avec la pince du sac de la tubulure ; puis, reprendre le drainage lorsque l'état du client est revenu à la normale.

28. Dans le cas d'une sonde à ballonnet, ajointer la sonde à la tubulure du système de drainage. 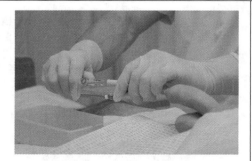	La jonction permettra par la suite à l'urine de s'écouler en drainage libre.

Étapes exécutoires	Justifications
29. Déchirer le champ fenestré et le retirer.	
30. Fixer la sonde à ballonnet en procédant comme suit.	
a) Femme : sans exercer de traction sur la sonde, fixer la sonde à l'intérieur de la cuisse à l'aide d'un dispositif de fixation ou d'une bande adhésive hypoallergénique en laissant suffisamment de jeu.	Fixer la sonde ainsi diminue le risque de traction accidentelle sur l'urètre et de lésions tissulaires consécutives à une telle traction.
b) Homme : sans exercer de traction, fixer la sonde sur la partie supérieure de la cuisse au moyen d'un dispositif de fixation ou d'une bande adhésive hypoallergénique. Laisser suffisamment de jeu.	Fixer la sonde ainsi diminue le risque de traction accidentelle sur l'urètre à la jonction du pénis et du scrotum, et de lésions tissulaires consécutives à une telle traction.
31. S'assurer qu'il n'y a pas de fuite d'urine à la jonction de la sonde et de la tubulure. Aviser le client qu'il ressentira une envie d'uriner ou la sensation que la sonde va sortir. Cette sensation disparaîtra au bout de 10 à 30 minutes.	Une fuite d'urine peut indiquer que la sonde est trop petite ou que le client présente des spasmes vésicaux.
32. Retirer les gants et les jeter dans un sac à déchets biomédicaux.	Jeter les gants dans un tel sac évite la propagation de microorganismes pathogènes.
Étapes postexécutoires	Justifications
33. Effectuer les étapes postexécutoires communes décrites au début de cette section (page 231).	

 Éléments à consigner dans les notes d'évolution rédigées par l'infirmière

- La date et l'heure d'exécution de la méthode.
- Le type et le calibre de la sonde insérée.
- La quantité d'eau stérile utilisée pour gonfler le ballonnet, s'il y a lieu.
- Les caractéristiques de l'urine drainée.
- La date et l'heure du prélèvement d'échantillon d'urine, s'il y a lieu.
- La réaction du client et sa collaboration.

Exemple

2010-04-16 15:00 Installation d'une sonde à ballonnet de calibre 14. Ballonnet gonflé avec 10 ml d'eau stérile. Urine jaune foncé avec dépôts brunâtres, d'odeur forte. Échantillon d'urine recueilli pour analyse de routine.

Notes personnelles

_____

_____

_____

MS 8.5

Irrigation vésicale continue ou intermittente en circuit fermé et en circuit ouvert

- Irrigation intermittente en circuit fermé avec seringue (sonde à deux voies)
- Irrigation intermittente en circuit ouvert avec seringue (sonde à deux voies)
- Irrigation intermittente en circuit fermé avec sonde à deux voies
- Irrigation continue en circuit fermé avec sonde à trois voies

BUT

Assurer la perméabilité de la sonde vésicale.

Favoriser l'élimination des caillots, des mucosités ou autres débris tissulaires présents dans la vessie et susceptibles d'obstruer la sonde.

NOTIONS DE BASE

L'irrigation vésicale intermittente ou continue consiste à introduire une solution physiologique dans la vessie afin d'assurer la perméabilité et le drainage de la sonde vésicale. L'irrigation intermittente avec sonde à deux voies s'effectue à raison de deux à quatre fois par jour au moyen d'une seringue ou d'un connecteur de type « Y » ajointé à la sonde et à la tubulure d'un sac de solution à irrigation. L'irrigation continue s'effectue à l'aide d'une sonde à trois voies : une voie pour permettre à la solution d'irrigation d'atteindre la vessie, une autre pour assurer le retour de la solution d'irrigation dans le sac de drainage et la dernière voie pour gonfler le ballonnet. Elle est utilisée lorsqu'il y a risque d'obstruction de la sonde par des caillots, par exemple en cas de chirurgie urinaire. Une ordonnance médicale individuelle ou une ordonnance collective est requise pour toute irrigation vésicale.

MATÉRIEL

Irrigation vésicale intermittente ou continue en circuit fermé

- Solution stérile d'irrigation (NaCl 0,9 %) à la température ambiante
- Trousse stérile d'irrigation avec plateau ou contenant et champ stériles
- Tubulure d'irrigation
- Connecteur de type « Y » (sonde à deux voies)

- Aiguille de calibre 20, si le système de drainage n'est pas muni d'une bague de prélèvement permettant l'irrigation
- Tampons d'alcool 70 %
- Pince hémostatique
- Gants non stériles

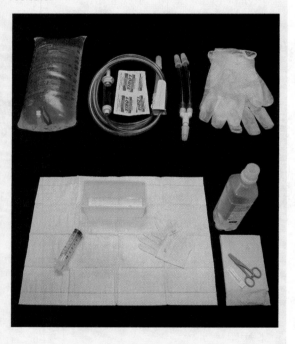

Irrigation vésicale intermittente en circuit ouvert

- Solution stérile d'irrigation (NaCl 0,9 %) à la température ambiante
- Trousse stérile d'irrigation avec plateau ou contenant et champ stériles
- Seringue à irrigation de 60 ml

- Contenant pour recueillir l'urine
- Tampons d'alcool 70 %
- Pince hémostatique
- Gants stériles
- Piqué jetable

Étapes préexécutoires	Justifications
1. **Effectuer les étapes préexécutoires communes décrites au début de cette section (page 230).**	
2. Vérifier quel type de sonde est en place. a) Sonde à trois voies : une servant au gonflement du ballonnet ; une autre, à l'irrigation ; la dernière, au drainage de l'urine. b) Sonde à deux voies : la première servant au gonflement du ballonnet, et la seconde, à l'écoulement de l'urine.	Le choix du matériel varie selon la sonde en place.
3. S'assurer que la tubulure de drainage n'est pas coudée.	Une tubulure coudée empêcherait l'urine de s'écouler librement et entraînerait de la rétention urinaire.
4. Mesurer la quantité d'urine contenue dans le sac de drainage et le vider dans la toilette.	Cette mesure permet de connaître la quantité de liquide de retour.
5. Découvrir la sonde.	Découvrir la sonde permet d'installer la tubulure d'irrigation.
6. **ÉVALUATION** Procéder à l'examen clinique abdominal. Palper ou percuter l'abdomen au dessus de la région suspubienne pour déterminer la présence d'un globe vésical.	La présence d'un globe vésical indique un mauvais fonctionnement ou une diminution de la perméabilité de la sonde ou du système de drainage.

Étapes exécutoires	Justifications
7. Effectuer l'étape 8, 9, 10 ou 11, selon le cas. ▶ 8. Procéder à l'irrigation vésicale intermittente en circuit fermé avec une seringue (sonde à deux voies). ▶ 9. Procéder à l'irrigation vésicale intermittente en circuit ouvert avec une seringue (sonde à deux voies). ▶ 10. Procéder à l'irrigation vésicale intermittente en circuit fermé avec une sonde à deux voies. ▶ 11. Procéder à l'irrigation vésicale continue en circuit fermé avec une sonde à trois voies.	
8. Procéder à l'irrigation vésicale intermittente en circuit fermé avec une seringue (sonde à deux voies).	

Étapes exécutoires	Justifications
8.1 Mettre des gants non stériles.	Le port de gants évite les contacts directs avec les liquides biologiques du client et la transmission de microorganismes pathogènes.
8.2 Ouvrir la trousse d'irrigation stérile et verser la solution d'irrigation dans le contenant stérile.	Une asepsie rigoureuse évite d'introduire des microorganismes pathogènes dans la vessie.
8.3 Vérifier si la tubulure de drainage comporte une bague permettant l'irrigation. Sinon, ajointer une aiguille à la seringue à irrigation et l'introduire dans l'extrémité de la sonde en évitant de perforer la voie de gonflement du ballonnet.	
8.4 Prélever la quantité de solution stérile prescrite au moyen de la seringue.	
8.5 Clamper la tubulure du système de drainage : sous la bague d'irrigation avec la pince hémostatique, ou sous la jonction sonde-tubulure de drainage.	La solution sera ainsi propulsée vers la vessie plutôt que vers le sac de drainage.
8.6 Avec un tampon d'alcool 70 %, désinfecter la bague ou le site de ponction en procédant comme suit. a) Système avec bague : désinfecter la bague permettant l'irrigation. Laisser sécher pendant au moins 30 secondes.	La désinfection élimine les microorganismes pathogènes à la jonction du circuit et évite leur introduction dans le circuit. Un délai minimal de 30 secondes est nécessaire pour que l'alcool produise son effet aseptisant.

MS 8.5

| --- | --- |
b) **Système sans bague :** désinfecter la sonde juste au-dessus de la jonction sonde-tubulure de drainage. Laisser sécher pendant au moins 30 secondes.	Un délai minimal de 30 secondes est nécessaire pour que l'alcool produise son effet aseptisant.
8.7 Effectuer l'irrigation vésicale avec la solution contenue dans la seringue, en procédant comme suit : a) **Système avec bague :** ajointer la seringue sans aiguille à la bague permettant l'irrigation. Injecter lentement la solution. b) **Système sans bague :** insérer l'aiguille de la seringue dans la partie désinfectée de la sonde sans bague à un angle de 30° à 45°, en la pointant vers la vessie. Injecter lentement la solution.	Une injection trop rapide peut incommoder le client. Une pression faible et continue évite les spasmes vésicaux et les traumatismes à la muqueuse vésicale. Une injection trop rapide peut incommoder le client. Une pression faible et continue évite les spasmes vésicaux et les traumatismes à la muqueuse vésicale.
8.8 Retirer la seringue et la jeter dans un contenant biorisque. Enlever la pince hémostatique et laisser la solution s'écouler dans le sac de drainage. Passer à l'étape 12.	Le liquide de retour est drainé par gravité.
9. Procéder à l'irrigation vésicale intermittente en circuit ouvert avec une seringue (sonde à deux voies).	
9.1 Ouvrir la trousse d'irrigation stérile et verser la quantité de solution prescrite dans le contenant stérile.	Une asepsie rigoureuse évite d'introduire des microorganismes pathogènes dans la vessie.
9.2 Placer le champ stérile entre les jambes du client.	Le champ stérile sert à recevoir le contenant stérile dans lequel l'extrémité de la sonde sera déposée au moment de sa disjonction d'avec la tubulure de drainage.

MS 8.5

Étapes exécutoires	Justifications
9.3 Ouvrir un tampon d'alcool 70 % et le laisser dans son emballage. Le déposer sur le champ stérile.	
9.4 Mettre des gants stériles ▶ **MS 1.2** .	Toute manipulation de matériel stérile exige le port de gants stériles.
9.5 Aspirer la quantité prescrite de solution dans la seringue à irrigation et déposer la seringue sur le champ stérile.	
9.6 Déposer le contenant stérile sur le champ stérile.	Le matériel est ainsi à portée de la main.
9.7 Désinfecter la jonction sonde-tubulure de drainage avec un tampon d'alcool 70 %. Laisser sécher pendant au moins 30 secondes.	La désinfection élimine les micro-organismes pathogènes à la jonction du circuit et évite de les introduire dans le circuit. Un délai minimal de 30 secondes est nécessaire pour que l'alcool produise son effet aseptisant.

⚠ ALERTE CLINIQUE À ce point-ci des étapes, les gants sont contaminés. Il est donc important de maintenir stérile l'extrémité distale de la sonde et de manipuler le bout de la seringue à irrigation de façon aseptique pour éviter d'introduire des agents pathogènes dans la vessie au moment de l'irrigation.

Étapes exécutoires	Justifications
9.8 Disjoindre la sonde de la tubulure de drainage et la déposer dans le contenant qui sert à recueillir l'urine, afin de permettre à celle-ci de s'y déverser. Fermer l'extrémité de la tubulure de drainage à l'aide d'un bouchon protecteur stérile. La déposer sur le lit ou la tenir entre les doigts de la main non dominante.	Le système est maintenant ouvert. Le fait de laisser couler l'urine dans le contenant évite de contaminer l'extrémité de la sonde dans le cas où elle toucherait le client, le lit ou l'infirmière.
9.9 Saisir la seringue de la main dominante et l'introduire dans l'orifice de la sonde. Injecter lentement la solution sans exercer une pression excessive sur le piston.	Forcer l'irrigation risque de causer un traumatisme à la muqueuse vésicale ou de générer des spasmes vésicaux.
9.10 Retirer la seringue, abaisser la sonde et laisser couler la solution dans le contenant. Répéter l'irrigation jusqu'à ce que toute la solution prescrite soit utilisée ou jusqu'à ce que le liquide de retour soit clair, selon le but de l'irrigation.	Le liquide de retour est drainé par gravité.
9.11 Si la solution ne s'écoule pas, demander au client de se tourner sur le côté. En l'absence de résultat, réintroduire la seringue et aspirer lentement la solution.	Le changement de position peut faire bouger l'extrémité de la sonde dans la vessie, ce qui peut faciliter le drainage du liquide introduit.

Étapes exécutoires	Justifications
9.12 Une fois l'irrigation terminée, ajointer de nouveau la tubulure de drainage à la sonde vésicale de façon aseptique. Passer à l'étape 12. 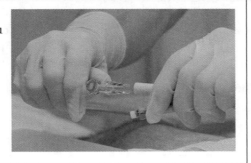	La fermeture du système de drainage permet à l'urine de s'écouler dans le sac de drainage.
10. Procéder à l'irrigation vésicale intermittente en circuit fermé avec une sonde à deux voies.	
10.1 Fermer le presse-tube de la tubulure d'irrigation. 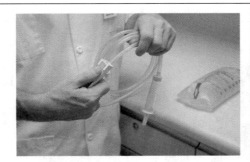	La fermeture du presse-tube évite l'écoulement de la solution et l'accumulation de bulles d'air au moment de procéder au vide d'air de la tubulure.
10.2 Suspendre le sac de solution à la tige à perfusion. Insérer la fiche perforante dans le sac de solution stérile de façon aseptique. 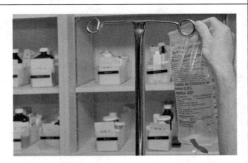	L'irrigation intermittente se fait par gravité.
10.3 Procéder au vide d'air de la tubulure d'irrigation. 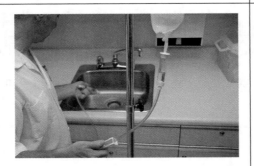	Faire le vide d'air de la tubulure d'irrigation évite l'introduction d'air dans la vessie.

Étapes exécutoires	Justifications
10.4 Mettre des gants non stériles.	Le port de gants évite les contacts directs avec les liquides biologiques du client et la transmission de microorganismes pathogènes.
10.5 Désinfecter la jonction sonde-tubulure de drainage avec un tampon d'alcool 70 %. Disjoindre la tubulure et ajointer un connecteur de type « Y » à la sonde.	Le système doit demeurer stérile afin d'empêcher l'introduction de micro-organismes pathogènes dans la vessie.
10.6 Adapter la tubulure de drainage à l'une des branches du connecteur de type « Y ».	Le connecteur de type « Y » permet de relier la tubulure de drainage et la tubulure d'irrigation à la sonde à deux voies.
10.7 Ajointer la tubulure d'irrigation à l'autre branche.	
10.8 Clamper la tubulure de drainage avec la pince hémostatique.	Clamper la tubulure dirige la solution vers la vessie.
10.9 Ouvrir le presse-tube de la tubulure d'irrigation et laisser couler la quantité de solution prescrite.	La quantité de solution pour une irrigation vésicale varie générale-ment de 50 à 100 ml.
10.10 Fermer le presse-tube de la tubulure d'irrigation.	
10.11 Retirer la pince hémostatique et laisser la solution s'écouler dans le sac de drainage. Passer à l'étape 12.	Le liquide de retour est drainé par gravité.
11. Procéder à l'irrigation vésicale continue en circuit fermé avec une sonde à trois voies.	
11.1 Effectuer les étapes 10.1 à 10.4.	La préparation du système d'irri-gation continue avec une sonde à trois voies est la même que pour l'irrigation intermittente avec un système à deux voies muni d'un connecteur de type « Y ».
11.2 Ouvrir le presse-tube de la tubulure d'irrigation et régler le débit de la solution au niveau prescrit. S'assurer que la tubulure de drainage n'est ni clampée ni coudée.	La solution d'irrigation doit circuler de façon continue dans la vessie. Elle ne doit pas s'y accumuler afin d'éviter l'apparition d'un globe vésical, d'une distension de la vessie ou de lésions.

Étapes exécutoires	Justifications
11.3 Vider régulièrement le sac de drainage.	Lors d'une irrigation continue, le sac de drainage se remplie rapidement. Un sac plein empêche le drainage du liquide d'irrigation.
12. Jeter le matériel souillé dans un sac à déchets médicaux.\n\nRetirer les gants et les jeter dans le même sac.	Jeter le matériel et les gants dans un tel sac évite la propagation de microorganismes pathogènes.

Étapes postexécutoires	Justifications
13. Refixer la sonde sur la cuisse.	Fixer la sonde à la cuisse diminue la traction exercée sur la sonde, évitant un traumatisme aux tissus de l'urètre.
14. **ÉVALUATION**\n\nNoter la quantité de solution d'irrigation administrée et la quantité de liquide recueilli dans le sac de drainage. Inscrire les deux résultats au bilan des ingesta et des excreta du client.\n\nEn cas de disproportion, vérifier le système de drainage, procéder à l'examen abdominal du client et, dans le doute, aviser le médecin traitant et l'infirmière responsable du client.	Relever les quantités permet de déterminer s'il y a équilibre entre les liquides administrés et ceux éliminés.
15. **ÉVALUATION**\n\nObserver les caractéristiques du liquide de retour: aspect, couleur, odeur, présence de matières (p. ex., des dépôts, des caillots, du sang).	Ces données renseignent le médecin sur l'état clinique du client.
16. **Effectuer les étapes postexécutoires communes décrites au début de cette section (page 231).**	

 Éléments à consigner dans les notes d'évolution rédigées par l'infirmière

- La date et l'heure de l'irrigation.
- Le type d'irrigation (circuit ouvert ou fermé).
- Le type et la quantité de solution utilisée.
- La quantité de liquide de retour et ses caractéristiques: aspect, couleur, odeur, présence de dépôts, etc.
- La réaction du client et sa collaboration.

Exemple

Client a)   2010-03-17   10:40   Irrigation vésicale en circuit fermé avec 50 ml de NaCl 0,9 %. Eau de retour trouble avec grumeaux blancs. Client dit ressentir des douleurs suspubiennes au moment de l'irrigation.

Client b)   2010-03-17   14:10   Instillation vésicale de OncoTICE 50 mg dans 50 ml de NaCl 0,9 % pendant 30 min. Aucune plainte de malaise pendant la période où la sonde est fermée. Liquide de retour clair.

Notes personnelles

_____

_____

_____

MS 8.6

Retrait d'une sonde vésicale

BUT

Permettre au client de reprendre une élimination urinaire normale.

MATÉRIEL

- Gants non stériles
- Seringue de 10 ml ou plus, selon la grosseur du ballonnet
- Piqué jetable
- Sac à déchets (en plastique, de préférence, ou en papier, selon le milieu)

NOTIONS DE BASE

Il est important de toujours vérifier l'intégrité du ballonnet et de la sonde vésicale au moment du retrait de cette dernière afin de s'assurer qu'aucun débris de caoutchouc ou de silicone n'est resté à l'intérieur de la vessie. Le cas échéant, il faut en aviser le médecin le plus tôt possible.

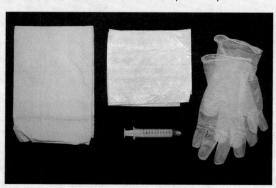

Étapes préexécutoires	Justifications
1. **Effectuer les étapes préexécutoires communes décrites au début de cette section (page 230).**	
2. Vérifier l'ordonnance médicale.	Une ordonnance médicale est requise pour retirer une sonde vésicale.
3. **ÉVALUATION** Vérifier le volume (en ml) de liquide utilisé pour gonfler le ballonnet. Cette donnée est inscrite sur la sonde ou dans le dossier du client.	Cette vérification évite de retirer la sonde sans avoir complètement dégonflé le ballonnet.
4. **ÉVALUATION** Procéder à l'examen clinique abdominal. Palper ou percuter l'abdomen au dessus de la région suspubienne pour déterminer la présence d'un globe vésical.	La présence d'un globe vésical est une contre-indication au retrait de la sonde.

Étapes exécutoires	Justifications
5. Demander au client de s'installer en position de décubitus dorsal, les genoux légèrement fléchis et orientés vers l'extérieur.	Cette position permet de bien voir le périnée et dégage l'espace entre les jambes.

Étapes exécutoires	Justifications
6. Mettre des gants non stériles.	Le port de gants évite les contacts directs avec les liquides biologiques du client et la transmission de microorganismes pathogènes.
7. ÉVALUATION Évaluer les caractéristiques de l'urine présente dans le sac de drainage (aspect, couleur). Vider l'urine dans un contenant gradué, la mesurer et la jeter dans la toilette.	Ces caractéristiques, de même que la quantité exacte d'urine, doivent être consignées dans les notes d'évolution.
8. Fixer le sac à déchets à un endroit qui sera d'accès facile au moment du retrait de la sonde.	
9. Plier les draps de façon à ne découvrir que les organes génitaux.	Découvrir uniquement la partie du corps nécessaire respecte la pudeur du client.
10. Glisser un piqué sous les fesses du client.	Le piqué évite de souiller la literie au moment du retrait de la sonde.
11. Ajointer la seringue à l'orifice de gonflement du ballonnet. Relâcher le piston de la seringue et laisser le ballonnet se dégonfler. Avant de retirer la seringue, aspirer pour vérifier s'il reste du liquide. 	Le ballonnet, sous pression positive, se dégonfle spontanément. Le fait d'aspirer avant de retirer la sonde permet de s'assurer que le ballonnet est totalement dégonflé, ce qui évite de causer un traumatisme à l'urètre au moment du retrait de la sonde.
12. Retirer la seringue. Mesurer la quantité de liquide prélevée dans la seringue. Jeter la seringue dans le sac à déchets fixé à la table. 	Cette mesure permet de vérifier si la quantité inscrite sur la sonde ou dans le dossier du client a été entièrement retirée.
13. Saisir la sonde de la main dominante, poser l'autre main sur la vulve de la cliente ou sur le pénis du client et suggérer à la personne de forcer comme pour uriner. Retirer la sonde doucement. Jeter la sonde et le sac collecteur dans le sac à déchets fixé à la table. 	La décontraction du sphincter externe facilite le retrait de la sonde.

Étapes postexécutoires	Justifications
14. Retirer les gants. Les jeter avec le sac à déchets dans un sac à déchets biomédicaux.	Jeter les gants et le matériel dans un tel sac évite la propagation de microorganismes pathogènes.
15. Effectuer les étapes postexécutoires communes décrites au début de cette section (page 231).	
16. Apporter au client le matériel nécessaire pour qu'il puisse faire sa toilette génitale. L'aider au besoin ▶ **MS 2.1, étape 21** .	Au moment du retrait de la sonde, les sécrétions accumulées à son pourtour sont évacuées, et de l'urine s'écoule généralement.
17. Expliquer au client que les mictions seront fréquentes et en petites quantités après le retrait de la sonde jusqu'à ce que la vessie ait repris son tonus régulier.	

 Éléments à consigner dans les notes d'évolution rédigées par l'infirmière

- La date et l'heure du retrait de la sonde.
- La quantité d'urine drainée et ses caractéristiques : aspect, couleur, odeur, présence de dépôts, etc.
- L'échantillon d'urine prélevé, s'il y a lieu.
- La réaction du client et sa collaboration.

Exemple

2010-03-16   15:00   Retrait de la sonde à ballonnet de calibre 14 après aspiration de 10 ml d'eau stérile du ballonnet. Urine drainée jaune foncé avec dépôts brunâtres, d'odeur forte. Échantillon d'urine recueilli pour analyse de routine.

Notes personnelles

_____
_____
_____
_____
_____
_____
_____
_____
_____
_____
_____
_____
_____

Administration d'un lavement évacuant

- **Lavement Fleet^{MD} (phosphates de sodium) préparé**
- **Lavement en sac à préparer**

BUT

Favoriser l'élimination intestinale en stimulant le péristaltisme.

Évacuer les matières fécales du côlon en prévision d'un examen diagnostic ou d'une intervention chirurgicale.

NOTIONS DE BASE

L'infirmière doit veiller à respecter le degré de mobilité du client lorsqu'elle l'installe pour son lavement. Elle doit surveiller toute manifestation d'intolérance à la procédure, telles des crampes abdominales douloureuses, une sensation de pression intra-abdominale ou de distension ou la présence de rectorragie (saignement rectal). Les signes vitaux doivent être pris avant et après la procédure. Les lavements de type Fleet^{MD} sont des solutions préparées fournies par la pharmacie. La solution utilisée pour un lavement évacuant consiste en de l'eau tiède du robinet à laquelle on ajoute du savon liquide doux (de Castille). Pour un enfant, il est recommandé d'utiliser plutôt une solution isotonique, afin de prévenir le risque de déséquilibre hydroélectrolityque ou de rétention hydrique. Une ordonnance médicale (individuelle ou collective selon le cas) est requise pour l'administration d'un lavement évacuant en sac à préparer ou Fleet^{MD}.

MATÉRIEL

- Gants non stériles
- Lubrifiant hydrosoluble
- Piqué jetable
- Papier hygiénique
- Bassin de lit ou chaise d'aisance
- Débarbouillettes, serviette et savon
- Tige à perfusion

- Sac à lavement
- Savon de Castille ou autre, selon l'ordonnance médicale
- Eau du robinet tiède ou à la température ambiante
- Lavement Fleet^{MD} avec embout rectal (phosphates de sodium)

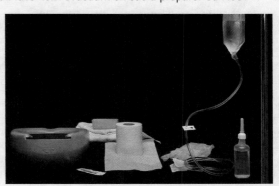

Étapes préexécutoires	Justifications
1. Effectuer les étapes préexécutoires communes décrites au début de cette section (page 230).	
2. ÉVALUATION Procéder à l'examen clinique abdominal du client. Vérifier auprès de lui : • ses habitudes d'élimination ; • sa capacité à maîtriser son sphincter anal ; • la date de la dernière selle ; • la présence de douleurs abdominales ou d'hémorroïdes ; • sa capacité à se déplacer.	Ces renseignements complètent l'évaluation initiale ou en cours d'évolution et permetent de justifier s'il est nécessaire ou non d'administrer un lavement.

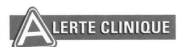 Les lavements évacuants sont contre-indiqués en présence d'hypertension intracrânienne, de glaucome ou à la suite d'une intervention chirurgicale récente au rectum ou à la prostate.

Étapes préexécutoires	Justifications
3. Vérifier l'ordonnance médicale.	L'ordonnance permet de déterminer le type et la quantité de solution à administrer, de même que la raison du lavement, par exemple la préparation pour une procédure spéciale (examen diagnostic, chirurgie) ou le soulagement de la constipation.

Étapes exécutoires	Justifications
4. Demander au client de s'installer en position de décubitus latéral gauche, la jambe droite légèrement fléchie. _Sims gauche_	Cette position permet à la solution de s'écouler par gravité en suivant la courbe naturelle du rectum et du côlon sigmoïde.
5. Découvrir seulement la région rectale. Glisser un piqué jetable sous les fesses du client.	Ne découvrir que la partie du corps nécessaire respecte la pudeur du client.
6. Placer le bassin de lit ou la chaise d'aisance à un endroit facile d'accès. Si le client doit se rendre aux toilettes, s'assurer que la salle de bain est libre avant de commencer l'administration du lavement.	Le client peut difficilement retenir la solution une fois qu'elle a été administrée.
7. Effectuer l'étape 8 ou 9, selon le cas. ▶ **8.** Procéder à un lavement Fleet^{MD} (phosphates de sodium) préparé. ▶ **9.** Procéder à un lavement en sac à préparer.	
8. Procéder à un lavement Fleet^{MD} (phosphates de sodium) préparé.	
8.1 Mettre des gants non stériles.	Le port de gants évite les contacts directs avec les liquides biologiques du client et la transmission de microorganismes pathogènes.
8.2 Retirer le capuchon recouvrant l'embout rectal prélubrifié du flacon de lavement.	
8.3 Écarter délicatement les fesses du client pour exposer l'anus. Demander au client de se détendre en expirant lentement par la bouche.	Le fait de se concentrer sur son expiration détend le client.
8.4 Introduire doucement l'embout rectal du flacon de lavement dans le rectum.	L'introduction en douceur de l'embout évite de blesser la muqueuse rectale.

Étapes exécutoires	Justifications
8.5 Comprimer le flacon jusqu'à ce que toute la solution soit introduite dans l'ampoule rectale. Aviser le client qu'il est important de retenir la solution de 5 à 15 minutes avant de déféquer. Passer à l'étape 10.	Même en petite quantité, les solutions hypertoniques peuvent stimuler le réflexe de défécation.
9. Procéder à un lavement en sac à préparer.	
9.1 Fermer le presse-tube à glissière de la tubulure du sac. 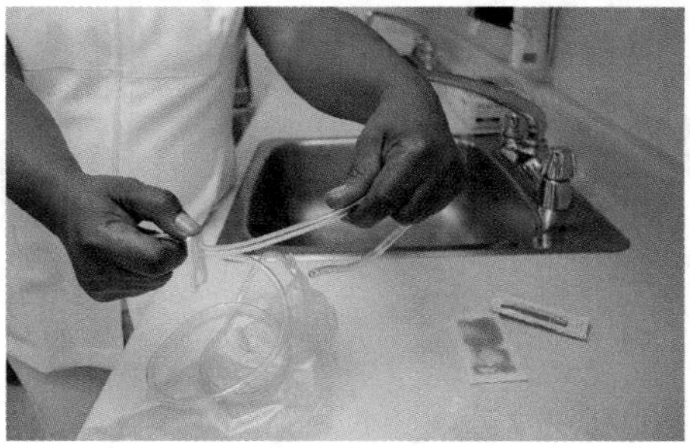 	La fermeture du presse-tube évite l'écoulement du liquide pendant le remplissage du sac.
9.2 Remplir le sac à lavement d'eau selon l'ordonnance médicale et en fonction de l'âge du client, comme il est indiqué ci-contre, puis ajouter un sachet de savon. <table><tr><th>Âge</th><th>Quantité</th></tr><tr><td>0 à 2 ans</td><td>120 à 240 ml</td></tr><tr><td>2 à 4 ans</td><td>240 à 360 ml</td></tr><tr><td>4 à 10 ans</td><td>360 à 480 ml</td></tr><tr><td>11 à 18 ans</td><td>480 à 720 ml</td></tr><tr><td>Adulte</td><td>500 à 1 000 ml</td></tr></table>	La quantité de solution à administrer varie selon l'âge du client. Les sachets de savon sont déjà préparés par le fabricant selon le nombre de millilitres requis.
9.3 Vérifier la température de la solution en en versant quelques gouttes sur la face intérieure de votre poignet. La solution doit être tiède.	L'eau chaude risque de brûler la muqueuse intestinale ; l'eau froide peut causer des crampes abdominales et est difficile à retenir.
9.4 Suspendre le sac à la tige à perfusion. Ouvrir le presse-tube à glissière. Procéder au vide d'air de la tubulure. Refermer le presse-tube à glissière. 	L'administration de l'air contenu dans la tubulure peut provoquer des crampes abdominales ou de la distension.
9.5 Mettre des gants non stériles.	Le port de gants évite les contacts directs avec les liquides biologiques du client et la transmission de microorganismes pathogènes.

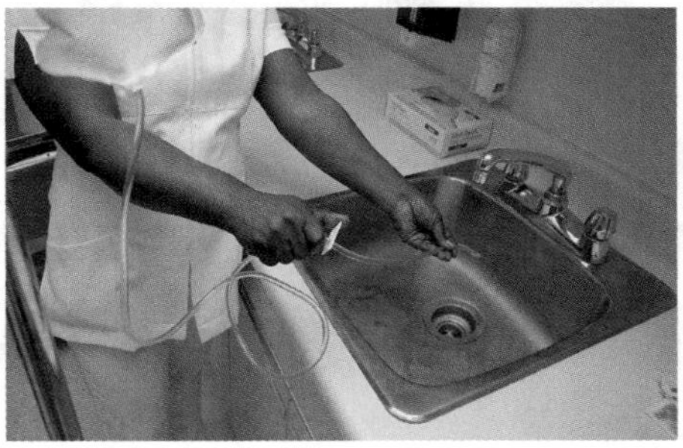

9.6 Lubrifier la partie de la canule qui sera insérée avec du lubrifiant hydrosoluble, comme il est indiqué ci-dessous :

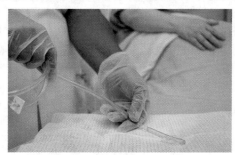

La lubrification permet d'introduire plus facilement la canule rectale et prévient les irritations et les lésions de la muqueuse.

Âge	Longueur d'insertion de la canule
0 à 2 ans	2,5 cm
2 à 4 ans	5 cm
4 à 10 ans	7,5 cm
11 ans et plus	10 à 15 cm

9.7 Écarter délicatement les fesses du client pour exposer l'anus.

Demander au client de se détendre en expirant lentement par la bouche.

Le fait de se concentrer sur son expiration détend le client.

9.8 Introduire doucement la partie lubrifiée de la canule rectale en le dirigeant vers le nombril du client.

La profondeur d'insertion varie selon l'âge du client (*voir le tableau de l'étape 9.6*).

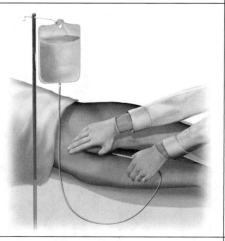

L'introduction en douceur empêche de blesser la muqueuse rectale en heurtant accidentellement la paroi du rectum avec la canule rectale.

L'introduction au-delà de la limite prescrite risque de perforer les intestins.

9.9 Maintenir la canule dans le rectum de la main non dominante durant toute la procédure.

La contraction du côlon risque d'expulser la canule rectale.

9.10 Ouvrir le presse-tube à glissière et laisser la solution pénétrer lentement.

Maintenir le sac à 30 cm au-dessus du bassin du client ou à une hauteur permettant le débit toléré par le client.

Une administration rapide peut provoquer l'expulsion de la canule rectale et causer des crampes abdominales.

9.11 Si le client se plaint de crampes ou si du liquide s'échappe autour de la canule rectale, fermer le presse-tube à glissière, puis attendre quelques secondes avant de le rouvrir.

Le fait d'interrompre provisoirement l'instillation diminue les crampes et permet au client de retenir plus facilement le lavement.

9.12 Une fois la solution complètement administrée, fermer le presse-tube à glissière et retirer la canule rectale.

Étapes exécutoires	Justifications
10. Expliquer au client qu'il est normal de se sentir gonflé.	La solution provoque la distension du côlon.
Lui demander de retenir la solution aussi longtemps qu'il peut le tolérer tout en restant allongé (de 5 à 15 minutes). Lui suggérer de serrer les fesses pendant quelques minutes.	La durée de rétention varie selon le type de lavement et la capacité du client à contracter son sphincter rectal. Plus le lavement est retenu longtemps, plus il est efficace et stimule le péristaltisme et la défécation.

Étapes postexécutoires	Justifications
11. Jeter le sac à lavement et la tubulure dans un sac à déchet biomédicaux. Retirer les gants et les jeter dans le même sac.	Jeter le matériel et les gants dans un tel sac évite la propagation de microorganismes pathogènes.
12. Aider le client à se rendre aux toilettes ou à s'installer sur le bassin de lit ou sur la chaise d'aisance. Prévenir le client de ne pas tirer la chasse d'eau.	L'infirmière doit pouvoir évaluer les selles.
13. **ÉVALUATION** Évaluer les caractéristiques des selles et de la solution de retour. Noter toute anomalie (p. ex., la présence de sang, de mucus).	Cette évaluation permet de déterminer si la solution et les selles ont été évacuées.

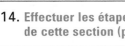 Si l'ordonnance médicale mentionne d'administrer le lavement « jusqu'à eau de retour claire », il faut répéter le lavement jusqu'à ce que le liquide évacué soit « clair », c'est-à-dire exempt de matières fécales. Il peut cependant être coloré.

14. **Effectuer les étapes postexécutoires communes décrites au début de cette section (page 231).**	

 ## Éléments à consigner dans les notes d'évolution rédigées par l'infirmière

- La date et l'heure du lavement.
- Le type de lavement utilisé et le volume administré.
- Les caractéristiques des selles (p. ex., la couleur, l'odeur, la quantité).
- Le résultat de l'évaluation abdominale (examen clinique abdominal).
- La réaction du client et sa collaboration.
- Le fait que le client n'a pas réussi à aller à la selle ou toute anomalie concernant la procédure. **Il faut également transmettre ces données au médecin traitant et à l'infirmière responsable du client.**

Exemple

2010-04-10	10:00	Client installé en position de décubitus latéral gauche. Lavement évacuant à l'eau de 500 ml administré par voie intrarectale. Client éprouve de la difficulté à retenir la solution. Installé sur le bassin de lit en position de décubitus dorsal, tête élevée à 30°, cloche d'appel à sa portée.
	10:20	Retour de solution avec selles dures abondantes.
	10:30	Examen clinique abdominal fait : abdomen souple, aucune douleur. Client se dit soulagé et affirme ne plus se sentir ballonné.

Notes personnelles

Méthodes liées aux thérapies intraveineuses

Étapes préexécutoires et postexécutoires communes de la section 9

Ces étapes constituent les considérations et les actions préexécutoires et postexécutoires communes aux méthodes liées aux thérapies intraveineuses. Elles assurent l'application appropriée des principes de soins et sont regroupées en début de section afin d'alléger le texte de chacune des méthodes.

Étapes préexécutoires communes	Justifications
1. Effectuer les étapes préexécutoires générales décrites au début du guide (pages 1 et 2).	
2. Vérifier l'ordonnance médicale. Appliquer les « 5 bons » : • le bon médicament ; • à la bonne dose ; • au bon client ; • par la bonne voie d'administration ; • au bon moment. Vérifier l'exactitude de l'inscription de l'administration du médicament sur la feuille d'administration des médicaments (FADM) ou au dossier du client.	L'ordonnance médicale est le seul document légal autorisant l'administration des médicaments. Sa vérification permet de s'assurer que l'ordonnance a été remplie correctement. Le respect des « 5 bons » assure une administration sécuritaire et adéquate du médicament. Cette vérification prévient les erreurs.

RAPPEL! À ces « 5 bons », plusieurs infirmières en ajoutent un sixième et un septième. Le 6ᵉ « bon » correspond à une bonne documentation (exactitude de l'inscription de l'administration du médicament sur la FADM ou au dossier du client) et le 7ᵉ, à une bonne surveillance des effets attendus et des effets secondaires des médicaments administrés.

3. S'assurer de connaître l'effet thérapeutique attendu du médicament et des perfusions administrés, leur classe, leur action, leurs effets secondaires, leurs interactions avec d'autres médicaments et les éléments de surveillance postadministration.	Ces vérifications permettent d'administrer le médicament de façon sécuritaire et de surveiller les réactions du client au traitement.
4. Vérifier la date d'expiration du médicament. Ne pas administrer un médicament dont la date d'expiration est dépassée.	Un médicament périmé peut être instable sur le plan chimique, ne pas être efficace ou avoir des effets non thérapeutiques, voire nuisibles.
5. Vérifier la compatibilité des médicaments qui s'administrent par voie intraveineuse (I.V.) et des adjuvants en consultant le tableau de compatibilité des différentes molécules et des solutions.	Le mélange de solutions et de médicaments incompatibles peut générer des réactions indésirables, voire mortelles.
6. S'informer de l'utilisation prévue de la perfusion : intervention chirurgicale, examen diagnostique invasif, administration de produits sanguins.	Cette information guide l'infirmière quant au choix du cathéter et de l'endroit le mieux approprié pour son installation.

Étapes préexécutoires communes	Justifications
7. Informer le client quant à l'importance de bien positionner le membre sur lequel le cathéter sera installé afin de respecter la vitesse de perfusion.	Cette information favorise la collaboration du client et l'incite à signaler tout ralentissement ou arrêt de la perfusion.

RAPPEL! Il peut s'avérer nécessaire d'installer une attelle sous la main ou le bras du client. Dans le cas où le soluté est installé près de l'articulation du poignet ou au pli du coude, il faut s'assurer de pouvoir observer facilement le site d'insertion du cathéter intraveineux.

8. **ÉVALUATION** Évaluer l'état du site de perfusion I.V., la perméabilité du cathéter, les signes d'infiltration (rougeur, œdème, traînée rouge, induration), de même que le retour veineux.	La douleur et la sensation de brûlure au site d'insertion peuvent être des signes précurseurs de phlébite. Une diminution de débit de perfusion ou la présence d'œdème sont des signes d'infiltration. Un écoulement régulier de gouttes dans la chambre compte-gouttes indique la perméabilité du cathéter I.V.
9. Vérifier les antécédents d'allergie du client.	Cette précaution évite de mettre le client en contact avec des allergènes à potentiel élevé.

ALERTE CLINIQUE Il ne faut pas administrer un médicament pour lequel le client présente une allergie. Les allergies médicamenteuses doivent être inscrites dans le dossier du client et dans le plan de soins et de traitements infirmiers (PSTI). Il faut également inscrire au plan thérapeutique infirmier (PTI) toute allergie pouvant avoir une incidence sur le traitement du client au cours de son hospitalisation. Le client doit porter un bracelet qui indique les médicaments auxquels il est allergique.

10. **ÉVALUATION** Évaluer les connaissances du client concernant sa médication et le renseigner sur les effets thérapeutiques et les effets indésirables de celle-ci.	Cette évaluation permet de déterminer l'enseignement à donner au client. Elle favorise la collaboration de celui-ci à la prise de ses médicaments.

Étapes postexécutoires communes	Justifications
1. Effectuer les étapes postexécutoires générales décrites au début du guide (pages 3 et 4).	
2. **ÉVALUATION** Examiner le site d'insertion du cathéter afin de déceler tout signe d'infiltration (douleur, froideur, modification ou arrêt de débit) ou d'inflammation (rougeur le long de la veine, douleur, chaleur, œdème).	Cet examen permet de déceler l'apparition de complications et de prévenir la contamination du pansement par prolifération bactérienne.
3. Vérifier régulièrement le débit de perfusion en fonction de l'état de santé du client (toutes les heures, toutes les deux heures ou toutes les quatre heures).	Cette vérification permet d'assurer le respect du débit prescrit.
4. Vérifier la perméabilité du système de perfusion.	L'absence de retour veineux laisse suspecter une infiltration.

Étapes postexécutoires communes	Justifications
5. Vérifier la présence de bulles d'air dans la tubulure. Le cas échéant, donner des chiquenaudes sur celle-ci afin de les faire remonter jusqu'à la chambre compte-gouttes.	La présence d'air dans la tubulure accroît le risque d'embolie gazeuse.
6. **ÉVALUATION** Évaluer les réactions du client à la thérapie I.V. Rechercher la présence de signes de surcharge circulatoire, tels que la dyspnée, la tachycardie et la tachypnée.	La surcharge circulatoire peut entraîner de l'œdème pulmonaire chez le client souffrant d'insuffisance cardiaque.

ALERTE CLINIQUE Si le client a un dosage des ingesta et des excreta (I/E), il est important de calculer les quantités de médicaments I.V. reçues et de les inscrire sur la FADM.

Notes personnelles

_____
_____
_____
_____
_____
_____
_____
_____
_____
_____
_____
_____
_____
_____
_____
_____
_____
_____
_____
_____
_____
_____

MS 9.1

Installation d'une perfusion intraveineuse périphérique

- **Préparation de la perfusion**
- **Installation de la perfusion**

BUT

Permettre l'accès direct au réseau veineux pour l'administration intraveineuse de médicaments, de produits sanguins ou autres.

NOTIONS DE BASE

La perfusion intraveineuse (I.V.) constitue un acte invasif pouvant causer des préjudices au client dans le cas où son installation et sa surveillance ne sont pas faits selon les règles de l'art. L'infirmière, lorsqu'elle détermine le site d'insertion du cathéter à perfusion, doit toujours prendre en considération l'état et la grosseur des veines du client en regard de la quantité et de la viscosité de la solution à administrer de même que de la durée de la thérapie intraveineuse.

Les complications liées à la thérapie intraveineuse rencontrées le plus fréquemment sont l'infiltration de la solution dans les tissus sous-cutanés et les phlébites. En général, les solutions sont administrées au moyen de tubulures munies soit de perfuseurs à macrogouttes ou à microgouttes, soit de dispositifs à perfusion Buretrol^MD ou à transfusion sanguine, ou à l'aide d'une pompe volumétrique.

MATÉRIEL

- Solution I.V. prescrite
- Cathéter approprié à la grosseur des veines et au type de solution à administrer (calibre 16, 18, 20 ou 22)
- Dispositif de perfusion macrogouttes ou microgouttes
- Tubulure de rallonge, au besoin
- Tampons de chlorhexidine et d'alcool 70 %
- Gants non stériles

- Garrot
- Compresse de gaze stérile
- Pellicule transparente adhésive stérile (de type Tegaderm^MD, IV 3000 ou autre)
- Ruban adhésif hypoallergénique
- Serviette ou piqué plastifié
- Étiquette d'identification autocollante
- Attelle, au besoin

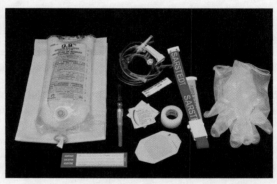

- Chemise d'hôpital avec bouton-pression à l'épaule, au besoin (p. ex., pour une pompe volumétrique)

Étapes préexécutoires	Justifications
1. Effectuer les étapes préexécutoires communes décrites au début de cette section (pages 274 et 275).	
2. ÉVALUATION Évaluer l'état de santé du client, notamment :	Cette évaluation fournit des éléments de référence permettant de prévenir certaines complications relatives à l'administration de la perfusion I.V.
• la présence d'un œdème périphérique ;	L'œdème indique une rétention de liquide extracellulaire dans l'espace vasculaire périphérique (habituellement aux pieds et aux chevilles). Un débit de perfusion trop rapide augmente l'œdème périphérique.

Étapes préexécutoires	Justifications
• le poids du client ;	La prise journalière de poids peut indiquer une rétention liquidienne.
• toute turgescence de la peau ou sécheresse des muqueuses ;	Ce sont des signes de déshydratation et de déficit liquidien.
• une distension des veines jugulaires ;	Une distension indique un excès de volume liquidien.
• une modification de la pression artérielle (P.A.) ;	Une élévation de la P.A. peut signifier un excès de volume liquidien, alors qu'une baisse peut suggérer une hypovolémie.
• une modification du rythme ou de la fréquence respiratoire ou de l'état de conscience.	L'administration de certains médicaments ou produits sanguins peut entraîner une modification de ces paramètres.
3. ÉVALUATION Évaluer les facteurs de risque pour l'enfant, la personne âgée ou le client souffrant d'insuffisance cardiaque, rénale ou de thrombocytopénie.	Les enfants et les personnes âgées sont davantage prédisposés aux déséquilibres hydroélectrolytiques, car leur volume de liquide extracellulaire (LEC) est plus important. Une restriction liquidienne peut s'avérer nécessaire pour le client qui souffre d'insuffisance cardiaque ou rénale, ou qui est à risque de surcharge pulmonaire.

Étapes exécutoires	Justifications
4. Effectuer l'étape 5 ou 6, selon le cas. ▶ 5. Préparer la perfusion. ▶ 6. Installer la perfusion.	
5. Préparer la perfusion.	
5.1 Rassembler le matériel nécessaire à l'installation de la perfusion.	
5.2 Ouvrir l'emballage de la tubulure de façon aseptique en préservant la stérilité des deux extrémités.	Cette précaution évite la contamination du matériel et de la perfusion, le cas échéant.
5.3 Sélectionner le sac à perfusion correspondant à l'ordonnance et vérifier les éléments suivants : • le type de solution inscrit sur le sac ;	Le type de solution inscrit sur le sac doit correspondre à l'ordonnance.
• la quantité de solution ;	La quantité de liquide contenue dans le sac doit correspondre à celle inscrite sur le sac. Une quantité inférieure signifie que le sac présente une fuite. Il faut alors le jeter à la poubelle et en prendre un nouveau.

Étapes exécutoires	Justifications
• la limpidité et la couleur de la solution ;	La solution doit être limpide. Une solution trouble ou présentant des dépôts est considérée comme contaminée et ne doit pas être administrée.
• la date d'expiration de la solution.	Les propriétés d'une solution de perfusion dont la date d'expiration est échue pourraient être altérées ; il ne faut donc pas l'administrer.
5.4 S'il y a lieu, ajouter les additifs prescrits, tels que le potassium et les vitamines, dans la solution de perfusion ▶ MS 9.6 .	Ces ajouts doivent être conformes à l'ordonnance médicale.

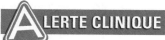

⚠ LERTE CLINIQUE Avant d'ajouter des additifs dans la solution de perfusion, il est important de vérifier les « 5 bons » et de s'assurer de la compatibilité de ces additifs avec la solution.

5.5 Placer le presse-tube régulateur de débit de 2 à 5 cm sous la chambre compte-gouttes ou le plus près possible de celle-ci et le fermer.	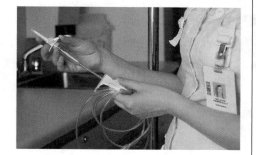	La proximité du presse-tube régulateur de débit et de la chambre compte-gouttes facilite le réglage du débit. Le fait de fermer le presse-tube évite que la perfusion pénètre trop rapidement dans la tubulure lorsque la fiche perforante est insérée dans le sac.
5.6 Suspendre le sac à la tige à perfusion. Retirer la gaine protectrice du site d'insertion du sac.	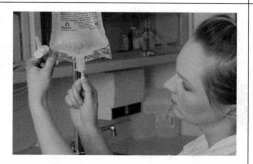	La gaine maintient la stérilité du site d'insertion.
5.7 Retirer le capuchon protecteur de la fiche perforante de la tubulure et l'insérer dans le site d'insertion du sac à perfusion tout en préservant la stérilité de la fiche et du site d'insertion.	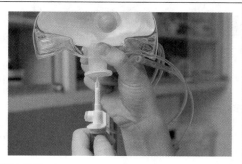	La fiche perforante et le site d'insertion du sac à perfusion doivent demeurer stériles afin de ne pas contaminer la solution contenue dans le sac.

Étapes exécutoires	Justifications
5.8 Comprimer la chambre compte-gouttes et la relâcher pour la remplir jusqu'à la ligne de démarcation (environ la moitié). Si la chambre compte-gouttes est trop remplie, pincer la tubulure sous la chambre, renverser le sac à perfusion et comprimer la chambre compte-gouttes. 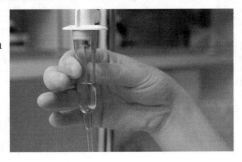	Le relâchement de la pression produit un effet de succion, permettant au liquide d'entrer dans la chambre compte-gouttes. L'orifice de stillation ne doit jamais être submergé afin que l'on puisse calibrer le débit de la perfusion.
5.9 Retirer le capuchon protecteur de l'embout raccord mâle de la tubulure et le déposer sur une surface propre en évitant de le contaminer. Ouvrir le presse-tube régulateur de débit et procéder au vide d'air de la tubulure. Terminer le vide d'air des dérivations en « Y » en les renversant et en leur donnant des chiquenaudes. 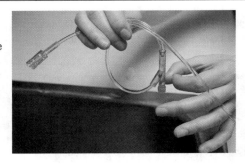	Le capuchon protecteur sera remis en place une fois le vide d'air terminé. Le vide d'air se fait par gravité.

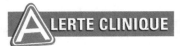 **LERTE CLINIQUE** Les dérivations en « Y » doivent être remplies de solution, sinon l'air qui s'y trouve risque d'être injecté dans les veines du client au moment de l'administration du médicament.

Étapes exécutoires	Justifications
5.10 Une fois le vide d'air terminé, fermer le presse-tube régulateur de débit. Remettre le capuchon protecteur ou une aiguille stérile si celui-ci a été contaminé. 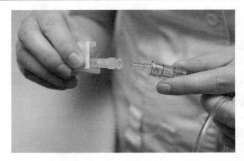	La fermeture du presse-tube évite la perte accidentelle d'un médicament.
5.11 Vérifier la présence de bulles d'air dans la tubulure. Le cas échéant, les déloger en donnant des chiquenaudes sur la tubulure.	Les grosses bulles d'air peuvent provoquer une embolie.
5.12 Si nécessaire, ajointer une rallonge à la tubulure en prenant soin d'en effectuer le vide d'air. Passer à l'étape 7.	L'installation d'une rallonge permet au client de bénéficier d'une plus grande mobilité.

Étapes exécutoires	Justifications

6. Installer la perfusion.

6.1 Suspendre le sac à perfusion environ un mètre plus haut que le client.

Cette hauteur permet à la solution de perfusion de s'écouler par gravité, la pression de la perfusion étant supérieure à celle des veines.

6.2 Vérifier auprès du client s'il a une préférence quant au bras sur lequel le cathéter de perfusion sera installé.

Privilégier un site dans la partie distale du bras, à un endroit qui ne nuira pas aux activités de la vie quotidienne du client.

Il est préférable d'installer le cathéter du côté non dominant afin de favoriser l'autonomie fonctionnelle du client. Il est installé dans la partie distale, car les veines de la partie proximale pourraient être utilisées en cas d'infiltration ou de changement de site d'insertion du cathéter.

⚠ ALERTE CLINIQUE Il faut éviter d'installer le cathéter dans un endroit douloureux à la palpation afin de ne pas incommoder le client.

6.3 Mettre un piqué plastifié ou une serviette sous le bras du client.

Le piqué ou la serviette évite de souiller la literie.

6.4 Localiser les veines accessibles à l'avant-bras.

Opter pour une veine droite, non noueuse, de bon calibre et souple à la palpation.

Les veines radiale, céphalique, cubitale, basilique et médiane constituent un bon choix, car elles ont un gros calibre et sont droites.

6.5 Placer le garrot de 10 à 15 cm au-dessus du site de perfusion choisi.

S'assurer qu'il est suffisamment serré.

Un garrot installé trop près du site de ponction augmente le risque d'éclatement de la veine. L'installation d'un garrot suffisamment serré permet de mieux visualiser la veine.

MS 9.1

6.6 Palper la veine en exerçant une pression avec la pulpe des doigts.

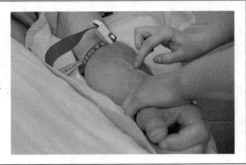

La sensation de rebondissement indique que la veine est bien gonflée.

Noter les sensations de rebondissement au moment où la pression est relâchée.

Utiliser toujours le même doigt pour palper la veine.

L'utilisation du même doigt permet de mieux évaluer l'état des veines.

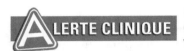 Pour favoriser la vasodilatation de la veine et la rendre plus visible, on peut demander au client de serrer et de desserrer la main, tapoter le site, placer le bras en position déclive pour que la veine se dilate et soit bien palpable ou encore déposer une serviette humide chaude sur le site.

6.7 Retirer temporairement le garrot.

Un garrot maintenu en place trop longtemps causera un engourdissement et un malaise dans le bras.

Au besoin, couper les poils qui se trouvent au site d'insertion. Ne pas utiliser un rasoir à lames, mais plutôt une tondeuse électrique ou des ciseaux.

Les poils gênent l'insertion du cathéter ainsi que l'adhérence des pansements. Le rasoir à lames peut provoquer des microlésions et favoriser l'infection.

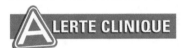 Il est important de choisir un site d'insertion qui ne se trouve pas à proximité des sites utilisés antérieurement. Il est aussi recommandé d'éviter les veines sclérosées ou durcies, les zones infiltrées ou contusionnées et celles qui présentent des cicatrices de brûlure ou une bifurcation des vaisseaux.

6.8 Placer la tubulure et le matériel à portée de main près du site choisi.

Cette précaution permet un accès rapide à la tubulure lorsque le cathéter de perfusion est inséré.

6.9 Mettre des gants non stériles.

Le port de gants évite les contacts directs avec le sang du client et la transmission de microorganismes pathogènes.

6.10 Remettre le garrot.

6.11 Désinfecter le site avec trois tampons de chlorhexidine et d'alcool 70 % en exerçant une friction comme suit.

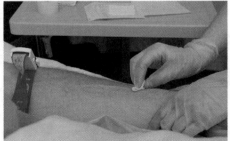

Pour les cathéters qui restent en place, la chlorhexidine a un effet désinfectant rémanent (prolongé) qui réduit les risques d'infection.

Les trois types de mouvement et la friction délogent les microorganismes pathogènes des microlésions de la peau.

1° Avec le premier tampon, effectuer des mouvements horizontaux, du haut vers le bas.

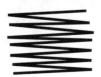

Étapes exécutoires	Justifications

2° Avec le deuxième tampon, effectuer des mouvements verticaux, de gauche à droite.

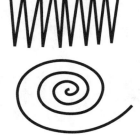

3° Avec le troisième tampon, effectuer un mouvement en spirale, du centre vers la périphérie.

Couvrir un diamètre de désinfection de 5 cm et attendre au moins 30 secondes qu'il sèche entièrement (cela peut prendre jusqu'à 2 minutes), sans agiter la main, ni souffler sur le site, ni l'éponger avec une gaze.

Ne pas toucher la région désinfectée.

Un délai minimal de 30 secondes est nécessaire pour que l'antiseptique produise son effet et pour éviter une sensation de brûlure au moment de l'insertion du cathéter. Le fait d'agiter la main au-dessus du site, de souffler dessus ou de l'éponger risque de le contaminer.

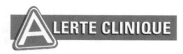 **ALERTE CLINIQUE** On ne doit pas insérer un cathéter de perfusion en présence de paralysie, de paresthésie, de lymphœdème, de fracture, de chirurgie récente, de fistule artérioveineuse pour hémodialyse, ni l'insérer du côté où a été effectuée une mastectomie (dissection des ganglions lymphatiques axillaires).

6.12 Stabiliser la veine en exerçant une pression avec le pouce et l'index de la main non dominante.

Perforer la peau avec l'aiguille du cathéter à un angle d'environ 30°, le biseau orienté vers le haut.

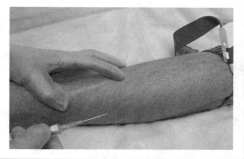

Cela permet d'immobiliser la veine et évite de contaminer le site d'insertion.

L'angle de 30° permet de suivre celui de la veine et évite de la transpercer. Orienter le biseau vers le haut facilite l'insertion de l'aiguille au centre de la veine.

6.13 Dès que le sang est visible dans la chambre du cathéter, abaisser le cathéter d'environ 15° et l'introduire dans la veine sur une distance d'approximativement 0,5 cm.

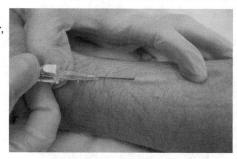

L'augmentation de la pression veineuse créée par le garrot provoque le reflux de sang dans le cathéter.

Le fait d'abaisser l'angle de l'aiguille diminue le risque de perforation de la paroi postérieure de la veine.

Tout en retenant le mandrin, faire glisser le cathéter dans la veine jusqu'à ce que l'embout touche le site d'insertion.

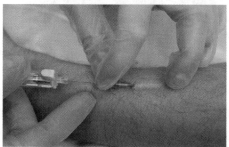

MS 9.1

6.14 Enlever le garrot et placer une compresse de gaze stérile sous le mandrin et le cathéter.

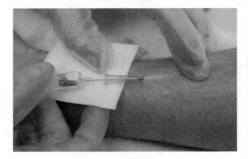

La compresse assure une surface stérile sous le site de jonction et absorbe le sang qui pourrait s'écouler du cathéter pendant le retrait du mandrin.

Exercer une légère pression sur la veine avec le majeur ou l'annulaire de la main non dominante, retirer le mandrin de la main dominante et le jeter dans un contenant biorisque.

Stabiliser le cathéter au-dessus du site d'insertion avec le pouce et l'index ou le majeur de la main non dominante.

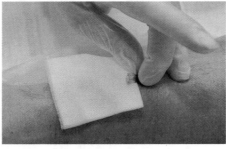

La pression exercée en amont empêche le sang de s'écouler à l'extérieur du cathéter.

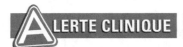**LERTE CLINIQUE** Il ne faut jamais réinsérer le mandrin du cathéter une fois qu'il est retiré. Cela pourrait provoquer la rupture de la veine ou endommager le cathéter.

6.15 De la main dominante, ajointer rapidement le raccord mâle de la tubulure au cathéter, sans toucher au point de jonction.

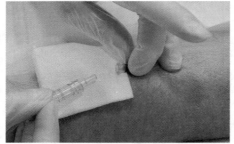

Ce raccordement complète l'installation du cathéter et assure la stérilité du point de jonction.

6.16 Démarrer immédiatement la perfusion en ouvrant progressivement le presse-tube régulateur de débit.

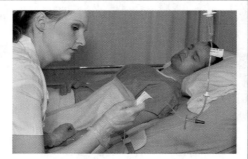

Le démarrage de la perfusion évite que le sang à l'intérieur du cathéter coagule.

Un débit de perfusion trop rapide provoquerait une forte pression à l'intérieur de la veine et pourrait la faire éclater.

Étapes exécutoires	Justifications

6.17 Fixer le cathéter en le couvrant d'une pellicule transparente adhésive stérile (de type Tegaderm^{MD}, IV 3000 ou autre).

Éviter de recouvrir le raccord mâle de la tubulure.

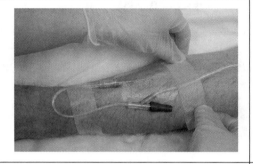

Fixer le cathéter évite qu'il se déplace accidentellement. Le pansement transparent permet une évaluation rapide du site d'insertion du cathéter.

Certains établissements recommandent toutefois de couvrir le raccord mâle de 2,5 cm afin de préserver la stérilité du site.

6.18 Faire une boucle avec la tubulure.

La fixer sur l'avant-bras à environ 5 cm du raccord avec du ruban adhésif hypoallergénique.

Ne pas enrouler le ruban autour du bras.

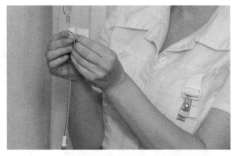

Le ruban stabilise la tubulure sur l'avant-bras et réduit le risque de traction accidentelle sur le cathéter.

Ne pas enrouler le ruban évite l'effet de garrot.

6.19 Retirer les gants et les jeter à la poubelle.

Jeter les gants à la poubelle évite la propagation de microorganismes pathogènes.

6.20 Calculer et régler le débit de la perfusion selon l'ordonnance.

Vérifier régulièrement le débit.

Le calcul et le réglage du débit permet d'administrer la quantité de solution prescrite.

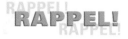 **RAPPEL!**

Calculer le nombre de gouttes par minute comme suit :

$$\frac{\text{Quantité à administrer en ml}}{\text{Durée en min}} \times \frac{\text{Nombre de gtt (perfuseur)}}{1\ \text{ml}} = \text{Nombre de gtt/min}$$

6.21 Inscrire la date et l'heure de l'installation ainsi que vos initiales sur une étiquette et sur un morceau de ruban adhésif hypoallergénique. Coller l'étiquette sur la tubulure.

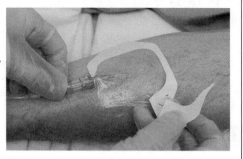

Coller le morceau de ruban adhésif sur la pellicule transparente apposée sur le cathéter.

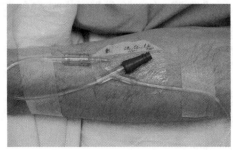

Cette information permet de déterminer avec précision la date prévue de changement du cathéter.

Étapes exécutoires	Justifications

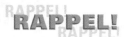

Si le site d'insertion de cathéter présente des signes d'infection, d'inflammation ou d'infiltration, il faut installer un nouveau cathéter à un autre endroit.

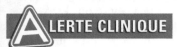

L'Association des infirmières et des infirmiers autorisées de l'Ontario, l'Institut national de la santé et les Centers for Disease Control and Prevention recommandent que les cathéters et les tubulures primaires et secondaires soient changés toutes les 72 heures et les tubulures à administration intermittente, toutes les 24 heures.

Étapes postexécutoires	Justifications
7. Effectuer les étapes postexécutoires communes décrites au début de cette section (pages 275 et 276).	

 Éléments à consigner dans les notes d'évolution rédigées par l'infirmière

- La date et l'heure d'installation de la perfusion.
- Le type et la quantité de solution I.V. administrée et le site d'installation.
- Le matériel utilisé pour l'installation (type de cathéter et calibre).
- Le débit de la perfusion.
- La réaction du client et sa collaboration.
- Toute réaction anormale ou indésirable (difficultés respiratoires, prurit, rougeurs, etc.) survenue à la suite des soins. **Il faut également transmettre cette donnée au médecin traitant et à l'infirmière responsable du client.**

Exemple

Client a)   2010-02-25 13:20   Solution de dextrose 5 % H₂O 1000 ml installée avec cathéter I.V. n° 20 à l'avant-bras gauche dans la veine céphalique. Perfusion à 60 ml/h.

Client b)   2010-02-25 15:00   Solution de NaCl 0,9 % 1000 ml + KCl 20 mEq installée au poignet droit avec cathéter I.V. n° 20. Perfusion à 15 gtt/min. Client se plaint de légères brûlures dans le bras dès le début de la perfusion; sensation disparaît après 5 min.

▶ CHAPITRE 25
Administrer les médicaments de manière sécuritaire

▶ CHAPITRE 31
Contribuer au maintien des équilibres hydroélectrolytique et acidobasique

MS 9.2

Réglage du débit d'une perfusion intraveineuse

 Vidéo

- **Calcul du débit d'une perfusion**
- **Réglage du débit d'une perfusion**

BUT

Respecter la vitesse d'administration prescrite d'une perfusion intraveineuse.

NOTIONS DE BASE

Certains paramètres doivent être pris en considération au moment du calcul du débit d'une perfusion, soit la quantité de liquide à administrer en millilitres, le calibre du perfuseur inscrit sur l'emballage (macrogouttes ou microgouttes) et la durée d'administration en minutes. L'infirmière doit respecter la vitesse d'administration de la perfusion afin de prévenir l'apparition de complications liées à un déficit ou à une surcharge de liquides chez le client.

MATÉRIEL

- Montre avec trotteuse ou avec affichage numérique
- Perfusion en cours
- Papier et stylo

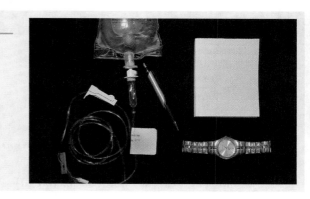

Étapes préexécutoires	Justifications
1. **Effectuer les étapes préexécutoires communes décrites au début de cette section (pages 274 et 275).**	
2. Prendre connaissance du facteur d'écoulement en gouttes par millilitre (gtt/ml) du perfuseur.	
a) Microgouttes : 60 gtt/ml.	On utilise le perfuseur microgouttes lorsque le débit d'administration est faible (inférieur à 60 ml/h).
b) Macrogouttes : généralement 10-15 gtt/ml, selon les fabricants.	On utilise le perfuseur macrogouttes lorsque le débit d'administration est élevé (supérieur à 60 ml/h).

Principaux calibres de perfuseurs selon les fabricants		
Fabricant	**Calibre de perfuseur macrogouttes**	**Calibre de perfuseur microgouttes**
Abbott	15 gtt/ml	60 gtt/ml
Baxter	10 gtt/ml	60 gtt/ml
Cutter	20 gtt/ml	60 gtt/ml
Travenol	10 gtt/ml	60 gtt/ml
McGaw	15 gtt/ml	60 gtt/ml

Source : Fortin, M. (2010). *Math et med : guide pour une administration sécuritaire des médicaments*. Montréal : Chenelière Éducation.

Étapes exécutoires	Justifications
3. Effectuer l'étape 4 ou 5, selon le cas.	
▶ 4. Calculer le débit d'une perfusion.	
▶ 5. Régler le débit d'une perfusion.	
4. Calculer le débit d'une perfusion.	
4.1 Déterminer le débit horaire en divisant le volume à administrer par le nombre d'heures prévues de perfusion. **EXEMPLE** **Ordonnance :** *Lactate Ringer^MD 1000 ml par 8 heures.* **Calcul :** *1000 ml ÷ 8 h = 125 ml/h.*	L'utilisation d'un débit horaire simplifie le calcul du nombre de gouttes à administrer et diminue le risque d'erreur de calcul.
4.2 Inscrire le débit horaire sur l'étiquette collée sur le sac à perfusion.	Cette inscription permet de connaître le débit de perfusion sans avoir à consulter de nouveau l'ordonnance.

Étapes exécutoires	Justifications

4.3 Calculer le débit par minute.

$$\frac{\text{Quantité à administrer en ml}}{\text{Durée en min}} \times \frac{\text{Nombre de gtt selon le calibre du perfuseur}}{1 \text{ ml}} = \text{Nombre de gtt/min}$$

EXEMPLE

Ordonnance : *Lactate Ringer*^{MD} *1000 ml par 8 heures, soit 1000 ÷ 8 = 125 ml/h.*

Calcul A : Perfuseur microgouttes (60 gtt)

Résultat par minute :

$$\frac{125 \text{ ml}}{60 \text{ min}} \times \frac{60 \text{ gtt}}{1 \text{ ml}} = 125 \text{ gtt/min}$$

Pour plus de précision, diviser le résultat par 4 pour obtenir le nombre de gouttes par 15 secondes : *125 gtt/min ÷ 4 = 31,25 gtt/15 sec.*

Arrondir le résultat : *Résultat : 31 gtt/15 sec.*

Calcul B : Perfuseur macrogouttes (15 gtt)

Résultat par minute :

$$\frac{125 \text{ ml}}{60 \text{ min}} \times \frac{15 \text{ gtt}}{1 \text{ ml}} = \frac{125}{4} = 31,25 \text{ gtt/min}$$

Pour plus de précision, diviser le résultat par 4 pour obtenir le nombre de gouttes par 15 secondes : *31 gtt/min ÷ 4 = 7,75 gtt/15 sec.*

Arrondir le résultat : *Résultat : 8 gtt/15 sec.*

Justifications :

Trois données sont essentielles au calcul du débit d'une solution de perfusion :

- la quantité de solution à administrer en millilitres ;
- le calibre du perfuseur inscrit sur l'emballage ;
- la durée de la perfusion en minutes.

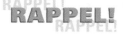

RAPPEL ! Lorsque le résultat du calcul de débit par minute comporte des décimales, il est recommandé de l'arrondir au nombre entier le plus près parce qu'il est impossible de diviser une goutte.

5. Régler le débit d'une perfusion.

5.1 Compter le nombre de gouttes apparaissant dans la chambre compte-gouttes par minute (60 secondes). Régler le nombre de gouttes selon le débit prescrit en utilisant le presse-tube régulateur de débit. 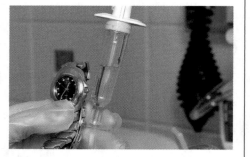	Cela permet d'administrer la perfusion à la vitesse prescrite.

Étapes postexécutoires	Justifications

6. Effectuer les étapes postexécutoires communes décrites au début de cette section (pages 275 et 276).

Éléments à consigner dans les notes d'évolution rédigées par l'infirmière

- Le type de solution et le débit de perfusion.
- Tout changement de débit de la perfusion par rapport à celui inscrit au dossier et sur l'étiquette de la solution.
- La qualité du retour veineux.

Exemple

2010-05-10   11:00   Lactate Ringer 1000 ml adminitré à 125 ml/h. Reste 600 ml. Bon retour veineux.
Site d'insertion du cathéter intact.

▶ **CHAPITRE 25**
Administrer les médicaments de manière sécuritaire

▶ **CHAPITRE 31**
Contribuer au maintien des équilibres hydroélectrolytique et acidobasique

Changement de pansement au site d'insertion d'un cathéter intraveineux périphérique

Vidéo

BUT

Prévenir la propagation de microorganismes pathogènes au site d'insertion du cathéter intraveineux.

NOTIONS DE BASE

Une asepsie rigoureuse doit être respectée au site d'insertion du cathéter intraveineux afin d'éviter tout risque d'infection. L'utilisation d'une pellicule adhésive stérile transparente permet d'évaluer rapidement l'état du site sans avoir à la retirer. Cette vérification doit se faire à chaque quart de travail.

MATÉRIEL

- Tampon ou tige montée imbibé de chlorhexidine et d'alcool 70 %
- Gants non stériles
- Compresse de gaze stérile

- Pellicule adhésive stérile transparente (de type Tegaderm^MD, IV 3000 ou autre)
- Ruban adhésif hypoallergénique

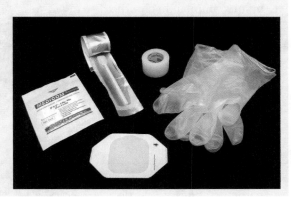

Étapes préexécutoires	Justifications
1. Effectuer les étapes préexécutoires communes décrites au début de cette section (pages 274 et 275).	
2. Vérifier la date du dernier changement de cathéter et de pansement inscrite dans le plan de soins et de traitements infirmiers (PSTI), dans les notes d'évolution ou sur le pansement.	Le pansement doit être changé au moment du remplacement du cathéter (selon le protocole en vigueur dans l'établissement) ou lorsqu'il est souillé.

Étapes préexécutoires	Justifications
3. ÉVALUATION Examiner le site d'insertion du cathéter afin de déceler tout signe d'infiltration ou d'inflammation. Évaluer l'intégrité du pansement et la présence d'humidité.	Cet examen permet de déceler l'apparition de complications et de prévenir la contamination du pansement par prolifération bactérienne.

Étapes exécutoires	Justifications
4. Mettre des gants non stériles.	Le port de gants évite les contacts directs avec le sang du client et la transmission de microorganismes pathogènes.
5. Stabiliser le cathéter de la main non dominante. Décoller la pellicule transparente en l'étirant doucement parallèlement à la peau et en commençant par le pourtour du site d'insertion du cathéter. Puis la retirer complètement. Le ruban adhésif qui retient la tubulure peut être laissé en place temporairement.	La pellicule se décolle facilement lorsqu'elle est étirée. Cette précaution évite le déplacement accidentel du cathéter et le débranchement de la tubulure.
6. Saisir le raccord de la tubulure et le soulever légèrement.	Soulever le raccord facilite la désinfection du site d'insertion.
7. Désinfecter le site d'insertion avec un tampon ou une tige montée imbibé de chlorhexidine et d'alcool 70 %, en effectuant un mouvement en spirale du site d'insertion vers la périphérie. Laisser sécher complètement (au moins 30 secondes).	Le mouvement en spirale évite de contaminer le site désinfecté par des microorganismes pathogènes se trouvant à proximité du site d'insertion du cathéter et de désinfecter deux fois le même endroit. Un délai minimal de 30 secondes est nécessaire pour que l'antiseptique produise son effet. De plus, le site doit être complètement sec, sinon la pellicule n'adhérera pas à la peau.
8. Appliquer une nouvelle pellicule adhésive stérile transparente.	La pellicule assure la protection du site d'insertion de la perfusion et évite la transmission de microorganismes pathogènes. La pellicule apposée doit bien adhérer à la peau et au cathéter afin d'éviter toute infiltration de liquide.

Étapes exécutoires	Justifications
9. Changer les rubans adhésifs de fixation de la tubulure.	Les rubans adhésifs perdent de leur adhérence après quelques jours et peuvent causer de l'irritation chez certains clients.
10. Retirer les gants et les jeter dans un sac à déchets biomédicaux.	Jeter les gants dans un tel sac évite la propagation de microorganismes pathogènes.

Étapes postexécutoires	Justifications
11. Inscrire sur un ruban adhésif la date et l'heure du changement de pansement, ainsi que vos initiales. Le coller directement sur le pansement.	Cette information indique au personnel la date du dernier changement de pansement.
12. Effectuer les étapes postexécutoires communes décrites au début de cette section (pages 275 et 276).	

 Éléments à consigner dans les notes d'évolution rédigées par l'infirmière

- L'apparence du site d'insertion du cathéter.
- La date et l'heure du changement de pansement et le type de pansement utilisé.
- La réaction du client et sa collaboration.
- Toute réaction anormale ou indésirable survenue à la suite des soins. **Il faut également transmettre cette donnée au médecin traitant et à l'infirmière responsable du client.**

Exemple
2010-03-06 19:30 Pansement Tegaderm changé au site d'insertion du cathéter I.V. Site intact.

Notes personnelles

_____

_____

_____

_____

_____

MS 9.4

Changement du sac à perfusion et de la tubulure

Vidéo

- **Changement du sac à perfusion**
- **Changement de la tubulure et du sac à perfusion**

BUT

Maintenir l'administration continue d'une perfusion intraveineuse et assurer l'intégrité et la stérilité du système d'administration.

NOTIONS DE BASE

Les sacs à perfusion intraveineuse (I.V.) doivent être changés toutes les 24 heures. Il en est de même, entre autres, pour les solutions d'acides aminés, les émulsions lipidiques et les solutions avec additifs particuliers. Les tubulures doivent être changées toutes les 72 heures ou avant, au besoin. Chaque établissement doit établir des protocoles quant aux règles de remplacement des cathéters de perfusion, des tubulures et de tout autre matériel pouvant y être ajouté (bouchons à injections intermittentes, tubulure de mini-infuseur, etc.).

MATÉRIEL

- Solution I.V. prescrite
- Tubulure de perfusion
- Tubulure de rallonge, au besoin
- Tampons de chlorhexidine et d'alcool 70 %
- Gants non stériles

- Compresse de gaze stérile
- Pellicule adhésive stérile transparente (de type Tegaderm^{MD}, IV 3000 ou autre)
- Ruban adhésif hypoallergénique
- Étiquettes d'identification autocollantes

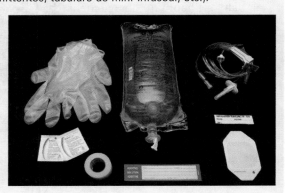

Étapes préexécutoires	Justifications
1. Effectuer les étapes préexécutoires communes décrites au début de cette section (pages 274 et 275).	
2. Vérifier la date et l'heure du dernier changement de perfusion et de tubulure dans le dossier du client ou dans le plan de soins et de traitements infirmiers (PSTI).	
Remplacer toute tubulure :	
• dont le perforateur est contaminé au moment du changement du sac à perfusion ;	Un perforateur contaminé risque de transmettre des microorganismes pathogènes à la solution.
• perforée ;	Une tubulure perforée entraînera une fuite de liquide et une contamination bactérienne.
• dont les membranes en « Y » sont perméables ;	Ces membranes constituent une porte d'entrée pour les bactéries.
• contaminée par débranchement accidentel.	Une tubulure contaminée représente un risque de septicémie pour le client.

3. Préparer la solution de perfusion de remplacement lorsqu'il reste environ 50 à 100 ml de solution dans le sac. Si celle-ci est préparée par la pharmacie, s'assurer qu'elle a été livrée. Vérifier les éléments suivants :	Cette préparation évite l'arrêt de l'administration de la solution I.V. et la formation de caillots au site d'insertion causée par un manque de solution.
• le type de solution inscrit sur le sac ;	Le type de solution inscrit sur le sac doit correspondre à l'ordonnance.
• la quantité de solution ;	La quantité de liquide contenue dans le sac doit correspondre à celle inscrite sur le sac. Une quantité inférieure signifie que le sac présente une fuite. Il faut alors le jeter à la poubelle et en prendre un nouveau.
• la limpidité et la couleur de la solution ;	La solution doit être limpide. Une solution trouble ou présentant des dépôts est considérée comme contaminée et ne doit pas être administrée.
• la date d'expiration de la solution.	Les propriétés d'une solution de perfusion dont la date d'expiration est échue pourraient être altérées ; il ne faut donc pas l'administrer.

Étapes exécutoires	Justifications
4. Effectuer les étapes 5 ou 6, selon le cas. ▶ 5. Changer le sac à perfusion. ▶ 6. Changer la tubulure et le sac à perfusion.	
5. Changer le sac à perfusion.	
5.1 Suspendre le nouveau sac à la tige à perfusion.	Suspendre le sac en facilite la manipulation.
5.2 Retirer la gaine protectrice du site d'insertion du sac.	La gaine maintient la stérilité du site d'insertion.

MS 9.4

5.3 Fermer le presse-tube régulateur de débit.

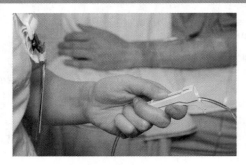

5.4 Retirer l'ancien sac à perfusion de la tige.

5.5 Renverser le sac et retirer la fiche perforante en la saisissant par l'épaulement sans la contaminer.

Le respect de la stérilité est essentiel afin d'éviter de contaminer la nouvelle solution de perfusion.

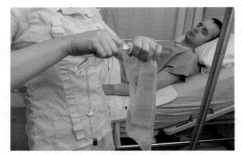

Insérer la fiche perforante dans le site d'insertion du nouveau sac sans la contaminer.

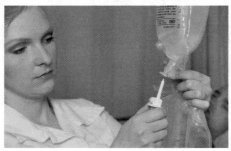

ALERTE CLINIQUE Si la fiche perforante de la tubulure de perfusion est contaminée au moment de son insertion dans le nouveau sac, il faut changer la ligne de perfusion au complet (sac et tubulure).

5.6 Ouvrir le presse-tube régulateur de débit et régler le débit en fonction de l'ordonnance.

5.7 Comprimer la chambre compte-gouttes et la relâcher pour la remplir jusqu'à la ligne de démarcation (environ la moitié).

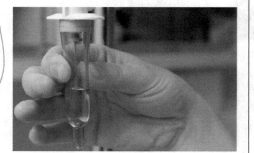

Le relâchement de la pression produit un effet de succion, permettant au liquide d'entrer dans la chambre compte-gouttes.

L'orifice de stillation ne doit jamais être submergé afin que l'on puisse calibrer le débit de la perfusion.

Étapes exécutoires	Justifications
Si la chambre compte-gouttes est trop remplie, pincer la tubulure sous la chambre, renverser le sac à perfusion et comprimer la chambre compte-gouttes. Une fois la chambre vidée, retourner le sac et le replacer sur la tige. Passer à l'étape 7.	
6. Changer la tubulure et le sac à perfusion.	
6.1 Préparer une nouvelle tubulure et un nouveau sac à perfusion ▶ **MS 9.1** .	
6.2 Suspendre le sac à perfusion à la tige et placer la tubulure et le matériel à portée de main.	Cette précaution permet un accès rapide à la nouvelle tubulure au moment du changement.
6.3 Mettre des gants non stériles.	Le port de gants évite les contacts directs avec le sang du client et la transmission de microorganismes pathogènes.
6.4 Si la jonction tubulure-cathéter se trouve sous la pellicule transparente, retirer la partie de la pellicule qui recouvre la jonction et continuer la procédure.	L'accès à l'embout du cathéter est nécessaire pour procéder au changement de tubulure.
6.5 Fermer le presse-tube régulateur de débit de la perfusion en cours.	La fermeture du presse-tube prévient l'écoulement de solution au cours de la manœuvre.
6.6 Retirer le ruban adhésif qui retient la tubulure au bras du client.	

Étapes exécutoires	Justifications
6.7 Placer une compresse stérile sous la jonction tubulure-cathéter.	La compresse assure une surface stérile sous le site de jonction et absorbe le sang qui pourrait s'écouler pendant le changement de tubulure.
6.8 Stabiliser le cathéter au-dessus du site d'insertion avec le pouce et l'index ou le majeur de la main non dominante et exercer une pression sur la veine en amont du site d'insertion. Retirer délicatement l'ancienne tubulure avec le pouce et l'index de la main dominante. Stabiliser l'embout du cathéter et y insérer le raccord de la nouvelle tubulure. Bien visser le verrou de sécurité de l'embout raccord mâle. Retirer la compresse et la jeter dans un sac à déchets biomédicaux.	Stabiliser l'embout du cathéter évite son déplacement accidentel. La pression exercée en amont empêche le sang de s'écouler à l'extérieur du cathéter.
7. Ouvrir le presse-tube régulateur de débit de la nouvelle tubulure et régler le débit à la vitesse prescrite ▶ **MS 9.2** .	Cela permet la reprise de la perfusion au débit prescrit.
8. Vérifier le site de raccordement de la tubulure au cathéter.	Tout écoulement de liquide signifie que le raccordement n'est pas étanche.
9. Faire une boucle avec la tubulure. La fixer sur l'avant-bras à environ 5 cm du raccord à l'aide de ruban adhésif hypoallergénique. Ne pas enrouler le ruban autour du bras.	Le ruban stabilise la tubulure sur l'avant-bras et réduit le risque de traction accidentelle sur le cathéter. Ne pas enrouler le ruban évite l'effet de garrot.
10. Une fois le changement de tubulure terminé, si le pansement est resté en place, le retirer complètement et en mettre un nouveau ▶ **MS 9.3** .	
11. Retirer les gants et les jeter dans un sac à déchets biomédicaux.	Jeter les gants dans un tel sac évite la propagation de microorganismes pathogènes.
12. Inscrire la date et l'heure du changement de sac et de tubulure ainsi que vos initiales sur deux étiquettes autocollantes. En apposer une sur le sac à perfusion et l'autre sur la tubulure.	Les étiquettes permettent de déterminer avec précision la date prévue de changement du cathéter.
13. Vérifier le site de raccordement du cathéter.	Cette vérification permet de déceler des fuites et de s'assurer de l'intégrité du système de raccordement.

Étapes postexécutoires	Justifications
14. Effectuer les étapes postexécutoires communes décrites au début de cette section (pages 275 et 276).	

 Éléments à consigner dans les notes d'évolution rédigées par l'infirmière

- La date et l'heure du changement de la perfusion.
- L'aspect du site d'insertion du cathéter et la qualité du retour veineux.
- La réaction du client et sa collaboration.
- Toute réaction anormale ou indésirable survenue à la suite des soins. **Il faut également transmettre cette donnée au médecin traitant et à l'infirmière responsable du client.**

Exemple

2010-04-10   11:00   *Changement de tubulure et de perfusion. Dextrose 5 % H₂O 1000 ml, à 60 ml/h, perfuse bien. Site intraveineux exempt de rougeur, aucune douleur.*

▶ **CHAPITRE 25**
Administrer les médicaments de manière sécuritaire

▶ **CHAPITRE 31**
Contribuer au maintien des équilibres hydroélectrolytique et acidobasique

MS 9.5 | # Installation et irrigation d'un bouchon à injections intermittentes | Vidéo |

BUT

Assurer un accès vasculaire périphérique permettant l'administration de médicaments en l'absence de perfusion intraveineuse continue.

NOTIONS DE BASE

Tout comme les cathéters et les tubulures de perfusion, les bouchons doivent être changés toutes les 72 heures (ou selon le protocole en vigueur dans l'établissement), ou avant s'ils deviennent perméables. Différents types de bouchon à injections intermittentes sont offerts sur le marché, et la procédure d'irrigation varie en fonction du type de bouchon employé. Il est donc important de consulter les directives du fabricant à ce sujet.

MATÉRIEL

- Cathéter approprié à la taille des veines et au type de médicaments à administrer
- Solution d'irrigation (solution saline avec ou sans bactériostatique ou solution d'héparine dosée à 100 unités/ml)
- Seringue (de 1 à 5 ml) et aiguille (calibre 23 ou 25) pour l'irrigation
- Bouchon à injections intermittentes

- Tubulure de rallonge avec presse-tube
- Tampons de chlorhexidine et d'alcool 70 %
- Tampons d'alcool 70 %
- Gants non stériles
- Compresse de gaze stérile
- Pellicule adhésive stérile transparente (de type Tegaderm^MD, IV 3000 ou autre)

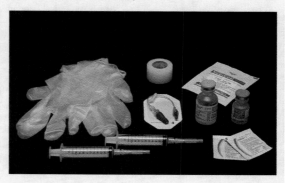

- Serviette ou piqué jetable
- Ruban adhésif hypoallergénique

Étapes préexécutoires	Justifications
1. Effectuer les étapes préexécutoires communes décrites au début de cette section (pages 274 et 275).	
2. Vérifier la date et l'heure du dernier changement du bouchon à injections intermittentes à membrane, raccord clave ou CLC 2000.	Le changement du bouchon à injections intermittentes se fait généralement au moment du remplacement de la tubulure ou du pansement du site d'insertion du cathéter de perfusion, soit toutes les 72 heures, ou selon le protocole en vigueur dans l'établissement.
3. Préparer le matériel nécessaire à l'irrigation ou à l'héparinisation du bouchon comme suit.	

Procédure d'irrigation d'un bouchon à injections intermittentes		
Bouchon à membrane	**Raccord clave**	**CLC 2000**
Désinfecter l'opercule du bouchon à membrane avec un tampon d'alcool 70 % et laisser sécher au moins 30 secondes.	Désinfecter l'opercule du bouchon raccord clave avec un tampon d'alcool 70 % et laisser sécher au moins 30 secondes.	Désinfecter l'opercule du bouchon CLC 2000 avec un tampon d'alcool 70 % et laisser sécher au moins 30 secondes.
	Retirer l'aiguille de la seringue de NaCl.	Retirer l'aiguille de la seringue de NaCl.
Insérer l'aiguille de la seringue de NaCl dans l'opercule du bouchon à membrane et injecter le NaCl par petits coups saccadés (turbulence).	Insérer la seringue dans l'embout du bouchon raccord clave et injecter le NaCl par petits coups saccadés (turbulence).	Insérer la seringue dans l'embout du bouchon CLC 2000 et injecter le NaCl par petits coups saccadés (turbulence).
Retirer la seringue.	Retirer la seringue.	Retirer la seringue.
Désinfecter de nouveau l'opercule du bouchon à membrane avec un tampon d'alcool 70 % et laisser sécher au moins 30 secondes.	Désinfecter de nouveau l'opercule du bouchon raccord clave avec un tampon d'alcool 70 % et laisser sécher au moins 30 secondes.	Désinfecter de nouveau l'opercule du bouchon CLC 2000 avec un tampon d'alcool 70 % et laisser sécher au moins 30 secondes.
	Retirer l'aiguille de la seringue contenant l'héparine 100 unités/ml.	Retirer l'aiguille de la seringue contenant l'héparine 100 unités/ml.
Insérer l'aiguille de la seringue d'héparine dans l'opercule du bouchon à membrane et injecter lentement son contenu.	Insérer la seringue d'héparine dans l'embout du bouchon raccord clave et injecter lentement son contenu.	Insérer la seringue d'héparine dans l'embout du bouchon CLC 2000 et injecter lentement son contenu.
Lorsqu'il ne reste que 0,1 ml d'héparine, fermer le presse-tube et continuer à appuyer sur le piston tout en retirant l'aiguille pour créer une pression positive. S'il n'y a pas de presse-tube, retirer la seringue en injectant le 0,1 ml d'héparine restant.	Maintenir fermement le piston enfoncé afin d'effectuer une pression positive et retirer la seringue.	Retirer la seringue.

Étapes exécutoires	Justifications
4. Ouvrir l'emballage du bouchon à injections intermittentes à membrane, raccord clave ou CLC 2000 sans le contaminer.	Cette précaution assure la stérilité du bouchon et évite la transmission de microorganismes pathogènes.
5. Faire le vide d'air de la chambre du bouchon à injections intermittentes et de la tubulure de rallonge (si elle est présente) avec la solution prescrite (solution saline 0,9 % ou d'héparine 100 unités/ml).	Faire le vide d'air de la chambre du bouchon évite que de l'air pénètre dans la circulation sanguine.
6. Mettre des gants non stériles.	Le port de gants évite les contacts directs avec le sang du client et la transmission de microorganismes pathogènes.
7. Enlever la pellicule transparente adhésive recouvrant le site d'insertion du cathéter de perfusion et les rubans adhésifs maintenant la tubulure en place.	L'embout du cathéter doit être accessible pour permettre le retrait de la tubulure de la perfusion et l'installation du bouchon à injections intermittentes.
8. Fermer le presse-tube régulateur du débit de la perfusion.	La fermeture du presse-tube prévient tout écoulement de solution pendant la manœuvre.
9. Placer une compresse stérile sous la jonction tubulure-cathéter.	La compresse assure une surface stérile sous le site de jonction et absorbe le sang qui pourrait s'écouler pendant le changement de tubulure.

10. Stabiliser le cathéter au-dessus du site d'insertion avec le pouce et l'index ou le majeur de la main non dominante et exercer une pression sur la veine en amont du site d'insertion. Retirer délicatement l'ancienne tubulure avec le pouce et l'index de la main dominante. Ajointer rapidement le bouchon à injections intermittentes avec ou sans tubulure de rallonge. 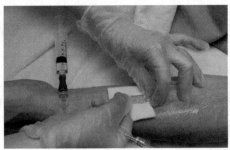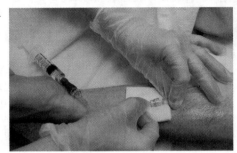	Stabiliser l'embout du cathéter évite son déplacement accidentel. La pression exercée en amont empêche le sang de s'écouler à l'extérieur du cathéter. Ajointer le bouchon ferme l'accès direct à la veine.
11. Enlever la compresse et la jeter dans un sac à déchets biomédicaux. Remplacer la pellicule adhésive transparente sur le cathéter si elle s'est décollée.	La pellicule transparente doit être bien collée afin de protéger le site des microorganismes pathogènes.
12. Fixer le bouchon à injections intermittentes à l'aide de ruban adhésif hypoallergénique.	Un bouchon bien fixé stabilise le cathéter et évite son retrait accidentel.
13. Toujours vérifier la présence de retour veineux avant de procéder à l'irrigation du bouchon à injections intermittentes. 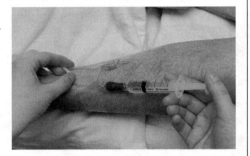	La présence de retour veineux confirme la perméabilité du cathéter de perfusion.

14. Procéder à l'irrigation, comme suit.
 	
  a) Irrigation avec le NaCl 0,9 % sans agent de conservation : injecter le NaCl selon la technique avec turbulence.
 	
  b) Irrigation avec l'héparine 100 unités/ml : irriguer en premier avec une seringue contenant du NaCl 0,9 % sans agent de conservation selon la technique avec turbulence. Terminer l'irrigation avec une seringue contenant une solution d'héparine dosée à 100 unités/ml.
	L'irrigation assure la perméabilité du cathéter.
	
	L'irrigation avec le NaCl permet de rincer le cathéter et la turbulence, de déloger tout dépôt dans la lumière du cathéter avant l'héparinisation.

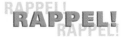

RAPPEL! La quantité injectée de NaCl 0,9 % est généralement de 1 ml, et la quantité d'héparine, de 0,5 ml. Il faut consulter le protocole en vigueur dans l'établissement à ce sujet.

Étapes exécutoires	Justifications
15. Retirer la seringue en appliquant une pression sur le piston.	La pression positive dans le cathéter prévient le reflux de sang.
16. Inscrire sur un ruban adhésif la date et l'heure de l'installation du bouchon et de la tubulure de rallonge, ainsi que vos initiales. Le coller directement à une extrémité du pansement.	Cette information permet de connaître rapidement à quel moment le bouchon à injections intermittentes a été installé.
17. Retirer les gants et les jeter dans un sac à déchets biomédicaux.	Jeter les gants dans un tel sac évite la propagation de microorganismes pathogènes.

Étapes postexécutoires	Justifications
18. Effectuer les étapes postexécutoires communes décrites au début de cette section (pages 275 et 276).	

RAPPEL! Selon les établissements, les irrigations subséquentes peuvent être enregistrées sur le profil pharmacologique du client ou sur la feuille d'administration des médicaments (FADM). Une note décrivant l'état du site d'insertion du cathéter devrait être ajoutée à chaque quart de travail, à plus forte raison si une anormalité est constatée.

Éléments à consigner dans les notes d'évolution rédigées par l'infirmière

- La date et l'heure de l'installation du bouchon et de la tubulure de rallonge ainsi que celles du changement de pansement.
- L'état du site d'insertion du cathéter de perfusion.
- Le type de bouchon à injections intermittentes (à membrane, raccord clave ou CLC 2000).
- La solution d'irrigation et la quantité administrée.
- La perméabilité du cathéter (présence de retour veineux et absence de résistance au moment de l'injection).
- La réaction du client et sa collaboration.
- Toute réaction anormale ou indésirable survenue à la suite des soins. **Il faut également transmettre cette donnée au médecin traitant et à l'infirmière responsable du client.**

Exemple

2010-03-02   10:00   Cathéter I.V. irrigué avec 5 ml de NaCl 0,9 %. Administration de 0,5 ml d'héparine 100 unités/ml dans bouchon à injections intermittentes. Bouchon et cathéter I.V. perméables.

Notes personnelles

_____

_____

_____

_____

_____

MS 9.6

Ajout de médicaments au sac à perfusion intraveineuse

BUT

Administrer des médicaments par voie intraveineuse.

NOTIONS DE BASE

En plus de respecter les principes généraux d'administration des médicaments, l'infirmière doit connaître les méthodes de reconstitution des médicaments en poudre. Elle doit toujours s'assurer que les médicaments ajoutés à la solution de perfusion intraveineuse (I.V.) sont compatibles avec cette dernière. Compte tenu du fait que certains mélanges de médicaments ne sont stables que pendant 24 heures, il est important de respecter les recommandations du pharmacien à ce sujet.

MATÉRIEL

- Fiole ou ampoule de médicament prescrit
- Seringue de taille appropriée (de 3 à 20 ml)
- Aiguille stérile (de 2,5 à 3,7 cm, de calibre 20 à 22)
- Solvant stérile (eau, NaCl 0,9 % avec ou sans agent de conservation)

- Sac à perfusion (de 50 à 1000 ml)
- Tampons d'alcool 70 %
- Étiquette d'identification autocollante
- Feuille d'administration des médicaments (FADM)

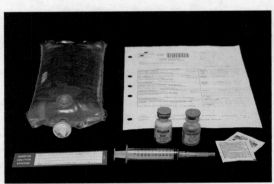

Étapes préexécutoires	Justifications
1. **Effectuer les étapes préexécutoires communes décrites au début de cette section (pages 274 et 275).**	

Étapes exécutoires	Justifications
2. Au moyen d'une seringue, prélever le médicament prescrit d'une ampoule ou d'une fiole ▶ **MS 5.8** .	La procédure est différente selon que l'on utilise une fiole ou une ampoule.
3. Désinfecter le site d'injection du sac à perfusion avec un tampon d'alcool 70 % et attendre au moins 30 secondes. 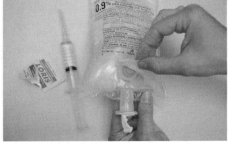	La désinfection réduit le risque d'introduction de microorganismes pathogènes dans le sac. Un délai minimal de 30 secondes est nécessaire pour que l'alcool produise son effet aseptisant.
4. Retirer le capuchon protecteur de l'aiguille de la seringue contenant le médicament sans la contaminer, c'est-à-dire en évitant que celle-ci touche le pourtour du capuchon.	Le pourtour du capuchon n'étant pas stérile, si l'aiguille y touche, elle sera alors considérée comme contaminée.

Étapes exécutoires	Justifications
Insérer l'aiguille au centre de l'opercule du site d'injection. 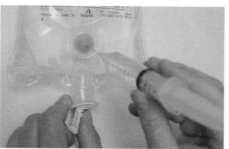	L'introduction de l'aiguille dans les parties latérales du site d'injection plutôt qu'au centre de l'opercule risque de provoquer une fuite du liquide.
Injecter lentement le médicament dans le sac à perfusion. 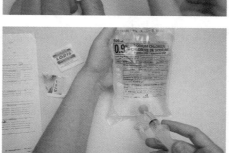	
5. Sans remettre le capuchon sur l'aiguille, jeter la seringue dans un contenant biorisque.	Recapuchonner l'aiguille augmente le risque de piqûre accidentelle.
6. Agiter doucement le sac à perfusion afin de bien mélanger le médicament à la solution. 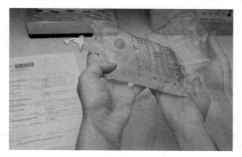	Agiter le sac assure une distribution uniforme du médicament dans la solution à perfusion.
7. Inscrire sur une étiquette le nom et la quantité du médicament ajouté, la posologie, la concentration obtenue, la date, l'heure et la vitesse d'administration, ainsi que vos initiales. Apposer l'étiquette sur le sac à perfusion. 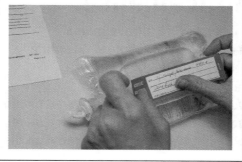	Cette information indique au personnel le contenu du sac à perfusion et à quel moment le médicament a été ajouté.

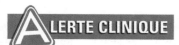 Il ne faut pas utiliser de crayons-feutres ni de marqueurs à encre permanente directement sur les sacs à perfusion, car l'encre pourrait traverser la surface plastique et contaminer la solution.

Étapes postexécutoires	Justifications
8. Effectuer les étapes postexécutoires communes décrites au début de cette section (pages 275 et 276).	
9. **ÉVALUATION** Revenir auprès du client dans les 30 minutes suivant la procédure afin d'évaluer sa réaction au médicament.	Cette évaluation permet de noter les effets thérapeutiques et de détecter l'apparition d'effets secondaires ou de réactions allergiques au médicament.

📁 Éléments à consigner dans les notes d'évolution rédigées par l'infirmière

- Le type de perfusion, le débit de la perfusion et le médicament ajouté au sac à perfusion.
- La vérification de la perméabilité du site de perfusion.
- La réaction du client et sa collaboration.
- Toute réaction anormale ou indésirable survenue à la suite des soins. **Il faut également transmettre cette donnée au médecin traitant et à l'infirmière responsable du client.**

Exemple

2010-02-03   13:00   *Gravol 100 mg I.V. dans 1000 ml de dextrose 5 % en perfusion à 100 ml/h.*
            13:30   *Client se dit moins nauséeux.*

▶ CHAPITRE 25
Administrer les médicaments de manière sécuritaire

▶ CHAPITRE 31
Contribuer au maintien des équilibres hydroélectrolytique et acidobasique

Administration d'un médicament par voie intraveineuse

 Vidéo

- **Médicament en bolus par voie intraveineuse dans la dérivation en « Y » de la tubulure du soluté**
- **Médicament en bolus par voie intraveineuse dans un bouchon à injections intermittentes**
- **Médicament par voie intraveineuse au moyen d'un minisac**
- **Médicament par voie intraveineuse au moyen d'un miniperfuseur**
- **Médicament par voie intraveineuse au moyen d'un dispositif de perfusion Buretrol^MD**

BUT	NOTIONS DE BASE
Obtenir un effet thérapeutique par l'administration d'un médicament par voie intraveineuse.	Avant de procéder à l'administration d'un médicament par voie intraveineuse (I.V.), l'infirmière doit évaluer la perméabilité du cathéter intraveineux et de la ligne à perfusion. Il est à noter que certains médicaments (p. ex., les antinéoplasiques) peuvent provoquer de la nécrose tissulaire advenant une infiltration dans les tissus entourant le site d'insertion du cathéter.

MATÉRIEL

- Voie d'accès veineuse avec bouchon à injections intermittentes à membrane, raccord clave ou CLC 2000
- Sac à perfusion avec tubulure
- Médicament en fiole ou en ampoule
- Seringues (calibre selon le volume à injecter)
- Seringue de 10 ml de solution physiologique avec dispositif sans aiguille ou avec aiguille stérile (calibre 20 à 23)

- Minisac
- Tubulures à perfusion de type Piggy Back primaire et secondaire
- Bouchon à injections intermittentes à membrane, raccord clave ou CLC 2000
- Fiole de NaCl 0,9 % à usage unique sans agent de conservation
- Fiole d'héparine 100 unités/ml
- Tampons d'alcool 70 %
- Montre avec trotteuse ou à affichage numérique

- Ruban adhésif hypoallergénique
- Étiquette d'identification autocollante
- Feuille d'administration des médicaments (FADM)

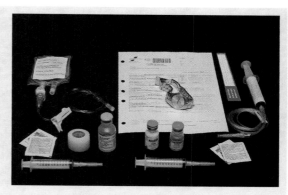

Étapes préexécutoires	Justifications
1. Effectuer les étapes préexécutoires communes décrites au début de cette section (pages 274 et 275).	

Étapes exécutoires	Justifications
2. Effectuer l'étape 3, 4, 5, 6 ou 7, selon le cas.	
▶ 3. Administrer un médicament en bolus par voie intraveineuse dans la dérivation en « Y » de la tubulure du soluté (avec ou sans aiguille).	
▶ 4. Administrer un médicament en bolus par voie intraveineuse dans un bouchon à injections intermittentes (dispositif avec ou sans aiguille).	
▶ 5. Administrer un médicament par voie intraveineuse au moyen d'un minisac.	
▶ 6. Administrer un médicament par voie intraveineuse au moyen d'un miniperfuseur.	
▶ 7. Administrer un médicament par voie intraveineuse au moyen d'un dispositif de perfusion Buretrol^MD.	
3. Administrer un médicament en bolus par voie intraveineuse dans la dérivation en « Y » de la tubulure du soluté (avec ou sans aiguille).	
3.1 Préparer le médicament prescrit à partir d'une fiole ou d'une ampoule en respectant les recommandations du fabricant et du pharmacien. Porter une attention particulière aux indications inscrites sur la FADM ou sur l'emballage du médicament quant à la méthode de reconstitution et de dilution ▶ MS 5.8 .	Une dilution inadéquate du médicament modifie la dose administrée au client et peut lui faire du tort.

Étapes exécutoires	Justifications
3.2 Inscrire sur une étiquette le nom du médicament, la quantité à administrer, la concentration, la date et l'heure de l'administration, ainsi que vos initiales. Apposer l'étiquette sur la seringue. 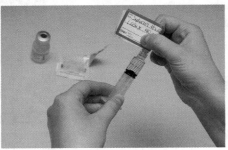	Cette information permet de connaître le contenu de la seringue et évite les erreurs d'administration de médicament.
3.3 Apporter les médicaments au client à l'heure prescrite en utilisant un plateau à médicaments.	Administrer les médicaments dans un délai de 30 minutes avant ou après l'heure prescrite maximise l'effet thérapeutique recherché.
3.4 Demander au client son nom et sa date de naissance. Comparer ces renseignements avec ceux inscrits sur son bracelet d'identité et sur la FADM.	Cette double vérification permet d'éviter une erreur d'identification dans le cas où le client est confus.

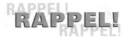 Il faut apporter un bracelet d'identité au client s'il n'en a pas ou si le sien est décoloré. On ne doit pas vérifier le nom du client uniquement de façon verbale en raison du risque d'erreur (p. ex., chez un client confus).

Étapes exécutoires	Justifications
3.5 Vérifier la perméabilité du cathéter intraveineux en pinçant la tubulure de la perfusion jusqu'à l'apparition d'un retour veineux. 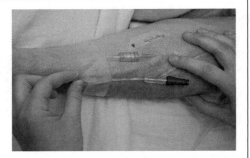	On doit constater un retour veineux avant de procéder à l'administration du médicament par cette voie afin d'éviter qu'il soit administré hors de la veine.
3.6 Saisir la dérivation en « Y » proximale. 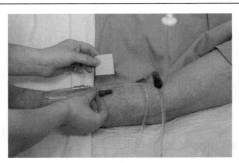	La dérivation proximale permet d'administrer le médicament plus directement dans la veine.

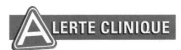 Si le médicament à administrer est incompatible avec la solution de perfusion I.V. en cours ou avec un médicament déjà ajouté à la solution, il faut fermer le presse-tube régulateur de débit et rincer la tubulure avec 10 ml de solution physiologique par la dérivation en « Y », avant et après l'administration du médicament. On doit laisser le presse-tube fermé pendant l'administration du médicament.

3.7 Désinfecter le site d'injection de la dérivation en « Y » avec un tampon d'alcool 70 %. Laisser sécher au moins 30 secondes.	La désinfection du site évite l'introduction de microorganismes pathogènes dans la circulation sanguine au moment de l'insertion de l'aiguille. Un délai minimal de 30 secondes est nécessaire pour que l'alcool produise son effet aseptisant.
3.8 Insérer l'aiguille de la seringue au centre de la membrane de la dérivation en « Y » ou ajointer la seringue au système sans aiguille de la dérivation en « Y ».	Insérer l'aiguille au centre de la membrane évite d'endommager le pourtour de la membrane, surtout dans le cas d'administrations répétées de médicaments par cette voie. L'utilisation d'un système sans aiguille diminue le risque de piqûre accidentelle.
3.9 Interrompre la perfusion en pinçant la tubulure au-dessus du site d'injection.	
3.10 Tirer le piston et aspirer jusqu'à ce qu'un peu de sang apparaisse dans le cathéter intraveineux.	L'apparition de sang confirme la perméabilité du cathéter et de la voie I.V.
3.11 Injecter lentement le médicament (une minute par millilitre ou selon les recommandations du pharmacien) en maintenant la tubulure pincée pendant l'injection.	Une injection trop rapide peut irriter les veines et provoquer ou accentuer certains effets secondaires du médicament. Pincer la tubulure évite que le médicament remonte dans celle-ci en amont du site d'injection.
3.12 Si le client ressent un malaise, interrompre l'injection et laisser le soluté couler pendant quelques secondes avant de reprendre l'administration du médicament.	Le soluté rince la veine et permet de diluer davantage le médicament.

MS 9.7

3.13 Lorsqu'il reste environ 1 ml dans la seringue, la retirer en effectuant une pression positive.

La pression positive empêche le sang de remonter dans le cathéter.

Une fois l'administration terminée, relâcher la tubulure.

3.14 Retirer la seringue et la jeter dans un contenant biorisque.

3.15 Vérifier le débit de la perfusion et le régler selon l'ordonnance.

Cette vérification permet de respecter la vitesse d'administration prescrite.

Passer à l'étape 8.

---

4. Administrer un médicament en bolus par voie intraveineuse dans un bouchon à injections intermittentes (dispositif avec ou sans aiguille).

4.1 Préparer le médicament prescrit à partir d'une fiole ou d'une ampoule en respectant les recommandations du fabricant et du pharmacien.

Une dilution inadéquate du médicament modifie la dose administrée au client et peut lui faire du tort.

Porter une attention particulière aux indications inscrites sur la FADM ou sur l'emballage du médicament quant à la méthode de reconstitution et de dilution ▶ MS 5.8 .

4.2 Préparer les seringues comme suit.

   a) Bouchon au salin : préparer deux seringues contenant 1 ml de NaCl 0,9 %.

La première seringue de NaCl permet de vérifier la perméabilité du cathéter avant l'administration du médicament et de le rincer. La deuxième seringue sert à irriguer le cathéter après l'administration du médicament.

   b) Bouchon hépariné : préparer une troisième seringue contenant 0,5 ml d'héparine 100 unités/ml.

La seringue d'héparine sert à irriguer le cathéter s'il s'agit d'un bouchon hépariné.

4.3 Inscrire sur des étiquettes le nom du médicament, la quantité à administrer, la concentration, la date et l'heure de l'administration, ainsi que vos initiales.

Cette information évite les erreurs d'administration, puisque que le NaCl et l'héparine sont tous deux transparents et qu'ils peuvent facilement être confondus.

Apposer les étiquettes sur les seringues.

4.4 Effectuer les étapes 3.3 à 3.5.

4.5 Désinfecter le site d'injection du bouchon à injections intermittentes (à membrane, raccord clave ou CLC 2000) avec un tampon d'alcool 70 % et laisser sécher au moins 30 secondes.

La désinfection du site évite l'introduction de microorganismes pathogènes dans la circulation sanguine au moment de l'insertion de l'aiguille ou de la seringue.

Un délai minimal de 30 secondes est nécessaire pour que l'alcool produise son effet aseptisant.

Étapes exécutoires	Justifications
4.6 Insérer l'aiguille de la seringue de NaCl 0,9 % au centre de la membrane du site d'injection du bouchon ou ajointer la seringue au bouchon raccord clave ou CLC 2000. Aspirer pour vérifier le retour veineux, puis injecter lentement le NaCl. 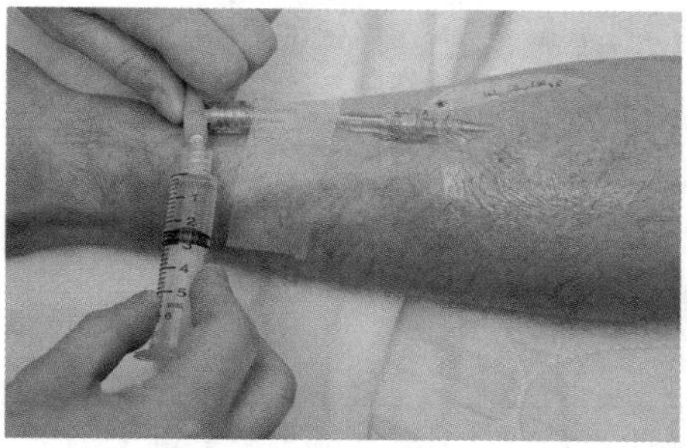	Insérer l'aiguille au centre de la membrane évite d'endommager son pourtour, surtout dans le cas d'administrations répétées de médicaments par cette voie. L'irrigation avec le NaCl permet d'évacuer le sang et les résidus médicamenteux du cathéter et du réservoir.
4.7 Retirer la seringue de NaCl 0,9 % sans contaminer le site d'injection. Insérer la seringue contenant le médicament.	Si le site d'injection a été contaminé accidentellement, le désinfecter de nouveau.
4.8 Injecter lentement le médicament (une minute par millilitre ou selon les recommandations du pharmacien). 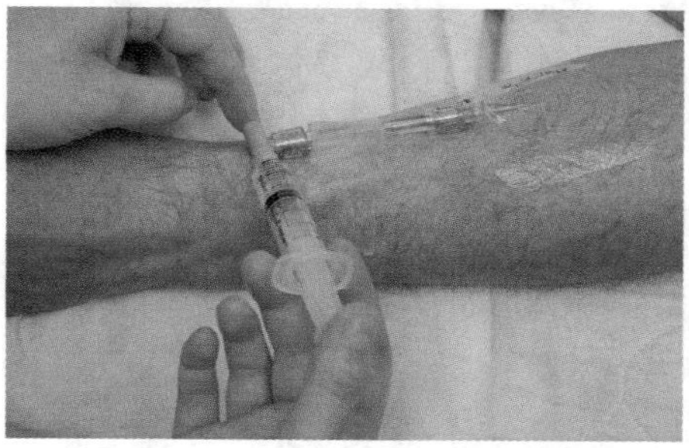	Une injection trop rapide du médicament peut irriter les veines et provoquer des réactions indésirables.
4.9 Retirer la seringue de médicament et la jeter dans un contenant biorisque.	
4.10 Procéder comme suit pour les autres injections. a) Bouchon au salin : insérer la deuxième seringue de NaCl 0,9 % et l'injecter lentement de la façon suivante : • bouchon à membrane : retirer la seringue en effectuant une pression positive lorsqu'il reste environ 1 ml dans la seringue ; • bouchon raccord clave : retirer la seringue en maintenant son piston enfoncé afin d'exercer une pression positive ; • bouchon CLC 2000 : il n'est pas nécessaire d'exercer une pression positive, car la pression s'effectue automatiquement au moment du retrait de la seringue du bouchon. b) Bouchon hépariné : injecter le NaCl 0,9 % (étape a) ci-dessus), puis insérer la seringue contenant 0,5 ml d'héparine 100 unités/ml et l'injecter lentement.	Une injection lente permet à la solution de rester à l'intérieur du cathéter plutôt que d'être expulsée dans la circulation sanguine. La pression positive évite que le sang remonte dans le cathéter et le bloque.
4.11 Retirer la seringue et la jeter dans un contenant biorisque. Passer à l'étape 8.	
5. Administrer un médicament par voie intraveineuse au moyen d'un minisac.	
5.1 Préparer le médicament prescrit à partir d'une fiole ou d'une ampoule ▸ **MS 5.8** . S'assurer de la compatibilité du médicament avec la solution du minisac à laquelle il sera ajouté.	Cette vérification prévient la survenue de réactions indésirables.

MS 9.7

Étapes exécutoires	Justifications
5.2 Injecter le médicament dans le minisac ▶ **MS 9.6** ou utiliser le minisac préparé par la pharmacie.	
5.3 Ouvrir l'emballage d'une tubulure de type Piggy Back secondaire et fermer le presse-tube régulateur de débit. Retirer la gaine protectrice de la fiche perforante de la tubulure et l'insérer dans le minisac.	La fermeture du presse-tube empêche la solution de couler au moment de l'insertion de la fiche perforante dans le minisac et évite la formation de bulles d'air dans la tubulure.
5.4 Comprimer la chambre compte-gouttes et la relâcher pour la remplir jusqu'à la ligne de démarcation (environ la moitié). Si la chambre compte-gouttes est trop remplie, pincer la tubulure sous la chambre, renverser le sac à perfusion et comprimer la chambre compte-gouttes.	Le relâchement de la pression produit un effet de succion, permettant au liquide d'entrer dans la chambre compte-gouttes. L'orifice de stillation ne doit jamais être submergé afin que l'on puisse calibrer le débit de la perfusion.
5.5 Retirer le capuchon de l'embout raccord mâle de la tubulure et le déposer sur une surface propre en évitant de le contaminer. S'il a été contaminé accidentellement, le jeter à la poubelle et le remplacer par une aiguille stérile. Ouvrir le presse-tube régulateur de débit et procéder au vide d'air de la tubulure.	Le capuchon protecteur sera remis en place une fois le vide d'air terminé. Le vide d'air se fait par gravité.
5.6 Une fois le vide d'air terminé, fermer le presse-tube régulateur de débit. Remettre le capuchon protecteur ou une aiguille stérile si celui-ci a été contaminé.	La fermeture du presse-tube régulateur de débit évite la perte accidentelle de solution.

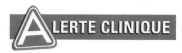

ALERTE CLINIQUE Les tubulures pour perfusion intermittente qui sont connectées et déconnectées à chaque administration de médicament doivent être changées toutes les 24 heures afin d'éviter la contamination bactérienne.

Étapes exécutoires	Justifications
5.7 Effectuer les étapes 3.4 et 3.5.	
5.8 Suspendre le minisac à la tige à perfusion.	
5.9 Désinfecter le site d'injection de la dérivation en « Y » distale de la tubulure Piggy Back primaire avec un tampon d'alcool 70 %. Laisser sécher au moins 30 secondes.	La désinfection du site évite l'introduction de microorganismes pathogènes dans la circulation sanguine au moment de l'insertion de la tubulure secondaire. Un délai minimal de 30 secondes est nécessaire pour que l'alcool produise son effet aseptisant.

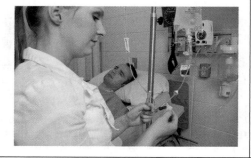

Étapes exécutoires	Justifications
5.10 Ajointer la tubulure secondaire à la dérivation en « Y » distale (système sans aiguille) ou insérer l'aiguille fixée à la tubulure secondaire au centre de la membrane du site d'injection de la dérivation en « Y » distale (système avec aiguille). 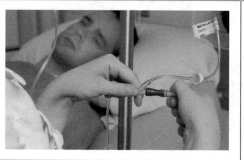	
5.11 Stabiliser la jonction avec du ruban adhésif hypoallergénique.	Stabiliser la jonction évite que la tubulure se détache accidentellement de la dérivation en « Y ».
5.12 Utiliser le crochet de plastique fourni dans l'emballage de la tubulure secondaire de type Piggy Back pour y suspendre la perfusion primaire et, de ce fait, l'abaisser. 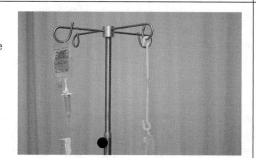	L'administration de médicaments par minisac se fait par gravité. Le sac contenant le plus gros volume de solution doit être installé plus bas que celui qui en contient moins. La dérivation en « Y » distale de la tubulure primaire comporte une valve antireflux empêchant le soluté primaire de se transvaser par gravité dans le minisac.
5.13 Ouvrir le presse-tube de la tubulure secondaire au maximum et régler le débit au moyen du presse-tube régulateur de débit de la tubulure primaire. 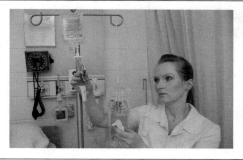	

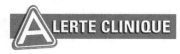 **ALERTE CLINIQUE** Si le médicament à administrer est incompatible avec la solution de la perfusion primaire ou avec un médicament qui y est ajouté, on doit rincer la tubulure avec 20 ml de NaCl 0,9 % stérile avant et après l'administration du médicament. La tubulure de la perfusion primaire devra demeurer clampée pendant toute l'administration de la perfusion secondaire.

5.14 Une fois la perfusion secondaire terminée, fermer le presse-tube et replacer le sac à perfusion primaire sur la tige à perfusion.	Le dispositif demeure en place jusqu'à la prochaine administration.
Régler à nouveau le débit au moyen du presse-tube de la tubulure primaire.	Le débit de la perfusion primaire doit correspondre au débit prescrit par le médecin.
Passer à l'étape 8.	
6. Administrer un médicament par voie intraveineuse au moyen d'un miniperfuseur.	
6.1 Préparer le médicament prescrit à partir d'une fiole ou d'une ampoule en respectant les recommandations du fabricant et du pharmacien.	Une dilution inadéquate du médicament modifie la dose administrée au client et peut lui faire du tort.
Porter une attention particulière aux indications inscrites sur la FADM ou sur l'emballage du médicament quant à la méthode de reconstitution et de dilution ▶ MS 5.8 .	

Étapes exécutoires	Justifications
6.2 Inscrire sur une étiquette le nom du médicament, la quantité à administrer, la concentration, la date et l'heure de l'administration, ainsi que vos initiales. Apposer l'étiquette sur la seringue.	Cette information permet de connaître le contenu de la seringue et évite les erreurs d'administration de médicament.
6.3 Ajointer la seringue contenant le médicament à la tubulure du miniperfuseur et faire le vide d'air de la tubulure en appuyant lentement sur le piston de la seringue. 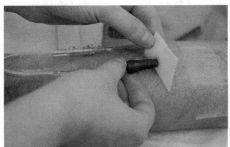	Le vide d'air doit être fait lentement afin d'éviter la perte accidentelle de médicament.
6.4 S'assurer que le miniperfuseur est au chevet du client, sinon en apporter un.	
6.5 Effectuer les étapes 3.4 et 3.5.	
6.6 Insérer la seringue dans le boîtier du miniperfuseur en veillant à ce qu'elle soit bien fixée. Suspendre le miniperfuseur à la tige à perfusion.	La seringue doit être bien fixée dans le boîtier du miniperfuseur pour que le médicament soit administré.
6.7 Désinfecter le site d'injection de la dérivation en « Y » distale avec un tampon d'alcool 70 %. Laisser sécher au moins 30 secondes.	La désinfection du site évite l'introduction de microorganismes pathogènes dans la circulation sanguine. Un délai minimal de 30 secondes est nécessaire pour que l'alcool produise son effet aseptisant.
6.8 Ajointer la tubulure du miniperfuseur au site d'injection de la dérivation en « Y » distale (système sans aiguille) ou insérer l'aiguille fixée à la tubulure du miniperfuseur au centre de la membrane du site d'injection de la dérivation en « Y » distale (système avec aiguille). 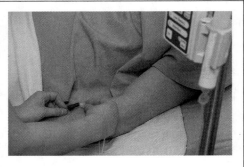	L'utilisation d'un système sans aiguille diminue le risque de piqûre accidentelle. Insérer l'aiguille au centre de la membrane évite d'endommager son pourtour, surtout dans le cas d'administrations fréquentes de médicaments par cette voie.

Étapes exécutoires	Justifications
6.9 Demander au client de signaler toute réaction inhabituelle au site d'injection (rougeur, sensibilité, démangeaison).	Cette précaution permet de surveiller la réaction du client au traitement et d'intervenir rapidement, si nécessaire.
6.10 Appuyer sur le bouton « départ » de l'appareil.	Le miniperfuseur injecte le médicament de façon constante et régulière.
Enclencher l'alarme (facultatif). Passer à l'étape 8.	L'alarme sonnera en cas de problème en cours d'administration ou lorsque celle-ci sera terminée.
7. Administrer un médicament par voie intraveineuse au moyen d'un dispositif de perfusion Buretrol^{MD}.	
7.1 Effectuer les étapes 3.1 à 3.6.	
7.2 Remplir le dispositif de perfusion Buretrol^{MD} de soluté (de 50 à 100 ml) en utilisant le presse-tube régulateur de débit de la tubulure.	
7.3 Désinfecter le site d'injection situé au-dessus du sommet du dispositif de perfusion Buretrol^{MD} avec un tampon d'alcool 70 %. Laisser sécher au moins 30 secondes.	La désinfection du site évite l'introduction de microorganismes pathogènes au moment de l'injection du médicament dans le dispositif de perfusion Buretrol^{MD}. Un délai minimal de 30 secondes est nécessaire pour que l'alcool produise son effet aseptisant.
7.4 Ajointer la seringue au site d'injection du dispositif de perfusion Buretrol^{MD} (système sans aiguille) ou insérer l'aiguille de la seringue au centre de la membrane du site d'injection. Injecter lentement le médicament dans le dispositif.	L'utilisation d'un système sans aiguille diminue le risque de piqûre accidentelle. Insérer l'aiguille au centre de la membrane évite d'endommager la membrane au pourtour du site d'injection, surtout dans le cas d'administrations fréquentes de médicaments par cette voie. Une injection rapide peut faire mousser la solution.
7.5 Retirer la seringue et la jeter dans un contenant biorisque.	

Étapes exécutoires		Justifications
7.6 Rouler délicatement le dispositif de perfusion Buretrol^{MD} entre les deux mains. Éviter de mouiller le filtre à air situé au-dessus du dispositif de perfusion Buretrol^{MD}.	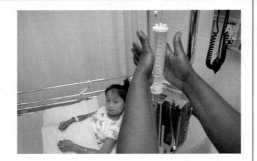	Le mouvement de rotation permet de mélanger le médicament et la solution, rendant ainsi le liquide homogène. Un filtre mouillé nuit à l'administration de la solution.
7.7 Régler la vitesse de perfusion selon le débit prescrit au moyen du presse-tube de la tubulure de perfusion.		Ce réglage permet de respecter l'ordonnance médicale.
7.8 Inscrire sur une étiquette le nom du client, le nom du médicament, le volume de dilution, la posologie et la durée de perfusion, ainsi que vos initiales. Apposer l'étiquette sur le dispositif de perfusion Buretrol^{MD}.	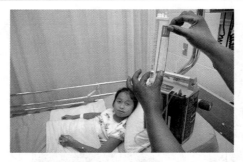	L'étiquette informe le personnel soignant du médicament administré et évite que d'autres médicaments soient ajoutés par erreur dans le dispositif de perfusion Buretrol^{MD}.

Étapes postexécutoires	Justifications
8. **Effectuer les étapes postexécutoires communes décrites au début de cette section (pages 275 et 276).**	
9. **ÉVALUATION** Revenir auprès du client dans les 30 minutes suivant la procédure afin d'évaluer sa réaction au médicament.	Cette évaluation permet de noter les effets thérapeutiques et de détecter l'apparition d'effets secondaires ou de réactions allergiques au médicament.

 Éléments à consigner dans les notes d'évolution rédigées par l'infirmière

- La date et l'heure de l'administration.
- Le nom du médicament, la dose administrée et la voie d'administration.
- La quantité et le type de solution utilisée pour le rinçage du bouchon à injections intermittentes.
- La réaction du client et sa collaboration.
- Toute réaction anormale ou indésirable survenue à la suite des soins. **Il faut également transmettre cette donnée au médecin traitant et à l'infirmière responsable du client.**

Exemple

2010-05-25   06:00   Métronidazole 500 mg I.V. administré par minisac en 60 min avec dérivation de NaCl 0,9 %.
Site du cathéter I.V. intact.

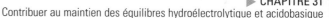

MS 9.8

Retrait d'une perfusion et du cathéter intraveineux périphérique

[Vidéo]

BUT

Interrompre temporairement ou définitivement une thérapie intraveineuse périphérique.

NOTIONS DE BASE

Un cathéter intraveineux peut être retiré pour les raisons suivantes : le médecin demande de cesser la perfusion ; le site d'insertion du cathéter présente des signes d'infiltration, d'inflammation, d'occlusion ou d'infection ; le protocole en vigueur dans l'établissement recommande de le retirer après un certain nombre de jours. Au moment du retrait, l'infirmière doit évaluer l'intégrité des tissus entourant le site d'insertion du cathéter afin de déceler tout signe d'inflammation, d'infection ou d'induration et doit assurer le suivi, le cas échéant.

MATÉRIEL

- Compresse de gaze stérile 5 cm
- Gants non stériles
- Ruban adhésif hypoallergénique
- Tampon d'alcool 70 %, au besoin

Étapes préexécutoires	Justifications
1. **Effectuer les étapes préexécutoires communes décrites au début de cette section (pages 274 et 275).**	

Étapes exécutoires	Justifications
2. Mettre des gants non stériles.	Le port de gants évite les contacts directs avec les liquides biologiques du client et la transmission de microorganismes pathogènes.
3. Fermer le presse-tube régulateur de débit.	La fermeture du presse-tube évite l'écoulement du soluté au moment du retrait du cathéter.
4. Stabiliser le cathéter de la main non dominante. De la main dominante, décoller la pellicule transparente adhésive qui recouvre le site d'insertion du cathéter en l'étirant doucement parallèlement à la peau. 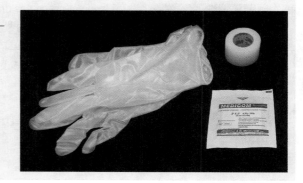 Si la pellicule transparente est de type IV 3000, on peut la frotter avec un tampon d'alcool 70 % pour la décoller. Retirer le ruban adhésif hypoallergénique qui retient la tubulure.	La stabilisation du cathéter prévient son déplacement accidentel.

Étapes exécutoires		Justifications
5. Avec une main, placer une compresse stérile sur le site d'insertion du cathéter. De l'autre main, retirer lentement le cathéter en le maintenant parallèle à la peau. Jeter le cathéter dans un contenant biorisque.	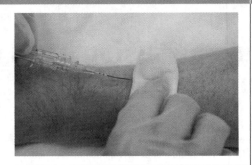	La compresse sert à recouvrir le site d'insertion et à absorber le sang qui s'écoulera au moment du retrait du cathéter.
6. Effectuer une pression sur le site d'insertion au moyen de la compresse pendant une à trois minutes.		La compression favorise l'hémostase et permet d'éviter la formation d'un hématome au site d'insertion I.V.

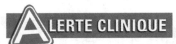 **ALERTE CLINIQUE** Si le client prend des anticoagulants (Aspirin^MD, héparine, warfarine ou autre), la compression doit être maintenue pendant 5 à 10 minutes, afin de permettre une hémostase.

7. Retirer les gants et les jeter dans un sac à déchets biomédicaux avec la tubulure de perfusion.		Jeter les gants et la tubulure dans un tel sac évite la propagation de microorganismes pathogènes.

Étapes postexécutoires		Justifications
8. Effectuer les étapes postexécutoires communes décrites au début de cette section (pages 275 et 276).		
9. ÉVALUATION Réévaluer le site d'insertion 15 minutes plus tard.		Cette vérification permet de s'assurer qu'il n'y a plus de saignement et de déceler la présence d'un hématome.

 ## Éléments à consigner dans les notes d'évolution rédigées par l'infirmière

- La date et l'heure du retrait de la perfusion.
- L'apparence du site d'insertion du cathéter intraveineux.
- La réaction du client et sa collaboration.
- Toute réaction anormale ou indésirable survenue à la suite des soins. **Il faut également transmettre cette donnée au médecin traitant et à l'infirmière responsable du client.**

Exemple

2010-05-24 14:00 Perfusion cessée. Cathéter I.V. enlevé avant-bras gauche. Cathéter et site d'insertion intacts.

Notes personnelles

_____

_____

_____

_____

Méthodes liées aux soins périopératoires

Étapes préexécutoires communes de la section 10

Ces étapes constituent les considérations et les actions préexécutoires communes aux méthodes liées aux soins périopératoires. Elles assurent l'application appropriée des principes de soins et sont regroupées en début de section afin d'alléger le texte de chacune des méthodes.

Étapes préexécutoires communes	Justifications
1. **Effectuer les étapes préexécutoires générales décrites au début du guide (pages 1 et 2).**	
2. **ÉVALUATION** Évaluer la fonction respiratoire du client et le risque de complications postopératoires.	Durant l'anesthésie générale, l'expansion pulmonaire est réduite et le réflexe de toux se trouve supprimé, ce qui produit une accumulation de mucus dans les voies respiratoires. À la suite de l'anesthésie, le client doit faire des exercices respiratoires afin de recouvrer son expansion pulmonaire antérieure.
S'informer de la présence d'une maladie pulmonaire chronique (BPCO, emphysème, asthme) ou de tout problème pouvant avoir un effet sur la capacité respiratoire du client en période postopératoire.	Des antécédents de maladie pulmonaire chronique et la consommation de cigarettes diminuent la capacité d'expansion pulmonaire et augmentent le risque d'atélectasie.
3. **ÉVALUATION** Évaluer la capacité du client à prendre des inspirations profondes et à tousser. Observer les mouvements de sa cage thoracique afin d'évaluer l'amplitude respiratoire.	Cette évaluation permet de déterminer le potentiel respiratoire du client. Ces données pourront aussi servir de référence après l'opération.
4. **ÉVALUATION** Évaluer la circulation veineuse des membres inférieurs. Prendre en considération les facteurs de risque favorisant le développement d'une thrombophlébite en période postopératoire.	La présence simultanée d'une stase veineuse liée à l'immobilisation, d'un trouble d'hypercoagulation et d'un traumatisme veineux augmente le risque de formation d'un thrombus.
Vérifier s'il y a induration, œdème, rougeur localisée, douleur aux mollets, stase veineuse ou signes d'hypercoagulabilité.	Le ralentissement de la circulation sanguine, par suite d'une anesthésie générale, favorise la formation de caillots.
5. **ÉVALUATION** Évaluer la capacité du client à se déplacer seul.	Cette évaluation permet de planifier l'aide nécessaire à sa mobilisation.

Exercices respiratoires et physiques

- **Respiration abdominale ou diaphragmatique**
- **Spirométrie incitative**
- **Changement de position dans le lit**
- **Exercices des membres inférieurs**

BUT

Prévenir la survenue d'une atélectasie ou d'une thrombophlébite en période postopératoire.

NOTIONS DE BASE

L'enseignement d'exercices respiratoires et physiques contribue à prévenir la survenue de complications postopératoires telles l'atélectasie et la thrombophlébite. L'infirmière doit évaluer correctement la capacité du client à comprendre l'enseignement et adapter les exercices à son état de santé. En période postopératoire, elle doit veiller à ce que le client exécute les exercices.

MATÉRIEL

- Spiromètre

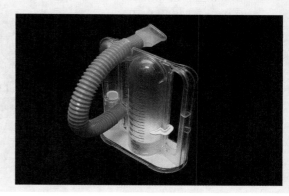

Étapes préexécutoires	Justifications
1. Effectuer les étapes préexécutoires communes décrites au début de cette section (page 318).	
2. Expliquer au client l'importance des exercices respiratoires et physiques en période postopératoire.	Le client qui comprend bien le but et les avantages de ces exercices sera plus enclin à les effectuer.

Étapes exécutoires	Justifications
3. Effectuer l'étape 4, 5, 6 ou 7, selon le cas.	
▶ **4.** Enseigner la respiration abdominale ou diaphragmatique.	
▶ **5.** Enseigner la spirométrie incitative.	
▶ **6.** Enseigner à changer de position dans le lit.	
▶ **7.** Enseigner les exercices des membres inférieurs.	
4. Enseigner la respiration abdominale ou diaphragmatique.	
4.1 Aider le client à prendre une position confortable, de préférence assis au bord du lit ou dans un fauteuil. L'exercice peut aussi être fait en position Fowler, de décubitus dorsal ou debout.	La position assise favorise l'expansion diaphragmatique.

Étapes exécutoires	Justifications
4.2 Se placer face au client ou à côté de celui-ci, devant un miroir.	Le client doit bien voir l'infirmière faire l'exercice.
4.3 Demander au client de se placer les mains sur l'abdomen au niveau de la région périombilicale et d'entrecroiser légèrement les doigts.	Placer ses mains ainsi permet au client de sentir les mouvements de sa cage thoracique et de son abdomen.
4.4 Demander au client d'inspirer lentement et profondément par le nez en fermant la bouche. Le client doit sentir son abdomen se soulever et ses doigts se séparer légèrement durant l'inspiration.	Des inspirations lentes et profondes par le nez évitent l'hyperventilation et contribuent à réchauffer, à humidifier et à filtrer l'air.
4.5 Préciser au client qu'il ne doit pas soulever les épaules ni gonfler le thorax à l'inspiration.	L'utilisation des muscles des épaules et du thorax augmente la dépense d'énergie.
4.6 Demander au client de retenir sa respiration en comptant lentement jusqu'à trois, puis d'expirer par la bouche en pinçant légèrement les lèvres et en soufflant comme pour éteindre une chandelle.	Cette méthode permet d'expulser graduellement l'air et d'augmenter la pression de l'air dans les bronches.
4.7 Demander au client de répéter l'exercice toutes les heures (4 ou 5 respirations chaque fois) jusqu'à ce qu'il reprenne ses activités normales. Passer à l'étape 8.	Effectuer les exercices à cette fréquence aide à prévenir les complications pulmonaires telles l'atélectasie et la pneumonie.
5. Enseigner la spirométrie incitative.	La spirométrie permet de dilater les alvéoles affaissées lors de l'anesthésie et d'améliorer les échanges gazeux.
5.1 Aider le client à prendre une position confortable : assis au bord du lit ou au fauteuil, en position Fowler ou semi-Fowler.	Ces positions favorisent l'expansion pulmonaire.
5.2 Demander au client de tenir le spiromètre en position verticale.	Tenir l'appareil à la verticale maximise son fonctionnement.

Étapes exécutoires	Justifications
5.3 Demander au client d'expirer normalement, puis de porter l'embout buccal à sa bouche et de l'entourer avec ses lèvres.	Bien fermer la bouche autour de l'embout évite les fuites d'air.
5.4 Demander au client d'inspirer lentement et profondément afin que la boule que contient le cylindre (ou un autre repère visuel, selon le modèle utilisé) monte le plus haut possible. Dire au client de maintenir sa respiration pendant au moins deux secondes, puis de retirer l'embout et d'expirer lentement. Avec le temps, le client devra apprendre à retenir sa respiration jusqu'à six secondes.	Une inspiration profonde et prolongée favorise l'expansion pulmonaire et l'ouverture des alvéoles.
5.5 Faire une démonstration au client, au besoin.	
5.6 Demander au client de tousser deux ou trois fois.	La toux aide à expulser les sécrétions accumulées dans les poumons.

ALERTE CLINIQUE La toux est contre-indiquée en période postopératoire chez les clients qui ont subi une chirurgie au cerveau, à la moelle épinière, à la tête ou aux yeux, car elle peut provoquer une augmentation de la pression intracrânienne.

5.7 Demander au client de refaire le même exercice 2 fois par heure (4 ou 5 inspirations chaque fois) sans dépasser 10 à 12 inspirations par heure. Retirer l'embout buccal et le rincer entre chaque séance d'exercices. Passer à l'étape 8.	
6. Enseigner à changer de position dans le lit.	
6.1 Vérifier s'il y a des contre-indications à ce que le client se tourne d'un côté ou de l'autre.	
6.2 Baisser la tête du lit au niveau le plus bas toléré le client. Laisser les ridelles levées.	Pour le client, il est plus facile de se tourner lorsque le lit est à l'horizontale. Les ridelles en position levée préviennent les chutes. De plus, le client s'en servira pour se tourner.
6.3 Demander au client de déplacer ses pieds vers le bord gauche du lit (pour un déplacement latéral vers la droite) et de plier les genoux, si son état le permet. Lui dire de soulever les fesses et de déplacer son corps vers le bord du lit du même côté que ses pieds.	Pour le client, se trouver sur le bord du lit facilite son déplacement en position latérale.

MS 10.1

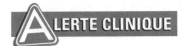

Étapes exécutoires	Justifications

6.4 Si le client a subi une chirurgie, lui demander de placer sa main droite sur le site de l'incision.

Pour se tourner vers la droite, le client doit étendre la jambe droite et garder la jambe gauche pliée.

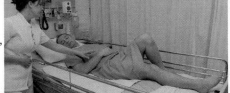

Avoir la main sur l'incision maintient les sutures en place pendant le déplacement et réduit le tiraillement de celles-ci.

La jambe qui est étendue stabilise la position du client et celle qui est fléchie sert de levier.

ALERTE CLINIQUE Si le client a subi une chirurgie vasculaire aux membres inférieurs, il aura besoin d'aide pour se tourner de la position latérale droite à la position latérale gauche, et vice-versa.

6.5 Demander au client de saisir la ridelle du côté droit du lit avec la main gauche et de tirer sur la ridelle en poussant avec le pied gauche pour rouler.

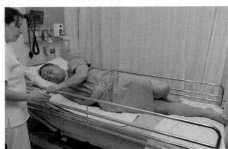

En tirant sur la ridelle, le client fournit moins d'effort pour se tourner sur le côté.

6.6 Expliquer au client qu'il devra procéder de la façon inverse pour se tourner sur le côté gauche.

6.7 Donner pour directive au client de changer de position toutes les deux heures.

Passer à l'étape 8.

Changer de position régulièrement diminue le risque de complications vasculaires et pulmonaires.

ALERTE CLINIQUE Il faut aviser le médecin traitant ou l'infirmière responsable du client dès l'apparition de signes de thrombophlébite.

---

7. Enseigner les exercices des membres inférieurs.

7.1 Aider le client à s'installer en position de décubitus dorsal.

7.2 Placer une main sur un pied du client et lui faire exécuter des mouvements de rotation de la cheville.

Répéter la rotation quatre ou cinq fois par cheville.

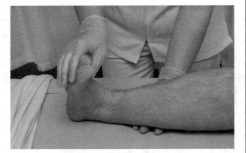

Ces mouvements favorisent la mobilité de l'articulation et le retour veineux. Ils aident ainsi à prévenir la formation d'un thrombus.

7.3 Demander au client d'étirer un pied vers le pied du lit (dorsiflexion), puis de le ramener vers lui (flexion), de façon à sentir l'étirement de ses muscles.

Lui faire répéter le mouvement quatre ou cinq fois par pied.

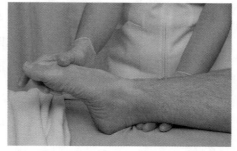

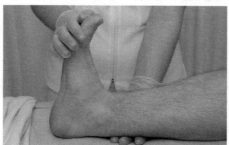

7.4 Demander au client d'exercer ses quadriceps en contractant les genoux un à la fois et en les poussant vers le matelas.

Lui faire répéter le mouvement quatre ou cinq fois par jambe.

La contraction des muscles du dessus des jambes favorise la mobilité de l'articulation du genou et le retour veineux.

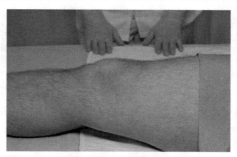

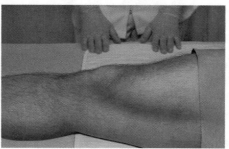

7.5 Demander au client de lever chacune des jambes alternativement et d'effectuer des mouvements de pédalage.

Lui faire faire quatre ou cinq mouvements par jambe.

Le pédalage stimule la contraction des quadriceps et favorise leur relaxation.

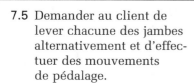

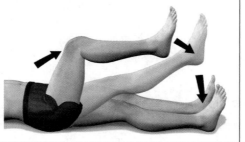

Étapes postexécutoires	Justifications
8. **ÉVALUATION** Évaluer le degré de compréhension du client et sa capacité à respecter les consignes.	Le client doit bien comprendre pourquoi et comment faire les exercices afin de pouvoir les exécuter lui-même.
Superviser le client au moment d'une première application des exercices enseignés.	Cette supervision permet de s'assurer de la compréhension du client et de l'exécution adéquate des exercices enseignés.
9. Effectuer les étapes postexécutoires générales décrites au début du guide (pages 3 et 4).	

📁 **Éléments à consigner dans les notes d'évolution rédigées par l'infirmière**

- La date et l'heure de l'enseignement.
- Les exercices enseignés.
- La réaction du client et sa collaboration.

Exemple

2010-05-06 19:30 Enseignement fait sur les exercices respiratoires et physiques.
Client comprend l'enseignement et me le montre en exécutant chacun des exercices devant moi.

▶ **CHAPITRE 39**
Prodiguer des soins périopératoires

▶ **CHAPITRE 27**
Encourager l'exercice et réduire les risques liés à la mobilité restreinte

Mise en place de bas antiemboliques

BUT

Maintenir une pression externe sur les muscles des membres inférieurs pour favoriser le retour veineux, diminuer l'œdème et éviter la formation d'un thrombus dans ces membres.

NOTIONS DE BASE

Les bas favorisent le retour veineux et contribuent à diminuer la stase et la distension veineuses. La pression optimale que devraient fournir les bas antiemboliques est de 20 à 30 mm Hg à la cheville et de 8 mm Hg du milieu au haut de la cuisse. Avant de mettre pour la première fois des bas antiemboliques à un client, l'infirmière doit évaluer ses membres inférieurs pour déterminer la qualité de la circulation (dans les artères tibiale postérieure et pédieuse), la couleur, la température et l'état de la peau, ainsi que la présence d'œdème. Ces éléments devraient être évalués à chaque quart de travail.

Il ne faut pas mettre de bas antiemboliques à un client présentant une insuffisance artérielle, une claudication intermittente, de l'ischémie, une artériopathie des membres inférieurs (liée au diabète), une neuropathie périphérique, une insuffisance cardiaque incontrôlée, un œdème aigu pulmonaire (OAP) ou une allergie au matériel utilisé dans la confection des bas.

MATÉRIEL

- Bas antiemboliques de la taille appropriée
- Ruban à mesurer
- Gants de caoutchouc, au besoin

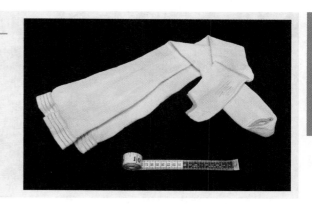

Étapes préexécutoires	Justifications
1. **Effectuer les étapes préexécutoires communes décrites au début de cette section (page 318).**	
2. Vérifier l'ordonnance médicale.	Une ordonnance est requise pour la mise en place de bas antiemboliques.
3. **ÉVALUATION** Évaluer la présence de signes, de symptômes ou d'affections qui pourraient constituer une contre-indication à l'utilisation de bas antiemboliques :	
• une dermatite, une réaction allergique, une thrombophlébite ou une lésion de la peau ;	Le port de bas antiemboliques peut aggraver ces symptômes ou affections.
• une greffe cutanée récente ;	Une pression continue est nécessaire pour que la greffe adhère à la zone receveuse ; toutefois, une pression trop forte pourrait causer une nécrose de la greffe.
• une cyanose, des extrémités froides et une augmentation du temps de remplissage capillaire (qui indiquent une altération de la circulation dans les membres inférieurs).	Les bas antiemboliques peuvent être nuisibles si la circulation est déficiente.

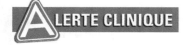

LERTE CLINIQUE

En présence de problèmes circulatoires des membres inférieurs, l'infirmière doit recommander au client :

- d'éviter les activités favorisant la stase veineuse (p. ex., croiser les jambes ou placer des oreillers sous les genoux pour surélever les jambes) ;
- d'élever les jambes afin d'améliorer le retour veineux lorsque cela est possible (toutefois, le client qui souffre d'un problème artériel ne tolérera pas la position jambes élevées et ne supportera la position allongée que pour de courtes périodes, car ses jambes sont moins douloureuses en position déclive) ;
- de ne jamais se masser les jambes.

4. Les bas antiemboliques doivent être ajustés à la taille des jambes du client. Pour ce faire, mesurer : • la circonférence de la cuisse à sa partie la plus large ;	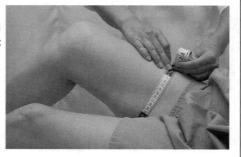	La taille des bas antiemboliques doit correspondre aux directives du fabricant. Des bas trop grands ne soutiendront pas adéquatement les extrémités, alors que des bas trop petits gêneront la circulation.

Étapes préexécutoires	Justifications

- la circonférence du mollet à sa partie la plus large ;

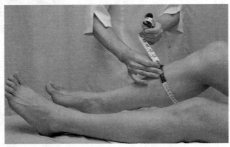

- la longueur de la jambe, du talon au pli interfessier (pour le bas mi-cuisse) ou du talon au creux poplité (pour le bas au genou).

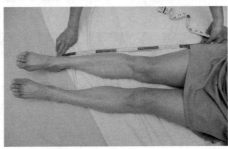

Étapes exécutoires	Justifications

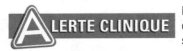

Les bas antiemboliques doivent être mis en place avant le lever du client. Si le client est debout depuis un certain temps, il doit demeurer assis ou allongé de 15 à 30 minutes, les jambes surélevées, avant de mettre les bas.

5. Relever la tête du lit légèrement et installer le client en position de décubitus dorsal.	La position couchée facilite la procédure.
6. Nettoyer les jambes et les pieds du client à l'eau savonneuse, puis bien les sécher.	
7. Mettre des gants de caoutchouc au besoin.	Les gants de caoutchouc offrent une meilleure prise et évitent de déchirer les bas.
8. À l'aide des doigts, enrouler le bas sur les pouces jusqu'à son extrémité. 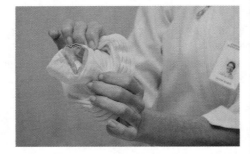	Avoir le bas enroulé sur les pouces permet de le mettre plus facilement.
9. Placer le bas enroulé sur les orteils du client. 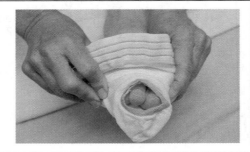	

| --- | --- |
10. Insérer le bas sur le pied du client en s'assurant de bien l'ajuster aux orteils et au talon.	
11. Faire glisser le bas sur le mollet jusqu'à ce qu'il soit complètement étiré en s'assurant qu'il n'y a pas de plis. Prendre soin de bien étirer le bas aux orteils afin qu'ils ne soient pas comprimés.	Les plis peuvent gêner le retour veineux et entraîner une perturbation de la circulation sanguine.
12. Répéter les étapes 8 à 11 pour l'autre bas.	

Étapes postexécutoires	Justifications
13. Informer le client de ne pas rouler le bas sur le mollet, même partiellement.	Rouler le bas sur le mollet provoque un effet de constriction, voire de strangulation, qui gêne le retour veineux.
14. Vérifier régulièrement la qualité de la circulation dans les membres inférieurs, la présence d'œdème, de même que la coloration et la température de la peau. S'assurer que les bas sont bien placés et qu'ils ne présentent pas de plis ou de resserrement.	
15. Enlever les bas pour la nuit, à moins de prescription contraire sur l'ordonnance médicale.	Certains clients plus à risque doivent porter les bas antiemboliques en tout temps, alors que d'autres peuvent les enlever pour la nuit.

RAPPEL! Si les bas sont portés pendant une longue période de temps, il est préférable d'en avoir deux paires afin de pouvoir les laver régulièrement. Il est recommandé de les laver à l'eau tiède avec un savon doux et de les suspendre pour les faire sécher.

16. Effectuer les étapes postexécutoires générales décrites en début du guide (pages 3 et 4).	

📁 Éléments à consigner dans les notes d'évolution rédigées par l'infirmière

■ La date et l'heure de la mise en place des bas, ainsi que leur longueur et leur taille.
■ Les pouls pédieux, l'état de la peau et de la circulation, la température, la sensibilité et la motricité des membres inférieurs, le remplissage capillaire ainsi que la circonférence des mollets, à la mise en place des bas et à chaque quart de travail.
■ La réaction du client et sa collaboration.
■ Tout changement qui indique une diminution de la circulation. **Il faut également transmettre cette donnée au médecin traitant et à l'infirmière responsable du client.**

Exemple

2010-04-10   14:00   *Bas antiemboliques mi-cuisse de taille moyenne mis en place.*
                     Coloration, température et motricité des membres inférieurs adéquates, pouls pédieux bien perçus.

▶ CHAPITRE 39
Prodiguer des soins périopératoires

▶ CHAPITRE 27
Encourager l'exercice et réduire les risques liés à la mobilité restreinte

MS
10.3

Mise en place de jambières à compression séquentielle

BUT

Diminuer la stase veineuse et le risque de formation d'un thrombus en augmentant le retour veineux des veines profondes des jambes.

NOTIONS DE BASE

L'appareil à compression séquentielle est installé immédiatement après l'opération dans le but d'augmenter le retour veineux des membres inférieurs et de réduire le risque de thrombophlébite et d'embolie. Cet appareil comprend une paire de jambières qui comportent chacune plusieurs sections, lesquelles se gonflent et se dégonflent en alternance grâce à une pompe à air. Le cycle de compression pneumatique consiste en une période de gonflement de 10 à 15 secondes générant une pression d'environ 45 mm Hg, suivie d'une période de dégonflement de 45 à 60 secondes.

MATÉRIEL

■ Appareil de compression (pompe et tubes)
■ Tube de raccordement

■ Paire de jambières pneumatiques jetables à la taille appropriée

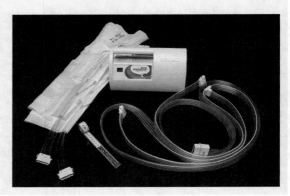

Étapes préexécutoires	Justifications
1. **Effectuer les étapes préexécutoires communes décrites au début de cette section (page 318).**	

2. ÉVALUATION

Évaluer la présence de signes, de symptômes ou d'affections qui pourraient constituer une contre-indication à l'utilisation des jambières à compression séquentielle :

- une dermatite, une réaction allergique, une thrombophlébite ou une lésion de la peau ;

- une greffe cutanée récente.

Les jambières à compression séquentielle peuvent aggraver ces symptômes ou affections.

Une pression continue est nécessaire pour que la greffe adhère à la zone receveuse ; toutefois, une pression trop forte pourrait causer une nécrose de la greffe.

---

3. Mesurer la circonférence de la cuisse à sa partie la plus large afin de choisir la bonne taille de jambières.

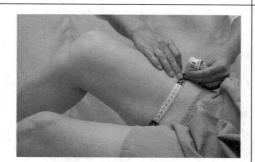

Il existe trois grandeurs de jambières à compression séquentielle : petite, moyenne et grande. La taille choisie doit correspondre aux directives du fabricant.

En présence de problèmes circulatoires veineux des membres inférieurs, l'infirmière doit recommander au client :

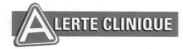

- d'éviter les activités favorisant la stase veineuse (p. ex., croiser les jambes ou placer des oreillers sous les genoux pour surélever les jambes) ;
- d'élever les jambes afin d'améliorer le retour veineux lorsque cela est possible (toutefois, le client qui souffre d'un problème artériel ne tolérera pas la position jambes élevées et ne supportera la position allongée que pour de courtes périodes, car ses jambes sont moins douloureuses en position déclive) ;
- de ne jamais se masser les jambes.

Étapes exécutoires	Justifications

4. Brancher l'appareil. S'assurer que l'interrupteur est en position d'arrêt (*Off*).

La pompe fonctionne à l'électricité. La position d'arrêt empêche les jambières de se gonfler pendant l'installation de l'appareil.

---

5. Insérer la fiche du tube de raccordement dans la prise située sur le devant ou à l'arrière de l'appareil.

Si possible, régler la pression intermittente entre 35 et 45 mm Hg, ou selon l'ordonnance médicale.

Certains appareils ne permettent pas de régler la pression, celle-ci étant préréglée.

Étapes exécutoires	Justifications
6. Relever la tête du lit légèrement et installer le client en position de décubitus dorsal.	Cette position facilite la procédure.
7. Sortir les jambières de leur emballage, les déplier et les placer sous les jambes du client, la surface cotonneuse sur le dessus.	Placer adéquatement les jambières assure une compression efficace.
8. Rabattre le côté sans velcro de chaque jambière sur la jambe du client et y fixer l'autre côté au moyen des attaches velcro. Commencer par les attaches de la cheville et continuer avec celles du mollet, puis de la cuisse tout en gardant la jambière bien alignée par rapport à la jambe. Laisser un espace de la largeur de deux doigts entre la jambière et la jambe.	Un bon alignement de la jambière contribue à l'efficacité du traitement. Une jambière trop serrée risque d'entraver la circulation sanguine lorsque son gonflement atteindra son maximum.
9. Brancher les jambières aux tubes de la pompe, régler la pression, si possible, entre 35 et 55 mm Hg à la cheville et démarrer la compression. S'assurer que les tubes sont insérés adéquatement et qu'ils ne sont pas coudés.	La mise en marche de l'appareil permet de gonfler et de dégonfler chacune des sections en alternance. Un tube coudé pourrait nuire au gonflement des jambières.

Étapes postexécutoires	Justifications
10. Effectuer les étapes postexécutoires générales décrites en début du guide (pages 3 et 4).	

LERTE CLINIQUE En présence de douleur, d'engourdissement ou de malaise important, il faut cesser le traitement et en aviser le médecin traitant.

Éléments à consigner dans les notes d'évolution rédigées par l'infirmière

- La date, l'heure et la durée du traitement, ainsi que la taille des jambières.
- L'application du traitement à un des deux membres ou aux deux.
- L'état de la peau et l'état neurovasculaire des deux jambes, à chaque quart de travail.
- La réaction du client et sa collaboration.

Exemple
2010-04-10   10:00   Jambières à compression séquentielle de taille moyenne installées sur les deux jambes. Client collabore à l'installation et comprend le but du traitement.

Méthodes liées aux soins de plaies

Étapes préexécutoires et postexécutoires communes de la section 11

Ces étapes constituent les considérations et les actions préexécutoires et postexécutoires communes aux méthodes liées aux soins des plaies. Elles assurent l'application appropriée des principes de soins et sont regroupées en début de section afin d'alléger le texte de chacune des méthodes.

Étapes préexécutoires communes	Justifications
1. **Effectuer les étapes préexécutoires générales décrites au début du guide (pages 1 et 2).**	
2. Vérifier s'il existe une ordonnance médicale concernant : a) la mise en place ou la réfection du pansement ; b) le retrait des points de suture ou des agrafes.	Conformément à la *Loi sur les infirmières et les infirmiers* (L.R.Q., c. I-8), l'ordonnance médicale n'est pas toujours nécessaire pour la mise en place ou la réfection des pansements. Une ordonnance médicale est généralement nécessaire pour le retrait des points de suture et des agrafes. Elle indique si le retrait doit être partiel (la moitié d'entre eux, enlevés deux à deux) ou total.
3. **ÉVALUATION** Évaluer le degré de confort du client et sa capacité à maintenir une position favorisant la mise en place ou la réfection du pansement ou le retrait des points de suture ou des agrafes.	Cette évaluation permet de prévoir de l'aide au besoin.
4. Installer confortablement le client de façon à avoir facilement accès à la région où se trouve la plaie.	
5. **ÉVALUATION** Évaluer le degré de douleur du client et administrer au besoin un analgésique conformément à l'ordonnance 30 minutes avant la mise en place ou la réfection du pansement ou le retrait des points de suture ou des agrafes.	Une forte douleur incommodera le client et diminuera sa collaboration. L'administration d'un analgésique doit se faire assez tôt pour qu'il fasse effet au moment de la procédure.
6. Vérifier si le client présente des allergies aux agents topiques. Le cas échéant, en aviser le médecin, qui prescrira un autre produit.	
7. Découvrir uniquement la région du corps où se trouve la plaie.	Découvrir uniquement la région du corps nécessaire respecte la pudeur du client.
8. **ÉVALUATION** Évaluer la taille et l'emplacement du pansement à refaire et l'écoulement de la plaie et, le cas échéant, le nombre d'agrafes ou de points de suture à retirer.	Cette évaluation permet de planifier le type et la quantité de matériel nécessaires.

Étapes préexécutoires communes	Justifications
Observer la peau au pourtour de la plaie et au niveau des lèvres de la plaie afin d'y détecter de l'inflammation, de l'œdème ou une sensibilité à la pression.	Ces observations peuvent indiquer un ralentissement de la cicatrisation ou la présence d'une infection. Un renflement ou une bosse peuvent être causés par un hématome ou un abcès purulent.
9. Expliquer au client l'importance de ne pas toucher à la région de la plaie ni au matériel stérile afin d'éviter leur contamination.	Un mouvement inattendu de la part du client pourrait entraîner la contamination de la plaie et du matériel stérile par contact avec une surface non stérile.
En cas de toux, lui demander de porter un masque, sauf s'il y a contre-indication.	Cette précaution évite que des gouttelettes tombent sur la plaie quand le client tousse.

Étapes postexécutoires communes	Justifications
1. Effectuer les étapes postexécutoires générales décrites au début du guide (pages 3 et 4).	
2. Inspecter le pansement et noter la quantité, la couleur, l'odeur et la consistance de l'exsudat.	Cette inspection fournit les renseignements pertinents pour le suivi de l'évolution de la plaie et de l'état de santé du client. Elle permet aussi de mettre en place les mesures nécessaires pour favoriser le processus de guérison.
3. ÉVALUATION Surveiller l'apparition de symptômes systémiques d'infection, tels la fièvre, des frissons ou de la douleur. Le cas échéant, en aviser le médecin traitant et l'infirmière responsable du client.	

Notes personnelles

_____
_____
_____
_____
_____
_____
_____
_____
_____
_____
_____
_____

MS 11.1

Évaluation et prévention des risques de formation de lésions de pression

BUT

Permettre le dépistage précoce d'une prédisposition aux lésions de pression.

NOTIONS DE BASE

La *Loi sur les infirmières et les infirmiers* désigne comme activité réservée à l'infirmière le fait de «déterminer le plan de traitement relié aux plaies et aux altérations de la peau et des téguments et prodiguer les soins et les traitements qui s'y rattachent» (L.R.Q., chap. I-8, art. 36). Le dépistage précoce des facteurs de risque de formation de lésions de pression de même que l'application des mesures de prévention ou de traitement relèvent aussi de l'infirmière.

MATÉRIEL

- Outil d'évaluation des risques de lésions de pression (échelle de Braden ou de Norton)
- Gants non stériles

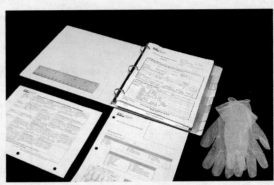

Étapes préexécutoires	Justifications
1. **Effectuer les étapes préexécutoires communes décrites au début de cette section (pages 332 et 333).**	

Étapes exécutoires	Justifications
2. **ÉVALUATION** Rechercher la présence de facteurs de risque de formation de lésions de pression chez le client :	Cette évaluation permet de déterminer la nécessité de soins préventifs et de choisir les agents topiques à appliquer sur les lésions existantes.
• une paralysie ou une immobilisation causée par des appareils restrictifs ;	Demeurer dans une même position de façon prolongée diminue l'irrigation tissulaire. Des contractures (contractions prolongées et involontaires de muscles) peuvent entraîner une pression sur des endroits inattendus.
• des troubles circulatoires ;	Les troubles circulatoires réduisent l'irrigation tissulaire.
• le diabète, des pertes sensorielles, un degré de conscience réduit, une sédation ou une anesthésie ;	Le client peut, dans ces situations, ne pas ressentir la pression ou la douleur aux points de pression, auquel cas il sera incapable de les signaler à l'infirmière.

Étapes exécutoires	Justifications
• la présence de friction et de cisaillement ;	La friction et le cisaillement peuvent provoquer une abrasion de la couche superficielle de la peau et irriter les vaisseaux sanguins et les tissus sous-jacents.
• la présence d'humidité causée par l'incontinence, la transpiration, l'écoulement de la plaie ;	L'humidité réduit la résistance de la peau aux différents traumatismes.
• la malnutrition ;	La malnutrition peut entraîner une perte de poids, une atrophie musculaire et une réduction de la masse tissulaire et de la capacité de régénération tissulaire. Lorsque le coussin adipeux est plus mince, les proéminences osseuses (points de pression) risquent davantage de subir des lésions de pression. De plus, les capacités de cicatrisation s'en trouvent limitées, en raison d'un faible apport en protéines, en vitamines et en kilocalories.
• l'anémie ;	La baisse du taux d'hémoglobine réduit la quantité d'oxygène mise à la disposition des cellules pour la régénération tissulaire.
• une infection ;	L'infection augmente les exigences métaboliques des tissus.
• l'obésité ;	L'obésité prédispose aux lésions de pression, le tissu adipeux excédentaire étant généralement peu vascularisé. Le poids du corps qui appuie sur les protubérances osseuses expose la peau sous-jacente à une détérioration.
• la présence de signes d'œdème ou de déshydratation ;	Les tissus œdémateux ou déshydratés ne reçoivent pas un apport sanguin suffisant et, par conséquent, sont moins tolérants à la pression, au frottement et au cisaillement.
• l'âge du client ;	Chez la personne âgée, la peau est moins élastique, plus sèche, et la masse tissulaire est réduite, ce qui augmente le risque de lésions de pression.
• des lésions de pression existantes ;	Les lésions existantes limitent les changements de position, ce qui peut favoriser la formation de nouvelles lésions.
• la douleur.	Un client qui souffre a tendance à moins se déplacer et à demeurer dans la position antalgique.

Étapes exécutoires	Justifications
3. ÉVALUATION Évaluer les régions du corps du client susceptibles de présenter des points de pression :	
• les narines ;	La sonde nasogastrique et la lunette nasale d'oxygène peuvent exercer une pression sur les muqueuses et les tissus.
• la langue et les lèvres ;	Les sondes oropharyngienne et endotrachéale présentent des risques élevés de lésions de pression.
• les sites intraveineux (notamment les sites d'accès de longue durée) ;	Un point de pression peut être présent sous l'embout du cathéter ou aux points de fixation de la tubulure.
• le thorax et l'abdomen ;	Un tube de drainage peut exercer une pression sur les tissus entourant le point d'insertion.
• la voie urinaire.	Les sondes urinaires peuvent irriter les tissus du méat urinaire, des lèvres vaginales et du gland du pénis.
4. Demander au client d'indiquer l'endroit où il se sent le plus confortable (lit ou fauteuil).	
5. ÉVALUATION Évaluer la capacité du client à se déplacer et à changer de position.	
6. ÉVALUATION Utiliser un outil d'évaluation, tel que l'échelle de Braden ou de Norton, pour déterminer le degré de risque de lésions de pression.	Cet outil permet une évaluation objective et précise des risques d'apparition de lésions de pression.

a) Échelle de Braden :

Résultat	Degré de risque
De 15 à 18	Risque faible
De 13 à 14	Risque modéré
De 10 à 12	Risque élevé
Inférieur à 9	Risque très élevé

b) Échelle de Norton : Un score égal ou inférieur à 16 est considéré comme un risque élevé.

Étapes exécutoires	Justifications
7. Mettre des gants non stériles.	Le port de gants évite les contacts directs avec l'exsudat et les sécrétions du client et la transmission de microorganismes pathogènes.

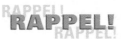

RAPPEL! Il faut toujours mettre des gants non stériles au moment de l'évaluation des lésions de pression (écoulement, région les entourant, allure, algie, etc.) afin d'éviter les contacts directs avec la plaie du client et de réduire le risque de transmission de microorganismes pathogènes.

Étapes exécutoires		Justifications
8. Palper toute région cutanée présentant une décoloration ou une marbrure. Noter tout changement de température de la région décolorée. Exercer une surveillance étroite aussi longtemps que la zone présente une décoloration.		La décoloration de la peau et une modification de la température corporelle peuvent être un premier indice de la formation d'une lésion de pression.
9. Aider le client à changer souvent de position (toutes les deux heures). Faire alterner les positions (décubitus dorsal, décubitus latéral, position de Sims, etc.) selon l'état de santé du client. Éviter d'installer le client sur une région présentant une lésion de pression ou à risque d'en causer une.		Les changements de position diminuent le risque de formation de lésions de pression.
10. Utiliser un accessoire de réduction de pression, si cela est indiqué (p. ex., un rouleau, une orthèse de soutien, un coussin de gel).		Au besoin, l'ergothérapeute pourra installer un matelas préventif ou, en présence de plaies, un matelas curatif ou un lit de type Clinitron^{MD}.
11. ÉVALUATION Informer le client et sa famille des facteurs de risque de formation de lésions de pression et évaluer leur capacité de collaboration.		Sensibiliser le client et sa famille favorise leur collaboration aux mesures de prévention.

Étapes postexécutoires		Justifications
12. Effectuer les étapes postexécutoires communes décrites au début de cette section (page 333).		
13. Consigner au dossier les observations concernant l'évolution de l'état de la peau du client.		Ces notes permettent d'assurer la continuité des soins et de les adapter à la situation.
14. ÉVALUATION Comparer le nouveau résultat (résultat à l'échelle de Braden ou de Norton) avec ceux déjà inscrits au dossier, le cas échéant.		Cette comparaison permet d'évaluer l'efficacité des traitements.

 Éléments à consigner dans les notes d'évolution rédigées par l'infirmière

- Le résultat de l'évaluation des risques de formation de lésions de pression chez le client.
- L'apparence de la peau à la suite de l'application d'une pression.
- La position du client, les intervalles de changement de position, l'emploi d'accessoires de réduction de pression ou de toute autre mesure préventive.
- La réaction du client et sa collaboration.
- Toute altération de l'intégrité de la peau ou toute modification de son apparence (p. ex., la coloration, une lacération, une phlyctène, une induration). **Il faut également transmettre cette donnée au médecin traitant et à l'infirmière responsable du client.**

Exemple

2010-04-23   14:00   Évaluation effectuée à l'aide de l'échelle de Braden. Résultat : 16. Présence d'une phlyctène de 0,5 cm × 0,5 cm au talon droit. Application d'un pansement Comfeel.

Réfection d'un pansement sec ou humide stérile

- **Retrait du pansement**
- **Nettoyage d'une plaie chirurgicale**
- **Nettoyage d'une plaie avec drain de Penrose**
- **Nettoyage du site d'insertion d'un drain Jackson-Pratt^MD ou Hemovac^MD**
- **Insertion d'une nouvelle mèche**
- **Traction d'un drain de Penrose**
- **Installation d'un sac collecteur sur un drain de Penrose**
- **Application d'un pansement sec**
- **Application d'un pansement humide**

BUT

Protéger les plaies des micro-organismes pathogènes.

Favoriser l'hémostase et la cicatrisation.

Maintenir l'humidité de la plaie.

NOTIONS DE BASE

Il faut adapter le pansement aux caractéristiques de la plaie du client, et sa réfection doit respecter rigoureusement les principes d'asepsie. Le pansement préserve l'humidité de la plaie, la protège des infections et empêche la formation de croûte à sa surface. Il est important de conserver les solutions désinfectantes utilisées à la température ambiante, car l'utilisation d'une solution froide ralentit le processus de cicatrisation.

MATÉRIEL

- Gants non stériles et gants stériles

- Instruments stériles (pinces mousse ou hémostatiques, ciseaux) ou plateau à pansements contenant ces instruments

- Champ stérile

- Contenant stérile, au besoin

- Compresses de gaze stériles, coussinets, compresses abdominales, compresses à drain ou autres

- Solution antiseptique stérile ou solution de NaCl 0,9 % stérile

- Solution antiseptique ou nettoyante prescrite, si le pansement doit être humide

- Matériel pour fixer le pansement (ruban adhésif, bande auto-collante [Mefix^MD, Hypafix^MD], bandage, etc.)

- Sac à déchets (en plastique, de préférence, ou en papier, selon les milieux)

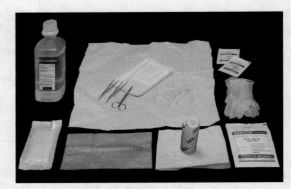

- Blouse et masque de protection (s'il y a risque de contamination)

Étapes préexécutoires	Justifications
1. **Effectuer les étapes préexécutoires communes décrites au début de cette section (pages 332 et 333).**	
2. Nettoyer la surface de travail avant d'y déposer le matériel.	Une surface propre diminue le risque de transmission de microorganismes pathogènes.

Étapes préexécutoires	Justifications
3. Fixer le sac à déchets à la table du client.	La proximité du sac permet de jeter les pansements souillés sans contaminer l'environnement de travail.

ALERTE CLINIQUE Afin de réduire les risques de contamination, il ne faut pas ouvrir le matériel stérile avant d'avoir retiré le matériel souillé et le pansement.

Étapes exécutoires	Justifications
4. Retirer le pansement.	
4.1 Mettre des gants non stériles. S'il y a risque d'éclaboussure, mettre également une blouse et un masque de protection ▶ **MS 1.4** .	Le port de gants ou d'un équipement de protection évite les contacts directs avec l'exsudat et les sécrétions du client et la transmission de microorganismes pathogènes.
4.2 Enlever la bande auto-collante qui maintient le pansement en la tirant parallèlement à la peau du client vers la plaie (en direction du pansement). 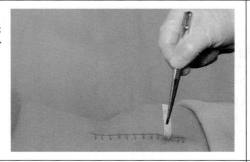	Le fait de tirer la bande autocollante vers la plaie réduit la tension exercée sur la suture ou les lèvres de la plaie et incommode moins le client.
4.3 Enlever le pansement avec soin, une couche à la fois, en veillant à ne pas déloger le drain ni la sonde, le cas échéant. Si le pansement adhère à la plaie, l'imprégner d'une solution de NaCl 0,9 % et le laisser s'imbiber quelques minutes. Retirer doucement le pansement.	Enlever le pansement une couche à la fois réduit le risque de retrait accidentel de la sonde ou du drain. Le liquide facilite le retrait du pansement et évite ainsi d'abîmer les tissus sous-jacents, ce qui retarderait le processus de cicatrisation.

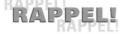 **RAPPEL !** Afin d'éviter de troubler inutilement le client, on doit maintenir le pansement souillé hors de sa vue, si cela est possible.

4.4 Si une mèche est insérée dans la plaie, la retirer avec une pince stérile et éponger l'exsudat qui pourrait s'écouler avec une compresse stérile.	Lorsqu'on retire une mèche, il y a habituellement un écoulement de la plaie. La compresse évite que l'exsudat coule sur la peau saine.
4.5 ÉVALUATION Évaluer la nature et la quantité de l'écoulement imbibé dans le pansement, puis le jeter dans le sac à déchets fixé à la table.	Jeter les pansements dans le sac à déchets évite la propagation de microorganismes pathogènes.

Étapes exécutoires	Justifications

MS 11.2

4.6 ÉVALUATION

Évaluer l'apparence de la plaie et noter la présence de signes d'inflammation ou d'infection.

Cette observation permet d'évaluer le stade d'évolution de la plaie et le processus de cicatrisation.

4.7 Retirer les gants et les jeter dans le sac à déchets fixé à la table.

Jeter les gants dans le sac à déchets évite la propagation de micro-organismes pathogènes.

5. Ouvrir le plateau à pansements stériles ou le champ stérile ▶ MS 1.3 .

Vérifier le contenu du plateau. Ajouter des compresses stériles au besoin, selon le type de plaie et l'écoulement.

Le plateau ou le champ constituent une surface de travail stérile où disposer le matériel stérile.

6. Ouvrir la bouteille de solution antiseptique ou nettoyante prescrite.

7. Mettre un premier gant stérile sur la main dominante ▶ MS 1.2 .

RAPPEL! Si on utilise un champ stérile et des objets stériles emballés séparément, on doit mettre les deux gants stériles après avoir disposé le matériel et versé la solution sur les compresses.

⚠ ALERTE CLINIQUE En présence d'une plaie chirurgicale, l'AQESSS recommande de porter des gants stériles pour manipuler les pinces stériles, ce qui prévient la contamination de la plaie (infection nosocomiale ou autre).

8. Disposer le matériel stérile de façon à pouvoir humidifier les compresses stériles sans mouiller les pinces ni les ciseaux.

9. De la main non gantée, saisir le contenant de solution antiseptique ou nettoyante et en verser dans un contenant stérile ou directement sur les compresses stériles.

10. Mettre l'autre gant stérile ▶ MS 1.2 .

11. Effectuer l'étape ou les étapes 12, 13, 14, 15, 16 ou 17, selon le cas.

  ▶ **12.** Nettoyer une plaie chirurgicale.

  ▶ **13.** Nettoyer une plaie chirurgicale avec drain de Penrose.

  ▶ **14.** Nettoyer le site d'insertion d'un drain Jackson-Pratt^MD ou Hemovac^MD.

  ▶ **15.** Insérer une nouvelle mèche.

  ▶ **16.** Tirer un drain de Penrose.

  ▶ **17.** Installer un sac collecteur sur un drain de Penrose.

Étapes exécutoires	Justifications

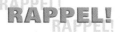 **RAPPEL!** Il est important de changer de compresse à chacune des étapes du nettoyage. Aussi, il faut toujours nettoyer la plaie de la région la moins contaminée vers la région plus contaminée.

12. Nettoyer une plaie chirurgicale.

12.1 Prendre une pince stérile dans chaque main.

Saisir une compresse imbibée de solution antiseptique ou nettoyante et la tordre pour en faire un petit paquet.

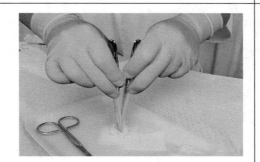

Les gants et les pinces stériles permettent de manipuler les compresses sans les contaminer.

12.2 Nettoyer la plaie comme suit en changeant de compresse à chaque étape :

1° nettoyer la ligne d'incision, du haut vers le bas ;

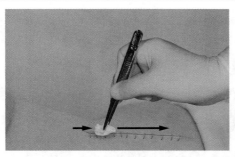

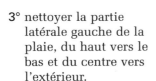 *de l'intérieur vers l'extérieur*

Commencer par la région la moins contaminée prévient la contamination de la région déjà nettoyée.

La partie centrale de la plaie est considérée comme la moins contaminée.

2° nettoyer la partie latérale droite de la plaie, du haut vers le bas et du centre vers l'extérieur ;

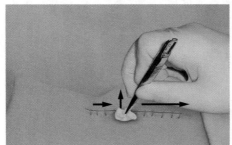

Les parties latérales de la plaie sont considérées comme étant les plus contaminées.

3° nettoyer la partie latérale gauche de la plaie, du haut vers le bas et du centre vers l'extérieur.

Le site nettoyé doit être de la taille du pansement qui y sera appliqué.

Passer à l'étape 15, 18 ou 19, selon le cas.

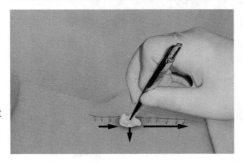

MS 11.2

13. Nettoyer une plaie chirurgicale avec drain de Penrose.

> Ce nettoyage prévient l'introduction dans la plaie des microorganismes pathogènes provenant du drain.

13.1 Prendre une pince stérile dans chaque main.

Saisir une compresse imbibée de solution antiseptique ou nettoyante et la tordre pour en faire un petit paquet.

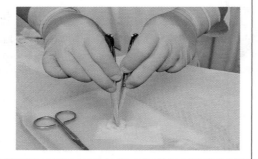

> Les gants et les pinces stériles permettent de manipuler les compresses sans les contaminer.

13.2 Nettoyer une plaie avec drain de Penrose comme suit en changeant de compresse à chaque étape.

   a) Si le drain n'est pas inséré dans la ligne d'incision :

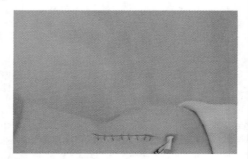

> La ligne d'incision est considérée comme stérile, alors que le drain est considéré comme contaminé.

     1° nettoyer d'abord la ligne d'incision, du haut vers le bas ;

     2° nettoyer les parties latérales de la plaie, du haut vers le bas et du centre vers l'extérieur ;

     3° nettoyer le site d'insertion du drain en effectuant des mouvements circulaires du centre vers la périphérie ; utiliser une nouvelle compresse à chaque demi-cercle.

   b) Si le drain est inséré dans la ligne d'incision, nettoyer la plaie comme suit en changeant de compresse à chaque étape :

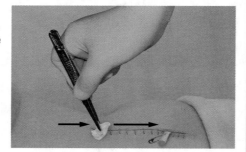

     1° nettoyer la ligne d'incision au-dessus du drain, du haut vers le drain ;

     2° nettoyer la partie latérale droite de la plaie située au-dessus du drain, du haut vers le bas et du centre vers l'extérieur ;

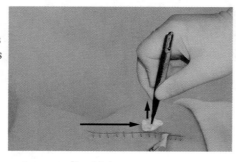

     3° nettoyer la partie latérale gauche de la plaie située au-dessus du drain, du haut vers le bas et du centre vers l'extérieur ;

Étapes exécutoires	Justifications

4° nettoyer la ligne d'incision au-dessous du drain, du bas vers le drain ;

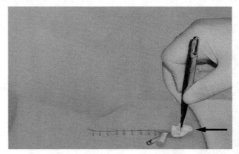

5° nettoyer la partie latérale droite de la plaie située au-dessous du drain, du bas vers le haut et du centre vers l'extérieur ;

6° nettoyer la partie latérale gauche de la plaie située au-dessous du drain, du bas vers le haut et du centre vers l'extérieur ;

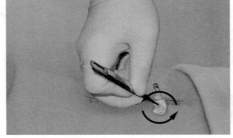

7° nettoyer le site d'insertion du drain en effectuant des mouvements circulaires autour du drain, du centre vers la périphérie ; utiliser une nouvelle compresse à chaque demi-cercle.

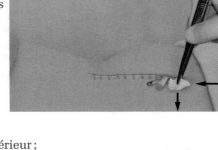

8° saisir le drain de la main non dominante et le nettoyer des deux côtés, du site d'insertion vers l'extrémité du drain.

Passer à l'étape 16 ou 18.

14. Nettoyer le site d'insertion d'un drain Jackson-Pratt^{MD} ou Hemovac^{MD}.

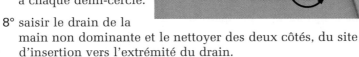

14.1 Prendre une pince stérile dans chaque main.

Saisir une compresse imbibée de solution antiseptique ou nettoyante et la tordre pour en faire un petit paquet.

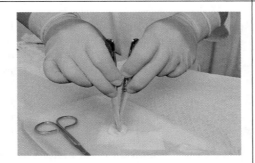

| | Les gants et les pinces stériles permettent de manipuler les compresses sans les contaminer. |

MS 11.2

14.2 Nettoyer la plaie comme suit en changeant de compresse à chaque étape :

1° nettoyer le site d'insertion du drain en effectuant des mouvements circulaires autour du drain, du centre vers la périphérie ; utiliser une nouvelle compresse à chaque demi-cercle ;

2° répéter le mouvement en agrandissant la surface désinfectée pour atteindre un diamètre de 10 cm autour du drain.

3° si l'extérieur du drain est souillé, le saisir de la main non dominante et le nettoyer, du site d'insertion vers le haut.

Passer à l'étape 18.

---

15. Insérer une nouvelle mèche.

15.1 Insérer une pince stérile à l'intérieur du contenant de mèche stérile, saisir l'extrémité de la mèche et la tirer jusqu'à l'obtention de la longueur requise. La couper avec des ciseaux stériles et la déposer sur le champ stérile.

Au moyen de deux pinces stériles, saisir chacune des extrémités de la mèche et imbiber celle-ci de solution de NaCl 0,9 % ou de gel (selon l'ordonnance), puis l'approcher de la plaie sans la contaminer.

Utiliser des pinces stériles diminue le risque de contamination de la mèche au moment de sa manipulation.

15.2 Insérer doucement une des extrémités de la mèche dans la cavité avec une des deux pinces ou un stylet stériles.

L'insertion de la mèche étant habituellement douloureuse, la manipuler avec douceur diminue la douleur.

Tenir l'autre extrémité de la mèche avec l'autre pince ou l'enrouler autour de celle-ci.

Pour demeurer stérile, la mèche ne doit pas entrer en contact avec quoi que ce soit pendant sa manipulation.

15.3 Insérer la mèche centimètre par centimètre en la poussant délicatement le plus loin possible de manière à remplir la cavité.

La présence de la mèche permet un meilleur drainage et favorise la cicatrisation de la cavité.

Éviter de comprimer les tissus qui se trouvent au fond de la plaie.

Cette précaution évite de léser les tissus.

Une fois la cavité remplie, couper la mèche de manière à laisser de 2 à 3 cm à l'extérieur du site d'insertion.

Passer à l'étape 18.

Le bout de mèche laissé à l'extérieur de la plaie permettra de la saisir quand viendra le temps de la remplacer.

Étapes exécutoires	Justifications

16. Tirer un drain de Penrose.

16.1 Désinfecter le pourtour du drain (*voir l'étape 13, page 342*).

16.2 Saisir le drain au niveau du site d'insertion avec une pince stérile ou avec la main non dominante. Le tirer de la longueur prescrite.

16.3 De la main non dominante, tenir le drain et, de la main dominante, insérer une épingle de sûreté stérile juste au-dessus de la peau en utilisant, au besoin, une pince mousse ou hémostatique.

	Tenir le drain évite qu'il bouge au moment de l'insertion de l'épingle.
	L'épingle empêchera le drain de glisser à l'intérieur de la plaie et dans la cavité abdominale.

16.4 Couper le drain avec des ciseaux stériles à environ 2,5 cm au-dessus de l'épingle de sûreté.

Passer à l'étape 17 ou 18, selon le cas.

17. Installer un sac collecteur sur un drain de Penrose.

17.1 Mesurer la taille du drain et découper une ouverture dans la collerette du sac collecteur.

Cette ouverture permet l'insertion du drain dans le sac collecteur.

17.2 Retirer la pellicule couvrant la collerette. Saisir une pince stérile ou mettre un nouveau gant stérile et insérer le drain dans l'ouverture, puis coller la collerette sur la peau autour du drain.

La collerette protège la peau contre l'irritation causée par l'écoulement. Elle doit être bien collée sur la peau et adaptée à la taille du drain afin que les liquides s'écoulant du drain n'entrent pas en contact avec la peau du client et ne provoquent pas d'irritation ni de lésions.

Étapes exécutoires	Justifications
17.3 Installer le sac collecteur sur la collerette en insérant la bordure rigide du sac dans celle de la collerette. S'assurer que les deux bordures sont bien fixées l'une à l'autre.	Le sac doit bien adhérer à la collerette afin d'assurer l'étanchéité du système.

ALERTE CLINIQUE Avant d'installer le sac, il faut s'assurer que le robinet de vidange est bien fermé afin d'éviter tout écoulement accidentel.

18. Appliquer un pansement sec.	
18.1 Prendre une pince stérile et saisir une compresse stérile sèche et en recouvrir la plaie.	La compresse stérile protège la plaie des microorganismes pathogènes.
18.2 S'il y a un drain dans la plaie, déposer une compresse coupée de manière à entourer ce dernier et le recouvrir d'une ou de plusieurs compresses stériles.	La compresse favorise l'absorption de l'écoulement de la plaie.
18.3 Appliquer une ou plusieurs compresses au besoin.	
18.4 Appliquer un coussinet au besoin. Passer à l'étape 20.	Le coussinet absorbe une plus grande quantité de sécrétions ou d'exsudat.
19. Appliquer un pansement humide.	
19.1 Appliquer une compresse humide légèrement essorée et chiffonnée directement sur la surface de la plaie. Si la plaie est profonde, introduire doucement la compresse à l'aide de pinces jusqu'à ce qu'elle soit en contact avec toutes les surfaces de la plaie. Éviter de couvrir les lèvres de la plaie.	La compresse ne doit pas être comprimée dans la plaie, car elle doit permettre l'écoulement de l'exsudat vers la couche externe du pansement. Cela pourrait causer leur macération.

Étapes exécutoires	Justifications
20. Retirer les gants et les jeter dans le sac à déchets fixé à la table.	Jeter les gants dans le sac à déchets évite la propagation de micro-organismes pathogènes.
21. Fixer un pansement sec ou humide.	
21.1 Appliquer une bande autocollante (Mefix^MD ou Hypafix^MD) pour bien maintenir les compresses en place. 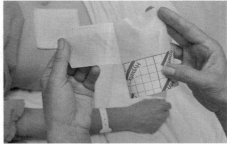 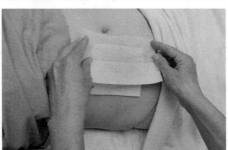 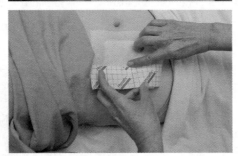	La bande autocollante permet au pansement de bien adhérer à la plaie.

Étapes exécutoires	Justifications
22. Jeter le sac à déchets fixé à la table dans un sac à déchets biomédicaux. Le cas échéant, retirer le masque et la blouse de protection et les jeter dans le sac à déchets biomédicaux.	Jeter le sac à déchets, le masque et la blouse de protection dans un tel sac évite la propagation de micro-organismes pathogènes.

Étapes postexécutoires	Justifications

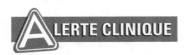 Il faut aviser le médecin traitant et l'infirmière responsable du client s'il y a œdème, rougeur, chaleur, douleur, écoulement purulent ou nauséabond, saignement anormal, modification de l'aspect des tissus de granulation ou nécrose à la plaie ou dans la région de la plaie.

23. Effectuer les étapes postexécutoires communes décrites au début de cette section (page 333).	

Éléments à consigner dans les notes d'évolution rédigées par l'infirmière

- La quantité et les caractéristiques de l'écoulement qu'a absorbé le pansement souillé.
- L'apparence de la plaie, la couleur et les caractéristiques de l'exsudat, le cas échéant, ainsi que le type et la quantité de pansements utilisés.
- La réaction (tolérance, douleur) du client et sa collaboration.
- Tout saignement rouge vif intense ou tout signe de déhiscence ou d'éviscération de la plaie. **Il faut également transmettre cette donnée au médecin traitant et à l'infirmière responsable du client.**

Exemple

2010-04-05   10:00   Pansement abdominal retiré: nettoyage de la plaie au NaCl 0,9 %. Présence de rougeur au tiers supérieur de la plaie, aucun écoulement. Pansement stérile sec refait.

▶ CHAPITRE 37
Préserver l'intégrité de la peau et soigner les plaies

MS 11.3 Retrait d'un drain Jackson-Pratt^MD ou Hemovac^MD

BUT

Permettre la cicatrisation et la fermeture d'une plaie chirurgicale dont le drainage n'est plus nécessaire.

NOTIONS DE BASE

Les drains sont généralement insérés dans la plaie chirurgicale ou quelques centimètres au-dessous.

MATÉRIEL

- Gants non stériles et gants stériles
- Instruments stériles (pinces, ciseaux) ou plateau à pansements contenant ces instruments
- Champ stérile
- Contenant stérile
- Compresses de gaze stériles, coussinets, compresses abdominales, compresses à drain ou autres
- Bourdonnets (cotons-tiges) stériles

- Solution antiseptique stérile ou solution de NaCl 0,9 % stérile
- Solution antiseptique ou nettoyante prescrite, si le pansement doit être humide
- Matériel pour fixer le pansement (ruban adhésif, bande auto-collante [Mefix^MD, Hypafix^MD], bandage, etc.)
- Sac à déchets (en plastique, de préférence, ou en papier, selon les milieux)

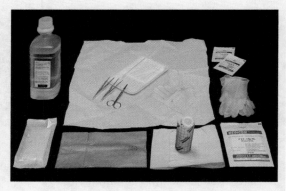

- Blouse et masque de protection (s'il y a risque de contamination)

Étapes préexécutoires	Justifications
1. **Effectuer les étapes préexécutoires communes décrites au début de cette section (pages 332 et 333).**	
2. Nettoyer la surface de travail avant d'y déposer le matériel.	Une surface propre diminue le risque de transmission de microorganismes pathogènes.

Étapes préexécutoires	Justifications
3. Fixer le sac à déchets à la table du client.	La proximité du sac permet de jeter les pansements souillés sans contaminer l'environnement de travail.

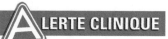 **LERTE CLINIQUE** Afin de réduire les risques de contamination, il ne faut pas ouvrir le matériel stérile avant d'avoir retiré le matériel souillé et le pansement.

Étapes exécutoires	Justifications
4. Retirer le pansement ▶ **MS 11.2, étapes 4.1 à 4.3** .	

RAPPEL! Afin d'éviter de troubler inutilement le client, on doit maintenir le pansement souillé hors de sa vue, si cela est possible.

5. **ÉVALUATION** Évaluer la nature et la quantité de l'écoulement imbibé dans le pansement, puis le jeter dans le sac à déchets fixé à la table.	Jeter le pansement dans le sac à déchets évite la propagation de microorganismes pathogènes.
6. **ÉVALUATION** Évaluer l'apparence de la plaie et noter la présence de signes d'inflammation ou d'infection.	Cette observation permet d'évaluer le stade d'évolution de la plaie et le processus de cicatrisation.
7. Retirer les gants et les jeter dans le sac à déchets fixé à la table.	Jeter les gants dans le sac à déchets évite la propagation de microorganismes pathogènes.
8. Nettoyer le site d'insertion du drain Jackson Pratt^{MD} ou Hemovac^{MD} ▶ **MS 11.2, étape 14** .	
9. Vérifier la présence de points de suture fixant le drain à la peau. Le cas échéant, les retirer en prenant garde de ne pas couper le drain ▶ **MS 11.5, étape 10** .	
10. Vider et mesurer le liquide que contient le réservoir, puis en évaluer la qualité.	
11. Refermer le réservoir sans réactiver la pression négative.	La pression négative exercerait une tension inutile à l'intérieur de la plaie au moment du retrait du drain.

Étapes exécutoires	Justifications
12. Appuyer la main non dominante sur la peau du client, à la base du drain. 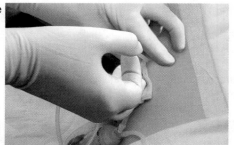	Le fait de maintenir la peau pendant la procédure évite d'exercer une traction sur les tissus et de provoquer de la douleur.
Saisir le drain de la main dominante et le retirer en tirant doucement, mais fermement, de façon continue. 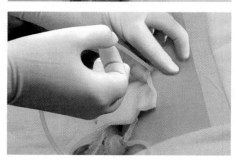	Une traction continue évite de la douleur et incommode moins le client.
13. Vérifier l'intégrité du drain et le jeter dans le sac à déchets fixé à la table.	

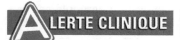 **LERTE CLINIQUE** Un drain incomplet signifie qu'une partie est demeurée dans l'abdomen du client. Le cas échéant, il faut en aviser le médecin traitant et l'infirmière responsable du client.

14. Retirer les gants et les jeter dans le sac à déchets fixé à la table.	Jeter les gants dans le sac à déchets évite la propagation de micro-organismes pathogènes.
15. Appliquer un pansement sec ▶ **MS 11.2, étape 18** .	
16. Jeter le sac à déchets dans un sac à déchets biomédicaux. Le cas échéant, retirer le masque et la blouse de protection et les jeter dans le sac à déchets biomédicaux.	Jeter le sac à déchets, le masque et la blouse de protection dans un tel sac évite la propagation de micro-organismes pathogènes.

Étapes postexécutoires	Justifications

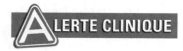 **LERTE CLINIQUE** Il faut aviser le médecin traitant et l'infirmière responsable du client s'il y a œdème, rougeur, chaleur, douleur, écoulement purulent ou nauséabond, saignement anormal, modification de l'aspect des tissus de granulation ou nécrose à la plaie ou dans la région de la plaie.

17. Effectuer les étapes postexécutoires communes décrites au début de cette section (page 333).	

Éléments à consigner dans les notes d'évolution rédigées par l'infirmière

- La quantité et les caractéristiques de l'écoulement.
- L'apparence de la peau au pourtour du site d'insertion du drain, la couleur et les caractéristiques de l'exsudat, le cas échéant, ainsi que le type et la quantité de pansements utilisés.
- La réaction (tolérance, douleur) du client et sa collaboration.
- Tout saignement ou écoulement anormal. **Il faut également transmettre cette donnée au médecin traitant et à l'infirmière responsable du client.**

Exemple

2010-05-05 10:00 Retrait du drain Jackson-Pratt; présence de rougeur au pourtour du site d'insertion du drain. Léger écoulement sérosanguin. Pansement sec refait au site du drain. Client collabore aux soins, pose des questions sur l'évolution de la plaie, n'exprime aucune douleur.

▶ CHAPITRE 37
Préserver l'intégrité de la peau et soigner les plaies

MS 11.4 | Nettoyage d'une plaie

- **Plaie ouverte**
- **Tunnel ou cavité étroite**

BUT

Nettoyer la plaie des tissus dévitalisés, des déchets métaboliques et des agents topiques qui y sont présents.

Diminuer la charge bactérienne et favoriser la cicatrisation.

NOTIONS DE BASE

Cette méthode doit s'effectuer dans le respect rigoureux des règles d'asepsie. Pour le nettoyage d'une plaie par irrigation, il est recommandé d'utiliser une seringue de 30 ml à laquelle est ajointée une aiguille de calibre 18 ou 20. Afin de générer une pression d'irrigation d'environ 0,6 à 1,1 kg au cm^2, il faut tenir la seringue à 10 cm de la plaie si l'on utilise une aiguille de calibre 18 et à 15 cm de la plaie si l'on utilise une aiguille de calibre 20. Une pression trop forte pourrait endommager les tissus et faciliter le passage des bactéries. Par contre, une pression inférieure à celle recommandée ne permettrait pas de déloger les tissus dévitalisés et les bactéries.

En présence d'un tunnel ou d'une cavité étroite, l'utilisation d'un cathéter intraveineux court (moins de 4 cm) permet d'atteindre plus facilement l'intérieur de la plaie. Il est important de toujours s'assurer que le liquide introduit dans le tunnel ou la cavité en ressort. Lorsque la pression exercée est supérieure à 1,1 kg par cm^2, il ne s'agit plus de nettoyage de plaie, mais plutôt de débridement mécanique.

MATÉRIEL

- Solution d'irrigation stérile (NaCl 0,9 %, eau stérile, antiseptique ou autre)
- Seringue à irrigation stérile de 30 ml munie d'une aiguille de calibre 18 ou 20
- Cathéter intraveineux court (moins de 4 cm)
- Contenant et champ stériles
- Gants stériles et gants non stériles
- Piqué imperméable et haricot
- Sac à déchets (en plastique, de préférence, ou en papier, selon les milieux)
- Blouse et masque de protection (s'il y a risque de contamination)

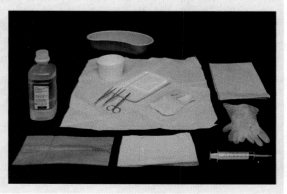

Étapes préexécutoires	Justifications
1. **Effectuer les étapes préexécutoires communes décrites au début de cette section (pages 332 et 333).**	
2. Nettoyer la surface de travail avant d'y déposer le matériel.	Une surface propre diminue le risque de transmission de microorganismes pathogènes.
3. Fixer le sac à déchets à la table du client.	La proximité du sac permet de jeter les pansements souillés sans risquer de contaminer l'environnement de travail.

ALERTE CLINIQUE Afin de réduire les risques de contamination, il ne faut pas ouvrir le matériel stérile avant d'avoir retiré le matériel souillé et le pansement.

Étapes exécutoires	Justifications
4. Retirer le pansement souillé ▶ **MS 11.2, étapes 4.1 à 4.3** .	

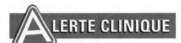
RAPPEL! Afin d'éviter de troubler inutilement le client, on doit maintenir le pansement souillé hors de sa vue, si cela est possible.

5. **ÉVALUATION** Évaluer la nature et la quantité de l'écoulement imbibé dans le pansement, puis le jeter dans le sac à déchets fixé à la table.	Jeter le pansement dans le sac à déchets évite la propagation de microorganismes pathogènes.
6. **ÉVALUATION** Évaluer l'apparence de la plaie et noter la présence de signes d'inflammation ou d'infection.	Cette observation permet d'évaluer le stade d'évolution de la plaie et le processus de cicatrisation.
7. Retirer les gants et les jeter dans le sac à déchets fixé à la table.	Jeter les gants dans le sac à déchets évite la propagation de micro-organismes pathogènes.
8. Ouvrir un champ stérile et y déposer le matériel stérile.	
9. Verser une quantité suffisante de solution de NaCl 0,9 %, d'eau stérile ou d'une autre solution d'irrigation dans le contenant stérile et sur des compresses stériles.	Les compresses humidifiées seront utilisées pour nettoyer les dépôts au pourtour de la plaie.
10. Placer un piqué sur le lit du côté où s'effectuera le nettoyage de la plaie. Installer le haricot sous le niveau de la plaie et demander au client de le tenir. S'il en est incapable, le déposer sur le lit et installer le client en décubitus latéral le plus près possible du haricot.	Le piqué évite de souiller la literie. Le haricot recueille le liquide de retour de l'irrigation de la plaie.

Étapes exécutoires	Justifications
11. Mettre des gants non stériles ou, en présence d'une plaie chirurgicale, des gants stériles ▶ **MS 1.2** .	Le port de gants évite les contacts directs avec les liquides biologiques du client et la transmission de microorganismes pathogènes.

ALERTE CLINIQUE En présence d'une plaie chirurgicale, l'AQESSS recommande de porter des gants stériles pour manipuler le matériel stérile, ce qui prévient la contamination de la plaie (infection nosocomiale ou autre).

Étapes exécutoires	Justifications
12. Effectuer l'étape 13 ou 14, selon le cas. ▶ **13.** Nettoyer une plaie ouverte avec une aiguille. ▶ **14.** Nettoyer un tunnel ou une cavité étroite par irrigation.	
13. Nettoyer une plaie ouverte avec une aiguille.	
13.1 Aspirer la solution d'irrigation avec la seringue de 30 ml.	
13.2 Ajointer l'aiguille (de calibre 18 ou 20) à la seringue.	Un calibre 18 ou 20 permet d'obtenir la pression adéquate pour un nettoyage de plaie.
13.3 Tenir le bout de l'aiguille à 10 ou 15 cm au-dessus de la plaie selon le calibre de l'aiguille (18 ou 20). Maintenir un angle d'environ 45°.	Une distance de 10 à 15 cm permet d'obtenir la pression adéquate pour un nettoyage de plaie.
13.4 Exercer une pression lente et régulière sur le piston de la seringue et injecter la solution sur la plaie de haut en bas en traçant des Z.	Cette technique assure le nettoyage complet de la plaie et facilite l'écoulement de la solution par gravité dans le bassin.
13.5 Répéter les étapes 13.1 à 13.4 jusqu'à ce que la solution recueillie dans le haricot soit transparente et que la plaie soit complètement nettoyée. Passer à l'étape 15.	La transparence de la solution de retour indique que la plaie est nettoyée.
14. Nettoyer un tunnel ou une cavité étroite par irrigation.	
14.1 Aspirer la solution d'irrigation avec la seringue de 30 ml.	
14.2 Ajointer le cathéter intraveineux court (moins de 4 cm) à la seringue.	

Étapes exécutoires	Justifications
14.3 Insérer le bout du cathéter dans l'ouverture du tunnel ou de la cavité.	
14.4 Exercer une pression lente et régulière sur le piston de la seringue et injecter la solution dans le tunnel ou la cavité.	
14.5 Répéter les étapes 14.1 à 14.4 jusqu'à ce que la solution recueillie dans le haricot soit transparente ou selon l'ordonnance médicale.	La transparence de la solution de retour indique que la plaie est nettoyée.
15. Si la plaie dégage une mauvaise odeur ou si le client est fébrile, procéder à une culture bactérienne du lit de la plaie ▶ MS 1.5 .	
16. Refaire un pansement sec ou humide, selon le cas ▶ MS 11.2, étape 18 ou 19 .	Il faut choisir le type de pansement en fonction de la qualité et de la quantité de l'exsudat de la plaie.
17. Retirer les gants et les jeter dans le sac à déchets fixé à la table.	Jeter les gants dans le sac à déchets évite la propagation de micro-organismes pathogènes.
18. Jeter le sac à déchets dans un sac à déchets biomédicaux. Le cas échéant, retirer le masque et la blouse de protection et les jeter dans le sac à déchets biomédicaux.	Jeter le sac à déchets, le masque et la blouse de protection dans un tel sac évite la propagation de micro-organismes pathogènes.

Étapes postexécutoires	Justifications
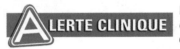 Il faut aviser le médecin traitant et l'infirmière responsable du client s'il y a œdème, rougeur, chaleur, douleur, écoulement purulent ou nauséabond, saignement anormal, modification de l'aspect des tissus de granulation ou nécrose à la plaie ou dans la région de la plaie.	
19. Effectuer les étapes postexécutoires communes décrites au début de cette section (pages 333).	

 Éléments à consigner dans les notes d'évolution rédigées par l'infirmière

- L'apparence du pansement de même que la quantité et les caractéristiques de l'écoulement.
- L'heure et la date du nettoyage de la plaie.
- Le type de solution utilisée et la quantité.
- La réaction (tolérance, douleur) du client et sa collaboration.
- Tout saignement ou écoulement anormal. **Il faut également transmettre cette donnée au médecin traitant et à l'infirmière responsable du client.**

Exemple

2010-04-05 10:00 Pansement fesse droite retiré: nettoyage de la plaie au NaCl 0,9 %. Présence de rougeur au pourtour de la plaie, léger écoulement. Pansement de type hydrocolloïde refait.

Retrait des points de suture ou des agrafes et installation d'un diachylon de rapprochement

- **Retrait des points de suture**
- **Retrait des agrafes**
- **Installation d'un diachylon de rapprochement**

BUT

Retirer des points de suture ou des agrafes ayant servi à fermer une plaie chirurgicale.

Installer un diachylon de rapprochement.

MATÉRIEL

- Pince à agrafes et ciseaux à suture stériles
- Diachylon de rapprochement (adhésifs cutanés)

- Sac à déchets (en plastique, de préférence, ou en papier, selon les milieux)

NOTIONS DE BASE

Le retrait des points de suture ou des agrafes se fait 7 à 10 jours après une chirurgie et demande habituellement une ordonnance médicale. Le retrait peut être partiel ou complet, selon le degré de cicatrisation de l'incision, sa longueur ou son emplacement. L'utilisation d'un diachylon de rapprochement est indiquée lorsque les lèvres de la plaie sont légèrement écartées ou insuffisamment cicatrisées, afin d'éviter toute déhiscence de la plaie.

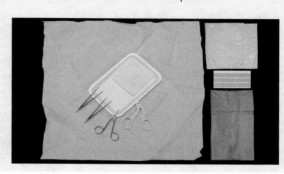

Étapes préexécutoires	Justifications
1. Effectuer les étapes préexécutoires communes décrites au début de cette section (pages 332 et 333).	
2. Nettoyer la surface de travail avant d'y déposer le matériel.	Une surface propre diminue les risques de transmission de microorganismes pathogènes.
3. Fixer le sac à déchets à la table du client.	La proximité du sac permet de jeter le matériel souillé sans contaminer l'environnement de travail.
Étapes exécutoires	**Justifications**
4. Mettre des gants non stériles.	Le port de gants évite les contacts directs avec les liquides biologiques du client et la transmission de microorganismes pathogènes.
5. Retirer le pansement 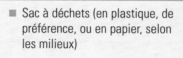 et le jeter dans le sac à déchets fixé à la table.	Jeter le pansement dans le sac à déchets évite la propagation de microorganismes pathogènes.

Étapes exécutoires	Justifications
6. ÉVALUATION Évaluer l'apparence de la plaie et noter la présence de signes d'inflammation ou d'infection.	Cette observation permet d'évaluer le stade d'évolution de la plaie et le processus de cicatrisation.

RAPPEL! Afin d'éviter de troubler inutilement le client, on doit maintenir le pansement souillé hors de sa vue, si cela est possible.

7. Retirer les gants et les jeter dans le sac à déchets fixé à la table.	Jeter les gants dans le sac à déchets évite la propagation de micro-organismes pathogènes.
8. Nettoyer la plaie ▶ **MS 11.2, étape 12** .	

9. Effectuer l'étape ou les étapes 10, 11 ou 12, selon le cas.
  ▶ **10.** Retirer les points de suture.
  ▶ **11.** Retirer les agrafes.
  ▶ **12.** Installer un diachylon de rapprochement.	

10. Retirer les points de suture.	
10.1 Tenir la pince de la main non dominante et saisir le nœud du point, puis soulever le légèrement.	Soulever le nœud procure un espace qui permet d'insérer le ciseau à suture.
10.2 Prendre le ciseau à suture de la main dominante et glisser sa partie courbée sous le point.	
10.3 Couper le fil le plus près possible du point d'insertion dans la peau.	Couper le fil près de la peau évite que la partie extérieure du fil entre à l'intérieur de la plaie et la contamine.
10.4 Retirer le point en tirant le nœud avec la pince.	Cette technique permet de retirer le fil du point sans que sa partie extérieure ne pénètre à l'intérieur de la plaie.

Étapes exécutoires	Justifications

10.5 Répéter les étapes 10.1 à 10.4 comme suit :

a) dans le cas d'un retrait total : enlever tous les points de suture ;

b) dans le cas d'un retrait partiel : commencer par le deuxième point et continuer à enlever un point sur deux (2e, 4e, 6e, 8e, etc.).

Passer à l'étape 12 ou 13.

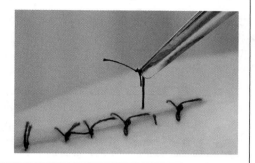

Pour éviter la déhiscence des plaies comportant de nombreux points, il est préférable, dans un premier temps, de faire un retrait partiel des points, puis, dans un deuxième temps, de procéder au retrait des autres points.

---

11. Retirer les agrafes.

11.1 Saisir la pince à agrafes de la main dominante, l'ouvrir et la glisser sous la partie centrale d'une agrafe.

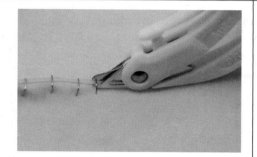

Glisser la pince sous la partie centrale de l'agrafe permet d'en écarter les bords par une pression au centre de celle-ci.

11.2 Refermer doucement la pince sur l'agrafe afin d'en soulever les extrémités.

Retirer chacune des extrémités de l'agrafe en procédant délicatement, un côté à la fois.

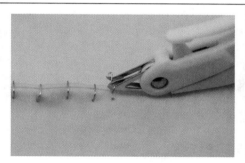

Plus les extrémités de l'agrafe sont soulevées, plus son retrait est facile.

11.3 Répéter les étapes 11.1 et 11.2 comme suit :

a) dans le cas d'un retrait total : enlever toutes agrafes ;

b) dans le cas d'un retrait partiel : commencer par la deuxième agrafe et continuer à enlever une agrafe sur deux (2e, 4e, 6e, 8e, etc.).

Passer à l'étape 12 ou 13.

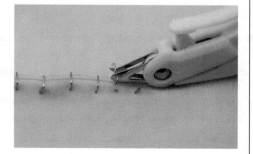

Pour éviter la déhiscence des plaies comportant de nombreuses agrafes, il est préférable, dans un premier temps, de faire un retrait partiel des agrafes, puis, dans un deuxième temps, de procéder au retrait des autres agrafes.

Étapes exécutoires	Justifications

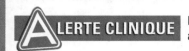 **LERTE CLINIQUE** Il faut signaler tout écoulement ou tout signe de déhiscence ou d'éviscération de la plaie au médecin traitant et à l'infirmière responsable du client.

Étapes exécutoires	Justifications
12. Installer un diachylon de rapprochement.	
12.1 Assécher la peau de chaque côté de la plaie sur une surface d'environ 6 cm.	
12.2 Au besoin, appliquer un protecteur cutané.	Cette précaution aide à protéger la peau et prolonge l'adhérence des adhésifs cutanés.
12.3 Fixer une extrémité du diachylon de rapprochement (adhésif cutané) sur un des côtés de l'incision.	
12.4 Rapprocher les lèvres de la plaie et fixer l'autre extrémité du diachylon sur l'autre côté de la plaie.	Cette procédure favorise le rapprochement maximal des lèvres de la plaie et leur maintien en place.
13. Refaire un pansement ▶ **MS 11.2, étape 18 ou 19** ou laisser la plaie à l'air libre.	
14. Retirer les gants et les jeter dans le sac à déchets fixé à la table.	Jeter les gants dans le sac à déchets évite la propagation de micro-organismes pathogènes.
15. Jeter le sac à déchets dans un sac à déchets biomédicaux.	Jeter le sac à déchets dans un tel sac évite la propagation de micro-organismes pathogènes.

Étapes postexécutoires	Justifications
16. Effectuer les étapes postexécutoires communes décrites au début de cette section (page 333).	

 ## Éléments à consigner dans les notes d'évolution rédigées par l'infirmière

- La quantité et les caractéristiques de l'écoulement de la plaie, s'il y a lieu.
- L'apparence de la plaie.
- La réaction (tolérance, douleur) du client et sa collaboration.
- Tout saignement ou écoulement anormal. **Il faut également transmettre cette donnée au médecin traitant et à l'infirmière responsable du client.**

Exemple

2010-04-05 10:00 Incision nettoyée au NaCl 0,9 %. Retrait des agrafes 1 sur 2. Présence de rougeur au tiers supérieur de la plaie ; aucun écoulement. Plaie laissée à l'air libre.

Références

Agency for Health Care Policy and Research (1992). *Pressure ulcers in adults: Prediction and prevention* (publications n° 92-0047, 92-0050). Rockville, Md.: U.S. Department of Health and Human Services, Public Health Service.

Algozzine, G.J., Algozzine, R., & Lilly, D.J. (2005). *Critical Care Intravenous Infusion Drug Handbook* (2nd ed.). St-Louis, Mo.: Mosby.

American Diabetes Association (2001). Preventive foot care in people with diabetes. *DiabetesCare, 21*(suppl. 1), S56-S57.

American Diabetes Association (2007). Position statement on standards of medical care in diabetes. *Diabetes Care, 30*, S4.

Annersten, M., & Willman, A. (2005). Performing subcutaneous injections: A literature review. *Worldviews Evid. Based Nurs., 2*(3), 122.

Association des infirmières et infirmiers autorisés de l'Ontario (2005). *Évaluation du risque et prévention des lésions de pressions.* [En ligne]. www.rnao.org/Storage/23/1731_Evaluation_du_risque_et_prevention_des_lesions_de_pression_r.pdf (page consultée le 18 mars 2010).

Association des infirmières et infirmiers autorisés de l'Ontario (2009). *Administration de l'insuline par voie sous-cutanée chez les adultes qui ont le diabète de type 2.* [En ligne]. www.rnao.org/Storage/66/6082_Administration_de_linsuline_par_voie_sous_cutanee_chez_les_adultes_qui_ont_le_diabete_de_type.pdf (page consultée le 18 mars 2010).

Association paritaire pour la santé et la sécurité du travail du secteur affaires sociales (2005). *Technique du lavage des mains eau et savon.* Montréal: ASSTSAS.

Association paritaire pour la santé et la sécurité du travail du secteur affaires

sociales (2000). *Le lavage des mains pour prévenir les infections.* Montréal: ASSTSAS.

Association paritaire pour la santé et la sécurité du travail du secteur affaires sociales (2004). *Principes pour le déplacement sécuritaire des bénéficiaires PDSB.* Montréal: ASSTSAS.

Association paritaire pour la santé et la sécurité du travail du secteur affaires sociales (2008). *Guide de la manipulation sécuritaire des médicaments dangereux.* Montréal: ASSTSAS.

Association québécoise d'établissements de santé et de services sociaux (2009). *Méthodes de soins infirmiers informatisées.* Montréal: AQESSS.

Bastable, S. (2003). *Nurse as educator: Principles of teaching and learning for nursing practice.* Sudbury, Mass.: Jones & Bartlett.

Beck, D.M. (2006). Venous thromboembolism (VTE) prophylaxis: Implications for medical-surgical nurses. *Medsurg. Nurs., 15*(5), 282-287.

Boyce, J.M., & Pittet, D. (2001). Guideline for hand hygiene in health-care settings: Recommendations of the Healthcare Infection Control Practices Advisory Committee HICPAC/SHEA/PIC/IDSA Hand Hygiene Task Force. *Infection Control Hospital Epidemiology, 23*(suppl. 12), S3-S40.

Braden, B.J., & Blanchard, S. (2007). Risk assessment in pressure ulcer prevention. In D.L. Krasner, G.T. Rodeheaver, & R.G. Sibbald (Eds.), *Chronic Wound Care: A Clinical Source Book for Healthcare Professionals* (4th ed.). Wayne, Pa.: HMP Communications.

Burke, M.M., & Laramie, J.A. (2004). *Primary care of the older adult: A multidisciplinary approach.* St. Louis, Mo.: Mosby.

Centers for Disease Control and Prevention (2002). *Guideline for hand hygiene in health-care settings: Recommendations of the Hospital Infection Control Practices Advisory Committee and the HICPAC/SHEA/APIC/IDSA Hand Hygiene Task Force.* [En ligne]. www.cdc.gov/mmwr/PDF/rr/rr5116.pdf (page consultée le 22 septembre 2009).

Centers for Disease Control & Hospital Infection Control Practices Advisory Committee (2003). *Guidelines for environmental infection control in health-care facilities.* Atlanta, Ga.: Centers for Disease Control and Prevention.

Comité de protection et de représentation des personnes inaptes ou protégées (2003). *Le curateur public et les mesures de contention et d'isolement: avis soumis au Curateur public.* [En ligne]. www.curateur.gouv.qc.ca/cura/publications/comit_prot_avis-200311.pdf (page consultée le 18 mars 2010).

Curren, A.M. (2006). *Mathématiques et médicament* (3e éd.). Montréal: Beauchemin.

Deglin Hopper, J., & Vallerand Hazard, A. (2009). *Guide des médicaments* (3e éd.). Montréal: Éditions du Renouveau Pédagogique.

Desaulniers, J., & Rioux, D. (2002). *Guide pratique du diabète de type 2.* Trois-Rivières, Qc: Éditions Formed.

Elkin, M., Perry, A., & Potter, P. (2007). *Nursing intervention and clinical skills* (4th ed.). St. Louis, Mo.: Mosby.

Evans, D., et al. (2004). *Vital signs: A systematic review.* London: Joanna Briggs Institute for Evidence Based Nursing and Midwifery.

Fondation des maladies du cœur du Québec. *Comment mesurer votre tension artérielle à domicile.* [En ligne]. www.fmcoeur.qc.ca/site/apps/nlnet/content2.aspx?

c=kpIQKVOxFoG&b=4289839&ct=6059295 (page consultée le 5 avril 2009).

Fortin, M. (2010). *Math et Med: guide pour une administration sécuritaire des médicaments.* Montréal: Chenelière Éducation.

Grap, M.J. (2002). Pulse oximetry. *Crit. Care Nurse, 22*(3), 69.

Haberstich, N.J. (2002). Protecting catheterized patients from infection. *Nurs. Residential Care, 4*(10), 482.

Henker, R., & Carlson, K.K. (2007). Fever. *Adv. Crit. Care, 18*(1), 76.

Hockenberry, M.J., & Wilson, D. (2007). *Wong's nursing care of infants and children* (8th ed.). St. Louis, Mo.: Mosby.

Infusion Nurses Society (2006). Infusion nursing standards of practice, *J. Intraven. Nurs., 29*(1S), S1-S90.

Institut pour l'administration sécuritaire des médicaments du Canada. *Abréviations, symboles et inscriptions numériques dangereux.* [En ligne]. www.ismp-canada.org/fr/dossiers/Abreviations Dangereux-2006ISMPC.pdf (page consultée le 20 mars 2010).

Jamieson, E.M., Whyte, L.A., & McCall, J.M. (2007). *Clinical Nursing Practices* (5th ed.). Philadelphia: Churchill Livingstone Elsevier.

Jarvis, J. (2009). *L'examen clinique et l'évaluation de la santé.* Montréal: Beauchemin.

Lawton, C., & Walker, S. (2010). *Guide canadien sur le diabète: la surveillance de la glycémie... pourquoi?* [En ligne]. www.diabetes-careguide.com/fr/monitoring.html (page consultée le 10 février 2010).

Lemire, C., & Brassard, Y. (2007). *Pratique infirmière 2. Cahier des méthodes de soins.* Montréal: Beauchemin.

Lewis, S.M. Dirksen, S.R., & Heitkemper, M.M. (2003). *Soins infirmiers : médecine-chirurgie*. Montréal : Beauchemin.

Lippincott, Williams & Wilkin (Eds.). (2009). *Lippincott's Nursing procedures* (5th ed.). Philadelphia : Lippincott, Williams & Wilkin.

McKenry, L., Tessier, E., & Hogan, M.A. (2006). *Mosby's pharmacology in nursing* (22nd ed.). St. Louis, Mo. : Mosby.

Meiner, S.E., & Lueckenotte, A.G. (2006). *Gerontologic nursing* (3rd ed.). St. Louis, Mo. : Mosby.

Metheny, N., & Titler, M. (2001). Assessing placement of feeding tubes. *Am. J. Nurs. 10*(5), 36.

Metheny, N.A. (2006). Preventing aspiration in older adults with dysphagia. *Medsurg. Nurs., 15*(2), 110.

Ministère de la justice du Canada. *Règlement sur les stupéfiants*. C.R.C., ch. 1041. Règlement à jour en date du 22 février 2010. [En ligne]. http://lois.justice.gc.ca/fra/C.R.C-ch.1041/page-1.html (page consultée le 20 mars 2010).

Ministère de la Santé et des Services sociaux du Québec (2000). *Mesures de contrôle et prévention des infections à Staphylococcus aureus résistant à la méthicilline (SARM) au Québec*. Québec, Qc : Publications du Québec.

Ministère de la Santé et des Services sociaux du Québec (2002). *Orientations ministérielles relatives à l'utilisation exceptionnelle des mesures de contrôle nommées dans l'article 118.1 de la Loi sur les services de santé et les services sociaux : contention, isolement et substances chimiques*. Québec, Qc : Publications du Québec.

Ministère de la Santé et des Services sociaux du Québec (2006). *Lignes directrices en hygiène et salubrité : analyse et concertation*. Québec, Qc : Publications du Québec.

Ministère de la Santé et des Services sociaux du Québec (2006). *Plan d'action sur la prévention et le contrôle des infections nosocomiales au Québec 2006-2009*. Québec, Qc : Publications du Québec.

Ministère de la Santé et des Services sociaux du Québec (2008). *Mesures d'hygiène et de salubrité au regard du* Clostridium difficile *: lignes directrices*. Québec, Qc : Publications du Québec.

Ministère de la Santé et des Services sociaux du Québec (2009). *Désinfectants et désinfection en hygiène et salubrité : principes fondamentaux*. Québec, Qc : Publications du Québec.

National High Blood Pressure Education Program (NHBPEP), National Heart, Lung, and Blood Institute, & National Institutes of Health (2003). The seventh report of the Joint National Committee on Detection, Evaluation, and Treatment of High Blood Pressure. *JAMA, 289*(19), 2560-2571.

Nicoll, L.H., & Hesby, A. (2002). Intramuscular injection: an integrative research review and guideline for evidence-based practice. *Appl. Nurs. Res., 16*(2), 149.

Ordre des infirmières et infirmiers de l'Ontario (2008). *L'administration des médicaments, édition révisée 2008*. Toronto : OIIO.

Ordre des infirmières et infirmiers du Québec (2002). *Guide de prévention des infections à l'intention des infirmières en soins de pieds*. Montréal : OIIQ.

Ordre des infirmières et infirmiers du Québec (2003). *Guide d'application de la nouvelle* Loi sur les infirmières et les infirmiers *et de la* Loi modifiant le Code des professions et d'autres dispositions législatives dans le domaine de la santé. Montréal : OIIQ.

Ordre des infirmières et infirmiers du Québec (2006). *La tenue vestimentaire des infirmières : prise de position*. Montréal : OIIQ.

Ordre des infirmières et infirmiers du Québec (2006). *Le plan thérapeutique infirmier. La trace des décisions cliniques de l'infirmière. Application de la loi 90*. Montréal : OIIQ.

Ordre des infirmières et infirmiers du Québec (2007). *Les soins de plaies au cœur du savoir infirmier*. Montréal : OIIQ.

Ordre des infirmières et infirmiers du Québec (2008). *Protéger la population par la prévention et le contrôle des infections, une contribution essentielle de l'infirmière*. Montréal : OIIQ.

Ordre professionnel de la physiothérapie au Québec (2008). *Lignes directrices. L'utilisation exceptionnelle des mesures de contrôle : la contention*. Montréal : OPPQ.

Ordre professionnel des technologistes médicaux du Québec (1999). *Prélèvement de sang par ponction veineuse pour fin d'analyse, Règles normatives* (5e éd.). Montréal : OPTMQ.

Organisation mondiale de la santé (2005). *Recommandations de l'OMS pour l'hygiène des mains en cours de soins (version avancée) : synthèse*. Genève : OMS.

Potter, P., & Perry, A.G. (2006). *Clinical Nursing Skills and Techniques* (7th ed.). St. Louis, Mo. : Mosby.

Potter, P., & Perry, A.G. (2009). *Fundamentals of Nursing* (7th ed.). St. Louis, Mo. : Mosby.

Québec. *Loi sur les infirmières et les infirmiers*. L.R.Q., c. 1-8, à jour au 19 juin 2009. Québec, Qc : Publications du Québec. [En ligne]. http://www.canlii.org/fr/qc/legis/lois/lrq-c-i-8/derniere/lrq-c-i-8.html (page consultée le 20 mars 2010).

Québec. *Règlement sur l'organisation et l'administration des établissements*. R.Q., c. S-5, r. 3.01, à jour au 8 février 2010. Québec, Qc : Publications du Québec. [En ligne]. www.iijcan.org/fr/qc/legis/regl/rq-c-s-5-r3.01/derniere/rq-c-s-5-r3.01html (page consultée le 20 mars 2010).

Registered Nurses Association of Ontario (2004). *Assessment and Device Selection for Vascular Access*. Toronto : RNAO. www.rnao.org/bestpractices/PDF/BPG_assess_device_select_vascular.pdf

Registered Nurses Association of Ontario (2007). *Breastfeeding Best Practice Guidelines for Nurses: Supplement*. Toronto : RNAO.

Registered Nurses Association of Ontario (2009). *Care and Maintenance to Reduce Vascular Access Complications*. Toronto : RNAO. www.rnao.org/Page.asp?PageID=924&ContentID=796

Rodeheaver, G.T. (2001). Wound cleansing, wound irrigation, wound disinfection. In D.L. Krasner, G.T. Rodeheaver, & R.G. Sibbald (Eds), *Chronic wound care: A clinical source book for healthcare professionals*. Wayne, Pa. : HMP Communications.

Santé Canada. *La prévention et la lutte contre les infections professionnelles dans le domaine de la santé*. [En ligne]. http://pubs.cpha.ca/PDF/P20/21352.pdf (page consultée le 19 décembre 2008).

Santé Canada (1998). *Guide de prévention et de contrôle des infections : lavage des mains, nettoyage, désinfection et stérilisation dans les établissements de santé*. Ottawa, Ont. : Santé Canada. www.phac-aspc.gc.ca/publicat/ccdr-rmtc/98pdf/cdr24s8f.pdf

Santé Canada (1999). Supplément: *Guide de prévention et de contrôle des infections: pratiques de base et précautions additionnelles visant à prévenir la transmission des infections dans les établissements de santé*. Ottawa, Ont.: Santé Canada. www.phac-aspc.gc.ca/publicat/ccdr-rmtc/99pdf/cdr25s4f.pdf

Seidel, H.M., Ball, J.W., Dains, J.E., & William Benedict, G. (2006). *Mosby's guide to physical examination* (6th ed.). St. Louis, Mo.: Mosby.

Serna, E.D., & McCarthy, M.S. (2006). Heads up to prevent aspiration during enteral feeding. *Nursing, 36*(1), 76.

Siegel, J.D., Rhinehart, E., Jackson, M., & Chiarello, L. (2007). Guideline for Isolation Precautions: Preventing Transmission of Infectious Agents in Healthcare Settings. *American journal of infection control, 35*(10), S65-S164.

Small, S.P. (2004). Preventing sciatic nerve injury from intramuscular injections: Literature review. *J. Adv. Nurs., 47*(3), 287.

Smith, J.M. (2006). Current concepts in catheter management. In D.B. Doughty (Ed.), *Urinary and fecal incontinence: Current management concepts* (3rd ed.), St. Louis, Mo.: Mosby.

Société canadienne de la douleur (2005). *Normes d'agrément sur l'évaluation et le traitement de la douleur: Passons à l'action*. Oshawa, Ont.: Société canadienne de la douleur.

Société québécoise d'hypertension artérielle (2007). *Hypertension: guide thérapeutique*. Montréal: SQHA.

St-Germain, D. (2001). *Guide de rédaction pour l'infirmière*. Saint-Laurent, Qc: Éditions du Renouveau Pédagogique.

Thomas, S.A., et al. (2002). A review of nursing research on blood pressure. *J. Nurs. Scholarsh., 34*(4), 313.

Unomedical. *Lunettes nasales à oxygène*. [En ligne]. www.exhausmed.com/docs/Unomedical/2007/FichesProduits/10038_NOC_400.pdf (page consultée le 31 janvier 2009).

Wong, S., & Hooton, T.M. (2005). *Guideline for prevention of catheter-associated urinary tract infections*. [En ligne]. www.cdc.gov/hicpac/cauti/001_cauti.html (page consultée le 18 mars 2010).

Wound, Ostomy and Continence Nurses Society (2003). *Guideline for prevention and management of pressure ulcers*. Glenview, Ill.: WOCN.

Notes personnelles